Klammt
Zahnentfernung

Johannes Klammt

Praxis der Zahnentfernung

Mit 111 Abbildungen und 6 Tabellen

Johann Ambrosius Barth
Leipzig · Berlin · Heidelberg

Anschrift des Autors:

Prof. Dr. med. habil. Dr. med. dent. Johannes Klammt

Chefarzt der Klinik für Mund-, Kiefer und Gesichtschirurgie im Klinikum Schwerin
Wismarsche Str. 393
O-2758 Schwerin

Anschrift des Graphikers:

Jürgen Willbarth
Wossidlostr. 5
O-2752 Schwerin

Die Deutsche Bibliothek – CIP-Einheitsaufnahme

Klammt, Johannes:
Praxis der Zahnentfernung : mit 6 Tabellen / Johannes
Klammt. – Leipzig ; Berlin ; Heidelberg : Barth, 1993
ISBN 3-335-00310-1

Gesamtherstellung: Druckhaus »Thomas Müntzer« GmbH,
O-5820 Bad Langensalza/Thüringen

ISBN 3-335-00310-1

Inhalt

Vorwort

Mediziner schreiben bekanntlich viel und gerne. Zu ihrer Ehrenrettung sei vermerkt, daß dies nicht nur der Befriedigung von Eitelkeit und Geltungsbedürfnis dient, sondern auch der notwendigen Weitergabe des Wissens und von Erfahrungen, welche sich im Laufe von Jahrzehnten angesammtelt haben; ist doch die Medizin einschließlich der Zahnheilkunde eine empirische Wissenschaft. So will auch ich versuchen, dieses teils von meinen Lehrern übernommene, teils angelesene und zum großen Teil durch eigene Tätigkeit aktiv angesammelte und erfahrene Wissen an Sie weiterzugeben.

Gegenstand meiner Ausführungen ist die Zahnentfernung. Sie ist nach wie vor von zentraler Bedeutung für den Zahnarzt (und sein Image) und durch die Fortschritte in der Zahnerhaltung leider nicht entbehrlich geworden. Die Zahnentfernung wird bekanntlich bei manchen Menschen mehr als 32mal im Laufe ihres Lebens vorgenommen und ist damit der häufigste chirurgische Eingriff überhaupt. Es ist erstaunlich, daß im deutschen Sprachraum darüber seit Anfang des Jahrhunderts keine geschlossene Darstellung mehr erschienen ist, während Detailfragen durchaus angemessen in den gängigen Lehr- und Fachbüchern zur chirurgischen Zahnheilkunde abgehandelt werden. Ich will im folgenden versuchen, Ihnen die wichtigen und vielfältigen Probleme um die Zahnentfernung praxisnah und doch umfassend sowie mit wissenschaftlicher Gründlichkeit darzulegen. Dabei weiß ich sehr wohl, daß Sie selbst täglich Zähne entfernen und ihre eigenen Erfahrungen gemacht haben. Ich wünsche mir, daß Sie sich durch meine Ausführungen in ihrer Handlungsweise bestätigt fühlen. Vermutlich kann ich Ihnen aber auch einige neue Informationen vermitteln. Jedenfalls wäre ich sehr froh, wenn Sie den Inhalt des Buches kritisch prüfen und mir Ihre Meinung dazu auch mitteilen würden.

Ein Lehr- oder Fachbuch im üblichen Sinne stellt ein Wissensgebiet systematisch, meist auch ziemlich nüchtern dar. Das brauche ich hier nicht zu tun, da Sie, verehrte Leser, über das Grundwissen bereits verfügen. So kann ich im vorliegenden Lesebuch in lockerer, mitunter unkonventioneller Form diejenigen Fragen ansprechen, die mir für die Praxis wichtig zu sein scheinen. Möge also die Lektüre für Sie nicht nur nützlich, sondern auch anregend und vielleicht sogar vergnüglich sein.

Leider ist es nicht möglich, das gesamte Wissen unserer Zeit selbst über ein so begrenztes Gebiet wie die Zahnentfernung in einem Buch einzufangen. Auf viele offene Fragen sind bei den maßgeblichen Autoren gar keine oder höchst widersprüchliche Antworten zu finden. Es bleibt mir daher nur, den eigenen Standpunkt darzustellen und an Hand des Fachschrifttums zu begründen. Dabei ist das Weltschrifttum nicht lückenlos erfaßt, sondern ich habe mich auf das Zitieren wesentlicher und gut zugänglicher, vorwiegend deutschsprachiger Arbeiten beschränkt. Der eigenen Überprüfung des Gelesenen sollen die nach fast jedem Kapitel formulierten thesenhaften Schlußsätze dienen. Da selbst ein aufmerksamer Leser nicht alles behalten kann, sind im Text besonders wichtige Gedanken optisch hervorgehoben. Diese sollten Sie sich merken. Sie sind aber meist nur richtig zu verstehen, wenn auch der übrige Text gelesen wird.

Selbstverständlich spiegelt ein Buch auch die Erfahrungen einer ganzen Klinik wider, so daß ich meinen ehemaligen und derzeitigen Mitarbeitern V. Beese, C. Thoma und W. Waldmann hier besonderen Dank schulde. Die im Text angegebenen Zahlen und Untersuchungsergebnisse beziehen sich, sofern nicht anders vermerkt, auf Erhebungen im Rahmen von Dissertationen, bei denen mehr als 5000 Extraktionen bleibender Zähne unter Praxisbedingungen an nicht ausgewählten Patienten systematisch analysiert wurden. Für diese und andere Zuarbeit danke ich den Kolleginnen und Kollegen A. und G. Gänsicke, J. Kunkel, U. Müller, G. Pingel, B. und F. Scheibner, F. Schubert, W. Klockmann, H. J. Goetzke, B. Krause, G. Stöhrung, R. Masuck, R. Krug, G. Warmuth, M. Brookmann. Schließlich bin ich Herrn Rechstanwalt S. Hennings (Hamburg) sehr für die kritische und fachgerechte Durchsicht von Kapitel 13 zu Dank verpflichtet.

Sie selbst werden bereits beim Durchblättern feststellen, daß der traditionsreiche Verlag Johann Ambrosius Barth wiederum sein Bestes gegeben hat, um das Buch den Wünschen des Autors und den Ansprüchen der Leserschaft gerecht herauszubringen; wollen wir den Damen und Herren des Verlages gemeinsam dafür danken.

Schwerin, April 1992 JOHANNES KLAMMT

Die Zahnentfernung — ein uraltes medizinisches Problem

1

1.1 Zur Geschichte der Zahnentfernung

Die Zahnentfernung ist so alt wie die Kultur der Menschheit und wie die Heilkunde überhaupt. Wir dürfen annehmen, daß bereits in vorgeschichtlicher Zeit lokkere Zähne von Medizinmännern oder anderen Heilkundigen entfernt und dazu neben den Fingern auch Instrumente benutzt wurden. Naturgemäß existieren aus dieser Zeit keine historischen Belege. Auch aus den Hochkulturen der vorchristlichen Jahrtausende sind nur spärliche Hinweise auf Zahnheilkunde und Zahnentfernungen überliefert. In altägyptischen Papyri werden Zahnextraktionen nicht erwähnt (SUDHOFF 1926), wohl aber andere Methoden der Zahnbehandlung. In der Blütezeit der griechischen und römischen Kultur wurden sicher auch Zahnentfernungen mittels geeigneter Instrumente vorgenommen. Die Ausübung der Heilkunde lag vor allem in den Händen von gut ausgebildeten und geachteteten Sklaven, die auch die Zahnzange kannten. Sie wird um 300 v. Chr. von HEROPHILUS von Chalzedon erwähnt, der auch vor gefährlichen Komplikationen warnt (GREVE 1952). Auch ARISTOTELES (384—322 v. Chr.) kennt den Gebrauch von Extraktionszangen aus Eisen und beschreibt deren Vorzüge gegenüber der Extraktion mit den Fingern (HOFFMANN-AXTHELM 1985). Man extrahierte aber wohl nur lockere Zähne. So berichtet ERASISTRATOS, daß im Appollotempel zu Delphi eine Extraktionszange aus Blei ausgestellt gewesen sei, die naturgemäß bei festen Zähnen versagt hätte.

CELSUS, dessen genaue Lebensdaten wir nicht kennen, beschreibt im 1. Jahrhundert in seiner Enzyklopädie auch die Zahnentfernung. Sie kommt demnach nur in Frage, wenn konservative Behandlungsversuche fehlgeschlagen sind. Auch wird hier bereits vor der Extraktion eine medikamentöse Lockerung erwähnt, die in den folgenden Jahrhunderten mit unterschiedlichen Mitteln immer wieder empfohlen wird. CELSUS warnt ausdrücklich vor Komplikationen: »Denn ein festsitzender Zahn wird unter größter Gefahr herausgezogen und bisweilen wird dabei der Unterkieferknochen von seinem Platz entfernt; und das geschieht auch, mit größter Gefahr, bei den oberen Zähnen, weil man die Schläfen und Augen erschüttern kann. Dann muß der Zahn, wenn es geschehen kann, mit der Hand, wenn nicht, mit der Zange herausgenommen werden. Aber wenn er ausgefressen ist, muß man ihn vorher mit Scharpie oder gut angepaßtem Blei ausfüllen, damit er nicht unter der Zange zerbrochen wird. Die Zange muß aber gerade geführt werden, damit nicht, wenn die Wurzeln gekrümmt sind, der poröse Knochen, an dem der Zahn festsitzt, an irgendeiner Stelle bricht« (HOFFMANN-AXTHELM 1985). In römischen Legionärslagern und in Pompeji wurden Zahnzangen gefunden, »technisch vollkommene und hochwertige Stücke, die ihrem Zweck in jeder Hinsicht zu genügen vermochten . . .« (DEPENDORF 1914).

Aus der Blütezeit der arabischen Heilkunde finden sich mehrfach Hinweise auf Zahnentfernungen. ABUL-QUASIM (ABULCASIM) schreibt in seinem umfassenden Lehrbuch aus dem 10 Jahrhundert: »Du mußt die Zähne erst mit allen möglichen Mitteln zu heilen suchen; das Ziehen kommt erst zum Schluß, denn er wächst nicht nach, wenn er gezogen ist, sondern es ist edle Substanz. Wenn es aber kein Ausweichen vor der Extraktion gibt, und der Kranke sich dazu entschlossen hat, daß gezogen wird, dann mußt Du so lange prüfen und untersuchen, bis du genau weißt, welcher der schmerzende Zahn ist; denn oft täuscht der Schmerz den Kranken und gibt den Anschein, daß er in einem gesunden Zahn sitzt ... Wenn du also persönlich den kranken Zahn festgestellt hast, dann mußt du mit einem Skarifiziermesser, in dem eine gewisse Kraft steckt, um den Zahn herum Einschnitte machen, bis sich das Zahnfleisch von allen Seiten löst. Dann lockerst du ihn mit deinem Finger oder mit einem feinen Haken zuerst sanft und nach und nach immer stärker, bis er wackelt. Dann kannst du eine Zange mit großer Kraft nehmen, wobei der Kopf des Kranken von deinen Knien festgehalten wird, damit er sich nicht bewegen kann. Sodann ziehst du den Zahn in gerader Linie heraus, damit er nicht abbricht. Wenn er nicht gleich kommt, dann nimmst du eines von diesen Instrumenten und führst es vorsichtig unten von allen Seiten an den Zahn heran und arbeitest an seiner Lockerung, wie du es vorher getan hast ... Hüte dich zu tun, was die Bader in ihrer Kühnheit und Verwegenheit machen, nämlich das Herausreißen, ohne daß sie tun, was wir geschildert haben« (HOFFMANN-AXTHELM 1985). Es sind also bereits vor tausend Jahren die wichtigsten Prinzipien der schonenden Zahnentfernung beschrieben; irgendeine Schmerzausschaltung wird nicht erwähnt.

Die Empfehlungen ABUL-QUASIMS und anderer hervorragender arabischer Ärzte blieben im Mittelalter auch für Europa gültig. Allerdings scheint die Zahnentfernung hier zunächst keine wesentliche Rolle gespielt zu haben, denn über größere Erfahrungen wird nicht berichtet. Wahrscheinlich wagte man nur, lockere Zähne zu entfernen. Bei noch festen Zähnen versuchte man, ähnlich wie in der arabischen Heilkunde empfohlen, durch Kauterisierung oder Aufbringen von Ätzmitteln eine Lockerung vor der Extraktion zu erreichen.

Ein recht anschauliches Bild vom Stand der Zahnentfernung in der ersten Hälfte des 16. Jahrhunderts vermittelt das wohl erste deutschsprachige zahnheilkundliche Buch, das anonyme »Artzney Buchlein/ wider allerlei kranckeyten und gebrechen der tzeen ...«, das 1530 in Leipzig erschien, unter dem Titel »Zene Artzney« viele Auflagen erlebte und nun als Reprint zur Verfügung steht. Hier wird unter anderem beschrieben, »Wie man boese tzen aus brechen sal«. Dazu solle man zu einem »wolerfarnen und gelobten meister gehen/ der auch den tzufeldigen scheden tzuvorkomen weiss.« Die Extraktion solle nicht in schmerzhaften Stadium, sondern erst nach dessen Abklingen vorgenommen werden, »wenn sich der schmertzen begint zustillen/ und legen darnach/ sal der meyster den boesen tzan mit einem subtilen instrument von dem tzanfleische frey machen/ auff das er das tzan fleisch nicht mitte wegk reist unnd also neben dem grossen wehetagung auch nach mehr andern tzufelligen kranckheiten ursachen gebe/ als sein fisteln/ und karabes/ denn ein tzan der feste steth wirdt mit grosser ferlickeyt und selden ane schaden aussgerissen. Wenn nun das tzan fleisch auffs diffste von dem tzan abgesundert ist/ sal der tzan hin und wider geruettelt werden/ das her wol wackelnde wirdt/ dar nach sal her fein subtil und nit eylende raus getzogen werden/ auff das man den kinpacken nicht erschelle ader zu breche/ ia auch aus seiner stadt ruecke/ als tzu weylen von unerfaren geschiet/ sunderlich so der tzan oben steth denn das brenget den augen mercklichen schaden so yrgent ein tzan unweisslich wirdt ausgetzogen.« Auch hier wird das Auffüllen größerer kariöser Höhlen mit »pley/ zin/ silber/ eisen« vor der Extraktion angeraten. Bereits im 16. Jahrhundert wird auf saubere Extraktion geachtet und die Entfernung von Knochensplittern gefordert, weil diese als Ursache langwieriger Entzündungen angesehen werden. »So nhu der tzan aus gebrochen ist sall man fleissigklich fuelen/ ab sich auch yrgent ein beynlein von dem kinpacken abgescheldert hat/ und so man was findet/ ader fuelet/ sols mit fleis raus genomen werden/ wue man dis fur dem tzanfleisch nicht kan enden/ sal man das tzanfleisch weitter auf schneyden/ auff das die spilterchen vonn dem kinpacken raus kommen genommen werden.«

Die meisten Empfehlungen der »Zene Artzney« entstammen den Schriften der arabischen »Klassiker«, so auch jene: »Nim fettes von einem gruenen frosche der in den beumen wonet/ schmier den tzan darmitte zu bricht yhn und macht yn ane wehetagung ausfallen«. Vergleichweise moderne und zweckmäßige Auffassungen sind also neben sicher ungeeigneten wie der Froschfett-Anwendung zur Lockerung der Zähne anzutreffen, die bereits von Autoren früherer Zeit als wirkunglos erkannt worden war (HOFFMANN-AXTHELM 1985).

Akademisch gebildete Ärzte beschäftigten sich vom ausgehenden Mittelalter bis zum Beginn der Neuzeit kaum mit chirurgischen Tätigkeiten wie der Zahnextraktion, sondern diese wurde überwiegend von »Badern, Scherern und fahrenden Zahnbrechern« ausgeübt, später auch von Wundärzten oder dafür spezialisierten »Chirurgiens dentistes« (GREVE 1952).

Ein gutes Bild vom Stand der Extraktionskunst im 18. Jahrhundert vermitteln »Des

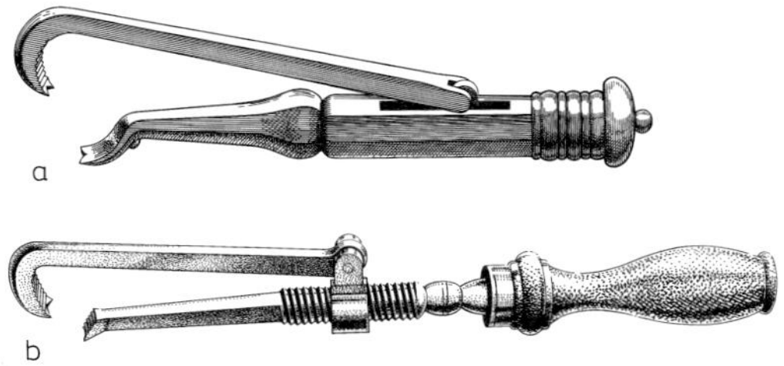

Abb. 1.1 *a* und *b* Formen des Überwurfs (nach BÜCKLING 1782)

Herrn PIERRE FAUCHARD Frantzösischer Zahn-Artzt oder Tractat von den Zähnen«, das in deutscher Sprache 1733 zu Berlin herauskam, PHILIPP PFAFFS, des Hofzahnarztes Friedrichs des Großen »Abhandlung von den Zähnen des menschlichen Körpers und deren Krankheiten« (Berlin 1756) und die noch heute lesenswerte Schrift von I. I. H. BÜCKING, »der Arzneygelahrtheit und Wundarzneykunst Doctor und Practicus zu Wolfenbüttel« mit dem Titel «Vollständige Anweisung zum Zahnausziehen für angehende Wundärzte«, erschienen 1782 in Stendal.

Bevorzugte Instrumente waren für mehrere Jahrhunderte Überwurf, Pelikan, Geißfuß und verschiedene Zangen. Der *Überwurf* (Abb. 1.1) bestand aus einer Stemmstange, die von vestibulär an der Schmelz-Zement-Grenze ansetzte und einem beweglichen Haken, der nach oral über die Krone gelegt wurde. Entsprechend dem Durchmesser des zu entfernenden Zahnes konnte der Abstand beider Teile verändert werden. Das Instrument wurde mit dem Daumen adaptiert und dann mit seinem Griff kräftig apikalwärts gedrückt. Der Zahn wurde so nach vestibulär herausgehebelt oder brach ab. Dieser Überwurf war nicht anwendbar im hinteren Seitenzahngebiet oder wenn die Krone bereits ziemlich zerstört war.

Der *Pelikan* erfreute sich vom 14. bis in das 18. Jahrhundert hinein großer Beliebtheit (Abb. 1.2). Er bestand aus einer Stemmstange und einem – im Gegensatz zum Überwurf – horizontal beweglichen

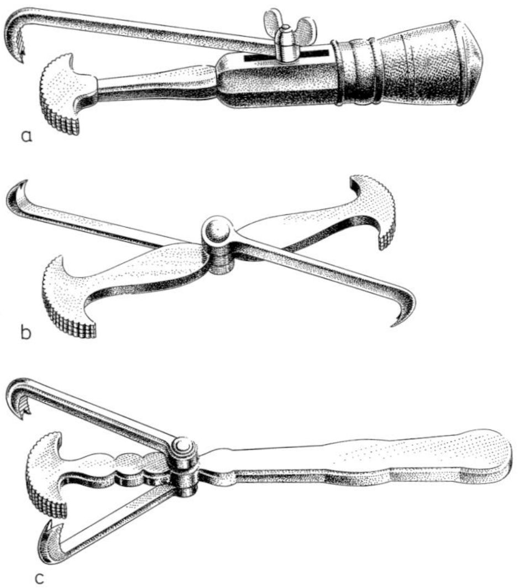

Abb. 1.2 Formen des Pelikans zum Ende des 18. Jahrhunderts (nach BÜCKING 1782). *a* Der Pelikan besteht aus der »Stemmstange«, die in einem »halben Rad« oder der »Krone« endet und dem »Haken«, dessen Länge über ein Gewinde verstellbar ist. *b* Der doppelendige Pelikan bietet zwei Größen von »Stemmstangen« und »Haken«. *c* Andere Form des Pelikans mit 2 verschiedenen Längen des »Hakens«

Haken. Diese Grundform wurde vielfach modifiziert und z. T. mit auswechselbaren Elementen versehen. Das dickere, gezahnte Ende der Stemmstange, von FAUCHARD als »halbes Rad«, sonst auch als »Krone« bezeichnet, wurde anterior des zu entfernenden Zahnes teils an den übrigen Zähnen, teils an Gingiva und Alveolarfortsatz abgestützt. Hierzu sollte es durch »Büffelleder« oder »feines Tuch« (FAUCHARD) oder auch mit einem »reinen Schnupftuche« (BÜCKING) etwas gepolstert werden. »Zur Reinlichkeit leget man dann und wann ein frisches Leinwand statt des alten darum «(FAUCHARD). Der horizontal, meist etwas kauflächenwärts gebogene Haken wurde nun von vestibulär nach oral über den zu entfernenden Zahn gelegt und dieser nach vorn herausgerissen. Dabei wurde unvermeidlich ein erheblicher Druck auf das Widerlager an den anderen Zähnen oder der Gingiva ausgeübt, so daß diese mitunter »dabei in den Mund hineingedrückt werden, daß man also durch die Operation mehr Schaden als Vortheil stiftet« (BÜCKING). Andererseits wurde der Pelikan auch gezielt zur Korrektur schief stehender Zähne eingesetzt, die im Sinne eines »Redressement forcé« oder um den Preis eines Alveolarfortsatzbruches verschoben wurden. Gelegentlich wurde mit dem Pelikan der Unterkiefer luxiert. So gelang zwar oft eine rasche Zahnentfernung, die aber in jeder Hinsicht recht traumatisch war. Das bereits im klassischen Altertum empfohlene langsame Luxieren des Zahnes war also kaum möglich.

Der *Geißfuß* war wohl ein recht zweckmäßiges Extraktionsinstrument in der Hand des Geübten. Er entspricht einem Hebel mit abgewinkelter und gegabelter Spitze. Dieser Geißfuß wurde von marginal in den parodontalen Spalt hineingetrieben und der Zahn dann herausgestoßen oder durch Hebeln entfernt. Bei FAUCHARD heißt daher der Geißfuß auch »Stoßeisen«. Wenn Wurzeln so durch manuelles Stoßen oder Hebeln nicht zu entfernen waren, wurde auch mit einem »Klumpen Bley eines Pfundes schwer« auf das Stoßeisen eingeschlagen »und wo es angehen will, schläget er mit einem Schlage die Wurtzel oder den Zahn heraus nach der Zunge zu« (FAUCHARD). Neben dem Geißfuß waren verschiedene andere Hebel und «Haken« im Gebrauch. Mit dem Geißfuß ließen sich vor allem einwurzelige Zähne und Wurzeln gut entfernen.

Zahnzangen wurden bereits im 18. Jahrhundert in mehreren zweckmäßigen Formen verwendet. FAUCHARD gibt eine genaue Beschreibung für deren Herstellung und besonders für die Gestaltung der Branchen. Er empfiehlt u. a., daß deren Innenfläche »wie Fischhaut aussehe oder zackicht seye, damit dasselbe nicht auf dem Zahne rutsche oder abglitsche.« BÜCKING

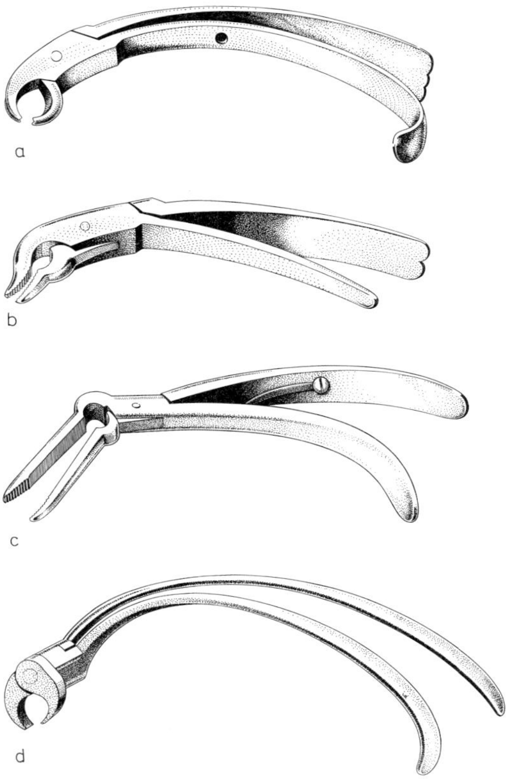

Abb. 1.3 Extraktionszangen zum Ende des 18. Jahrhunderts (nach Bücking 1782). *a* »Gewöhnliche« Zahnzange; *b* Zange mit schmalem Schnabel für schmale und Milchzähne; *c* »Rabenschnabel« zum Ausziehen von »losgebrochenen Splittern der Kinnlade« und für Wurzeln; *d* Zange mit dem »gebogenen Gewerbe«

beschreibt 4 Zangenformen als unerläßlich (Abb. 1.3), so die gewöhnliche Zahnzange ähnlich einer »Kneipzange«, eine Zange mit schmalem Schnabel für schmale oder Milchzähne, den Rabenschnabel zum »Ausziehen von losgebrochenen Splittern der Kinnlade« und Wurzeln sowie die Zange mit dem »gebogenen Gewerbe«.
Eine Weiterentwicklung des Überwurfs war der *»englische Schlüssel«* oder *«Zahnschlüssel«*, der bis zur letzten Jahrhundertwende Anwendung fand (Abb. 1.4a). Im Gegensatz zum Überwurf stand die Stemm-

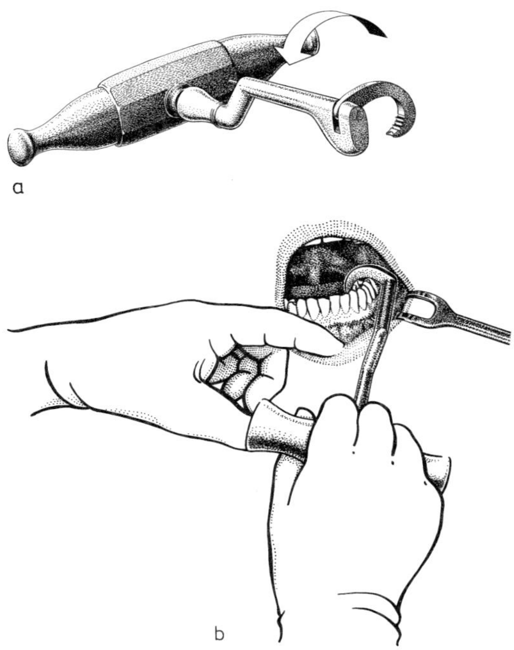

Abb. 1.4 Der Zahnschlüssel *(a)* und seine Anwendung *(b)*

stange nun senkrecht zur Ebene der Kraftrichtung, so daß das Instrument wie ein Schlüssel zur Extraktion gedreht und der Zahn so aus der Alveole herausluxiert wurde (Abb. 1.4b). Der Schlüssel wurde also vestibulär oder auch lingual angelegt und das freie Ende des beweglichen Hakens über die Krone nach oral bzw. vestibulär geschlagen, so daß dessen Ende etwa an der Schmelz-Zement-Grenze lag. Der Haken durfte die Krone sonst nicht berühren, der »Bart« des Schlüssels sollte vestibulär möglichst tief am Zahnfleisch anliegen. Für einzelne Zahnformen standen verschiedene Schlüssel zur Verfügung, oder die Haken waren auswechselbar. Oftmals rutschte jedoch auch der Schlüssel am Zahn oder am Zahnfleisch ab und verursachte erhebliche Schmerzen allein wegen der Quetschung der Gingiva. Gegenüber dem Pelikan war der englische Schlüssel jedoch bereits ein Fortschritt. Er wurde mitunter nur zum Luxieren benutzt, der

Zahn danach mit der Zange entfernt (SMELHAUS 1939).
Unter den Extraktionsinstrumenten des vorigen Jahrhunderts sei noch die pyramidenförmige *SERREsche Wurzelschraube* erwähnt, deren Gewinde in den Wurzelkanal eingeschraubt wurde und es dann ermöglichte, den Zahn wie an einem Korkenzieher zu entfernen. Die SERREsche Schraube gab es in verschiedenen Größen.
Zu Anfang des 19. Jahrhunderts wurden an mehreren Orten verbesserte Sätze von Extraktionszangen entwickelt, von denen sich jene von John TOMES aus London im Prinzip bis heute bewährt haben. Er berichtete erstmals 1841 darüber in einer englischen Fachzeitschrift. 1846 erschien eine diesbezügliche Arbeit in der deutschen Zeitschrift »Der Zahnarzt«, in welcher TOMES u. a. fordert, für jede Zahngruppe eine der anatomischen Form entsprechende Zange zu verwenden. Er schreibt: »Die Konstruktion der Zange soll auf dem Grundsatz beruhen, daß sie eine Verlängerung des Zahnes bilde, den sie ausziehen soll . . . Die Enden der Zahnbacken müssen ganz akkurat dem Halse des Zahnes anpassen, für dessen Entfernung das Instrument bestimmt ist« (zitiert nach HOFFMANN-AXTHELM 1985). TOMES empfahl auch bereits die Anwendung des geraden und gebogenen Hebels. Besonders Jakob BERTEN, dem wir auch den bekannten Hebel verdanken, entwickelte die Zangen weiter zu den Formen, die wir heute noch benutzen.
Mit den verbesserten Extraktionsinstrumenten veränderte sich auch die Stellung des Operateurs zu seinen Patienten. Für den Gebrauch des »Stoßeisens« empfahl FAUCHARD noch jene Position, die offensichtlich jahrhundertelang üblich war, »nemlich man laesset denjenigen, bey welchem die Operation vorgehen soll, sich auf einen gantz niedrigen Stuhl setzen. Der Operatoer stellet sich dahinter, und so daß er ueber die Person wegraget. Darauf leget er den Kopf derselben fest an seine Brust, und setzet das Stoßeisen auf die aeußere Oberfläche der Stuempfe oder des Zahnes«. Zur Zangenextraktion wird auch schon die Stellung vor dem Patienten angeraten. BÜCKING beschreibt genauer, daß der Patient am besten auf einem Kissen mit Gesicht zum Fenster sitzen solle. Der »Chirurgus« steht hinter ihm, wegen der Standfestigkeit aber nicht auf demselben Teppich. »Gegen seine Schenkel muß er den Kopf des Patienten, etwas zurückgebeugt, fest anlehnen lassen.« Der Empfehlung, daß der Patient auf einem Stuhl sitzt, der Zahnarzt dahinter auf einem anderen Stuhl stehend operiert, will aber BÜCKING nicht folgen. Immer aber solle eine Hilfsperson anwesend sein, die Wasserglas und Becken zum Blutspucken bereit-und vor allem die Hände des Patienten festhalten müsse, denn Schmerzen seien unvermeidbar.
Die kräftige Blutung galt als gut und nützlich. So müsse man »eine mäßige Quantität Bluts laufen lassen« (BÜCKING). »Bey Personen, welche sehr vollbluethig sind, und in langer Zeit ihr Blut nicht geluefftet haben, bey Frauenzimmern die in gesegneten Umständen sich befinden, und dabey in ihren Gefäßen viel Blut beherbergen, bey keuschen Jungfrauen, denen die monathliche Reinigung einige Zeitlang ausgeblieben ist, pflegt die Verblutung nach ausgenommen Zähnen allemal stark zu seyn.« . . . »Es wird durch den Gebrauch der kühlenden Pulver, laulicher Fußbäder, und auch wohl durch einen reichlichen Aderlaß, mehrenteils gehoben« (PFAFF). Zur Stillung übermäßiger Blutung wurden im 18. Jahrhundert neben den erwähnten Verfahren zur Anwendung in der Alveole auch chemische Mittel wie »Vitriol«, Alaun, Essig, Terpentinöl und vor allem mechanischer Druck durch Tamponaden mit Zunder, Charpie, Wachs oder gar durch Stöpsel aus Kork oder Holz angeraten (BÜCKING).

Bereits FAUCHARD legte größten Wert auf die vollständige Extraktion und empfahl für viele Zufälle und Komplikationen entsprechendes Vorgehen. »Geschieht es, daß ein Zahn unter dem Instrumente entzwey bricht, so muß alles moegliche gethan werden, daß man auch den zurückgebliebenen Rest davon herausbekomme. Findet sich aber gar zu große Schwierigkeit dabey, so muß man die Operation verschieben und warten, bis sich eine gelegenere Zeit dazu findet.« Nach einigem Warten nämlich »werden solche Wurtzeln mit der Zeit von dem Fleische entbloesset, und gehen los von dem Gebeine der Kinnlade; daher lassen sie sich leichter ausziehen, und die Zerreissung ist dabey nicht so groß«. BÜCKING ist da zaghafter. Er meint: »Wurzeln, die beym Zahnausziehen abbrechen und stecken bleiben sitzen gemeiniglich für jedes Instrument zu tief, und man muß sie also sitzen lassen. Es entspringt daraus auch keine Gefahr . . . wenn anders der Körper gesundt ist . . «

Die Wundbehandlung nach erfolgreicher Zahnextraktion bestand meist in Spülungen mit Essig und Wasser sowie mit verschiedenen anderen Zusätzen wie Rosenöl und Mastix. Auf eine manuelle Kompression der Alveole legte bereits FAUCHARD großen Wert: »Darauf drueket man mit dem Daumen und Zeigefinger auf die Seiten oder Wände des Zahnfleisches, sie moegen von einander gewichen seyn oder nicht. Dadurch wird der ledige Platz kleiner gemachet, den der ausgerissene Zahn zurück laesset.«

So war die Zahnextraktion im 18. Jahrhundert bereits zu gewisser Perfektion gebracht worden. Wenn auch die Komplikationsdichte hoch gewesen sein mag, überstanden doch die meisten Patienten unbeschadet diese Prozedur. Erst durch die Einführung der Schmerzbetäubung wurden weitere Fortschritte möglich.

1.2 Die Entwicklung der Anästhesie zur Zahnentfernung

Jede Zahnextraktion war und ist ohne gezielte Anästhesie schmerzhaft. Der Schmerz wurde jedoch in verschiedenen Zeiten von Arzt und Patienten unterschiedlich gewertet und auf unterschiedliche Weise bekämpft. Solange keine wirksame Schmerzausschaltung möglich war, mußte durch rasches Operieren die Dauer des Schmerzes kurz und der Patient festgehalten werden. Der dabei verbleibende Schmerz galt als unvermeidlich und zumutbar. »Aus meiner eigenen Erfahrung . . . glaube ich schließen zu können, daß das Periosteum in gesundem Zustand wenig oder keine Sensibilität hat und daß das Abreißen der Nervenfäden der Wurzeln, wenn der Zahn gesund und nicht entzündet ist, die größte, wo nicht die einzige Ursache des Schmerzes bei der Operation ist, endlich daß der Schmerz in der Regel nur von augenblicklicher Dauer ist . . . Die ganze Operation muß in 2 bis 4 Sekunden vorueber seyn«, äußert sich KOECKER 1828 in seinen weitgehend modern anmutenden »Grundsätzen der Zahn-Chirurgie«. Er geht auch auf die Wechselwirkung von Angst und Schmerz ein und stellt fest, daß der ängstliche Patient »den Schmerz der Operation für größer und seine eigene Kraft für geringer, als wirklich der Fall ist« einschätzt.

Durch gute psychische Führung, gelegentlich aber auch durch Überraschung und Ablenkung des Patienten versuchte man also, den Schmerz in zumutbaren Grenzen zu halten. Das mag bei blitzschnellem Extrahieren mitunter gelungen sein. Bei Komplikation versagten diese Mittel völlig, insgesamt war die Situation recht unbefriedigend.

Es ist deshalb nicht verwunderlich, daß gerade Zahnärzte auf der Suche nach besseren Lösungen die Narkose »erfan-

den«. (Wir wissen heute, daß schon vorher, in den ersten Jahrzehnten des 19. Jahrhundert vereinzelt mit Narkosegasen experimentiert worden war). 1844 entfernte der amerikanische Zahnarzt Horace WELLS erstmalig schmerzlos einen Molaren in Lachgasanalgesie. Das Verfahren geriet jedoch in Mißkredit und setzte sich zunächst nicht durch. 1846 konnte ein anderer amerikanischer Zahnarzt, William Thomas Green MORTON in Zusammenarbeit mit dem Chemiker Charles Thomas JACKSON die Wirksamkeit einer Äthernarkose zur schmerzlosen Zahnextraktion demonstrieren. Bereits ein Jahr später berichtet die Berliner Zeitschrift »Der Zahnarzt« über schmerzlose Zahnentfernungen unter Äthereinwirkung. Ebenfalls 1847 führte der Edinburger Gynäkologe James Young SIMPSON das Chloroform als Narkosemittel ein (Darstellung nach HOFFMANN-AXTHELM 1985).
Auf die anfängliche Begeisterung über diese neue Ära der Zahnentfernung folgte bald die Ernüchterung; Zwischenfälle und vermeintliche Narkoseschäden geboten Zurückhaltung. So meint PFEFFERMANN in seiner »Fasslichen Darstellung der gesamten Zahnheilkunde« 1862: «Ich kann viele Fälle namhaft machen, wo auf die Narkotisirung durch Chloroform und Äther bei Zahnextractionen Lungentuberkulose, Stumpf- und Blödsinn, Ausfallen der Kopfhaare und viele andere Krankheiten entstanden sind.« Und auch der damals sehr berühmte Julius SCHEFF rät in seinem Lehrbuch 1880 sehr von der Narkose ab. »Niemand kann leugnen, daß die Extraction, obwohl nur einen Augenblick während, eine sehr schmerzhafte Operation sei, und doch ist die Zuhilfenahme der Narkose nur schwer zu entschuldigen. Jeder Mensch sollte so viel Willen, Selbstbeherrschung und Überwindung besitzen, um sich einen Zahn, wenn nothwendig, auch ohne Narkose extrahiren zu lassen ... Wenn sich aber ein gesunder Mensch, nachdem er schon Nächte durchwacht hat, blos aus Furcht vor einem momentanen Schmerz muthwillig in die Gefahr begibt, die jedenfalls mit der Anästhesirung verbunden ist, so ist dies keineswegs zu verzeihen und am schwersten trifft die Verantwortung den Arzt, der seine Einwilligung hiezu gab ... Ich halte also die Narkose, eines Zahnes halber, für vollständig überflüssig und sogar widersinning.« Andererseits berichtete der in Halle/S. wirkende L. H. HOLLÄNDER 1890 über sehr gute Erfahrungen mit Kurznarkosen mittels Bromäthyl. Insgesamt jedoch war die Frage nicht gelöst, und Zahnärzte suchten weiter nach befriedigenden Wegen zur Schmerzausschaltung.
1882 hatte der Wiener Augenarzt Carl KOLLER (1857–1944) auf Empfehlung von Sigmund FREUD die anästesierende Wirkung von Kokainlösungen bei einer sehr schmerzhaften Gingivitis an sich selbst erprobt. FREUD interessierte sich mehr für die Allgemeinwirkungen des Kokains und maß dem anästhesierenden »Nebeneffekt« keine Bedeutung bei. KOLLER ging jedoch diesem Phänomen nach und testete die Oberflächenanästhesie durch eine Kokainlösung am Auge von Fröschen, Kaninchen und Hunden. Nachdem er sich von der Schadlosigkeit dieser Betäubung überzeugt hatte, wagte er eine Staroperation unter Kokainisierung am Menschen am 11. September 1884 und fand überzeugende Schmerzfreiheit. Auf dem wenige Tage später in Heidelberg stattfindenden Ophthalmologenkongreß wollte er seine bahnbrechende Erkenntnisse vortragen, jedoch es fehlte ihm das Geld für die Reise. Deshalb bat er einen Kollegen, seine Mitteilung zu verlesen. Das Referat war eine Sensation. Sofort wurden andere Anwendungsgebiete der Kokainisierung erwogen und erschlossen (Darstellung nach KILLIAN 1972).
Auch Zahnärzte griffen die neuen, sich mit der lokalen Anästhesie bietenden Möglichkeiten sofort auf. So berichtet u. a. ein

Zahnarzt Gilles aus Köln bereits im 1. Heft 1885 des »Correspondenzblattes für Zahnärzte«, daß er seit September 1884 mit Kokain experimentiere und gerade bei »Incisionen im Zahnfleisch« guten Erfolg habe. Aus Amerika wurden ermutigende Erfahrungen gemeldet und im »Correspondenzblatt« publiziert, wobei sogar schon die Möglichkeit einer Leitungsbetäubung diskutiert wurde. Von W. St. Halsted, dem berühmten New Yorker Chirurgen wurde später bekannt, daß er schon 1885 die jetzt noch übliche Leitungsbetäubung des N. alveolaris inferior erfolgreich praktiziert hat. Auch lokale Injektionen wurden zunehmend zum Zwecke der schmerzlosen Zahnextraktion vorgenommen, jedoch erst möglich, nachdem geeignete Spritzen entwickelt worden waren.

Schon 1886 stand auf der 25. Jahreshauptversammlung des Centralvereins Deutscher Zahnärzte die Frage zur Diskussion: »Wie bewährt sich die Injektion von Kokain in das Zahnfleisch zur lokalen Anästhesie . . .?« Es wurden dabei recht unterschiedliche Erfahrungen geäußert. Auch erste Berichte über »Intoxikationen« gelangten zur Veröffentlichung, so auf der 59. Versammlung Deutscher Naturforscher und Ärzte in Berlin 1885. Nach der anfänglichen allgemeinen Euphorie meldeten sich kritische Stimmen unüberhörbar zu Wort, die vor Schäden durch Kokain warnten. Die bis dahin völlig unbekannte Suchtgefahr wurde deutlich. Allerdings waren die Kollapserscheinungen auf dem zahnärztichen Behandlungsstuhl meist harmloser Art, so daß »Rothwein zur Bekämpfung« ausreichte. Die tropfenweise injizierte 20%ige Kokainlösung war hoch toxisch, geringere Konzentrationen erwiesen sich zur Zahnentfernung aber nicht als ausreichend wirksam. So brachte auch Kokain nicht den entscheidenden Durchbruch und 1890 bemerkte ein Zahnarzt Petsch: »Es würde eine verlorene Liebesmüh bedeuten wenn heutzutage noch jemand daran denken wollte, der lokalen Anwendung der submukösen Kokaininjektion das Wort zu reden«.

Als Ergebnis langjähriger und systematischer Forschung wurden neue und bessere Lokalanästhetika synthetisiert, so auch das Novocain® (Procain) durch Alfred Einhorn 1905. Es erwies sich zwar als weniger toxisch und wirksam als Kokain, seine Effektivität konnte aber durch einen vasokonstringierenden Zusatz erheblich gesteigert werden. Dieser war durch Heinrich Braun (1862 – 1934), fußend auf Untersuchungen aus dem Jahr 1902 empfohlen worden und kam als synthetisches Adrenalin unter der Bezeichnung Suprarenin in den Handel. So verhalf die »Novacain-Suprarenin-Lösung« der zahnärztlichen Lokalanästhesie zum Durchbruch und beherrschte für Jahrzehnte das Feld. An ihrer Propagierung und Verbreitung war besonders Guido Fischer (1877 – 1959) beteiligt, dessen in vielen Auflagen erschienenes Lehrbuch »Die örtliche Betäubung in der Zahnheilkunde« auch heute noch sehr zu empfehlen ist.

Seit den fünfziger Jahren wurde das Procain weitgehend durch das ihm deutlich überlegene Lidocain abgelöst. Weitere Forschungsarbeit führte zu länger und teilweise auch zuverlässiger wirkenden Substanzen wie Bupivacain, Prilocain, Mepivacain und Articain, die eine ständige Reduzierung des vasokonstringierenden Zusatzes gestatteten. Seine Konzentration beträgt heute nur 1/4 der für Procain erforderlichen. Auch wurden andere Vasokonstriktoren erprobt, ohne jedoch das Adrenalin verdrängen zu können. Wenn auch die heutige Lokalanästhesie zur Zahnentfernung als sicher und risikoarm eingeschätzt werden kann, wird doch weiter an Verbesserungen gearbeitet. Sie sind vor allem in Hinblick auf eine weitere Verringerung der psychischen Belastung zu erwarten, die oft noch mit einer Lokalanästhesie verbunden ist. Nähere Angaben zur Geschichte der zahnärztlichen Anästhesie finden sich u. a. bei Hoffmann-Axthelm

(1985b), KILLIAN (1972) und bei KLAMMT und Mitarb. (1986).

Literatur

Artzney Buchlein / wider allerlei kranckeyten und gebrechen der tzeen. Leipzig 1530, Reprint Zentralantiquariat der DDR Leipzig 1984

BÜCKING, I. I. H.: Vollständige Anweisung zum Zahnausziehen für angehende Wundärzte, Christ, Franzen und Grosse, Stendal 1782

DEPENDORF: Die Zahnzangen aus dem Legionslager von Vindonissa. Dtsch. Monatsschr. Zahnheilk. 32 (1914) 381–388

FAUCHARD, P.: Frantzösischer Zahn-Artzt, oder Tractat von den Zähnen. J. A. RÜDIGER Berlin 1735. Reprint Zentralantiquariat der DDR Leipzig 1984

FISCHER, G.: Die örtliche Betäubung in der Zahnheilkunde. 10. Aufl., J. A. Barth Leipzig 1955

GREVE, H. CHR.: Vom Zahnheilhandwerk zur Zahnheilkunde. C. Hanser München 1952

GREVE, H. CHR.: Tabellarische Übersicht über die Geschichte der Zahnheilkunde. Dtsch. Zahn-Mund-Kieferheilk. 4 (1937) 801–817

HOFFMANN-AXTHELM, W.: Die Geschichte der Zahnheilkunde. 2. Aufl., Quintessenz-Verlag Berlin 1985

HOFFMAN-AXTHELM, W.: Ein Jahrhundert Lokalanästhesie. In: Aktuelle Aspekte der zahnärztlichen Lokalanästhesie, Hoechst AG Frankfurt/M. 1985

HOLLAENDER, L. H.: Das Bromäthyl in der zahnärztlichen Praxis. Halle/S. 1890

KILLIAN, H.: Lokalanästhesie und Lokalanästhetika zu diagnostischen und therapeutischen Zwecken. 2. Aufl. G. Thieme Stuttgart 1972

KLAMMT, J., MÜLLER, U., PINGEL, G.: 100 Jahre zahnärztliche Lokalanästhesie. Rückblick – Standortbestimmung – Ausblick. Stomatol. DDR 36 (1986) 152–158

KOECKER, L.: Grundsätze der Zahn-Chirurgie. Weimar 1818. Reprint Zentralantiquariat der DDR Leipzig 1987

PFAFF, PH.: Abhandlungen von den Zähnen des menschlichen Körpers und deren Krankheiten. Berlin 1756. Reprint Hüthig Verlag Heidelberg 1982

PFEFFERMANN, P.: Fassliche Darstellung der gesamten Zahnheilkunde. F. Enke Erlangen 1862

SCHEFF, J.: Lehrbuch der Zahnheilkunde. Urban und Schwarzenberg Wien-Leipzig 1880

SMELHAUS, ST.: Untersuchungen über alte zahnärzliche Instrumente sowie über Art und Weise der Zahnextraktion. Österr. Z. Stomatol. 37 (1939) 32–39

SUDHOFF, K.: Geschichte der Zahnheilkunde. 2. Aufl., J. A. Barth Leipzig 1926

Die Wunde nach Zahnentfernung und deren Heilung

2

2.1 Die Wunde nach Zahnentfernung

Die Zahnentfernung hinterläßt immer eine Wunde im Knochen des Alveolarfortsatzes und an den deckenden Weichteilen. Sie kann sich im Gegensatz zu einer reinen Weichteilwunde nicht schließen, sondern bleibt *zur Mundhöhle offen*. Damit ist sie verschiedenen störenden Einflüssen ausgesetzt. Wenn möglich, werden wir deshalb die Weichteile über der Knochenwunde verschließen oder auf andere Weise das Koagulum schützen.

Selbst bei der einfachen Zahnextraktion kommt es infolge der Luxationsbewegungen zu einer Aufweitung und zu *Infraktionen der Wand der knöchernen Alveole*. Die kleinen Knochenplatten bleiben am Periost fixiert und federn nach der Zahnentfernung an ihren alten Platz zurück oder werden durch Fingerdruck reponiert (digitale Kompression der Alveole). Die operative Zahnentfernung hinterläßt ja ohnehin eine ausgedehntere Knochenwunde.

Mit der Auslösung des Zahnes aus seiner Alveole wird der Zahnhalteapparat zerstört. Teile des Desmodonts verbleiben am Zahn, andere an der Kompakta. Das Parodontalligament zerreißt also nicht in der Mitte des Desmodontalspaltes. Wenigstens stellenweise liegt damit die Knochenoberfläche frei.

Selbst bei einer glattwandigen Weichteilwunde werden deren Ränder in einer Breite von 0,2 – 0,5 mm nekrotisch (KELLNER 1969). Der Organismus grenzt sich gegenüber dieser Nekrose mit einem Demarkationswall ab, der durch hohe Stoffwechselaktivität gekennzeichnet ist. Auch peripher davon ist eine Außenzone aktivierten Gefäß-Bindegewebes und erhöhter Enzymaktivität nachweisbar (Abb. 2.1). Bei der Riß-Quetsch-Wunde nach Zahnextraktion müssen wir ebenfalls mit einer *Zone nekrotischen Gewebes* im Bereich der Gingiva, des Parodontiums und wohl auch des Alveolarknochens rechnen. Bei stärkerer Traumatisierung der Gewebe, Zerfall des Koagulums oder bei einer Infektion wird diese Nekrosezone breiter und gewinnt damit an klinischer Bedeutung (s. Abschnitt 2.4). So wird sie nach operativer Abtragung von Knochen immer in stärkerer Schicht vorhanden sein, zumal wenn kleine Gewebstrümmer und Knochenpartikel in der Wunde und den eröffneten Spongiosaräumen liegenbleiben.

Die Wunde nach Zahnentfernung ist *unregelmäßig geformt*. Angaben zu ihrer Größe sind deshalb nur schwer zu gewinnen. Nun stellt die Wurzel des entfernten Zahnes gewissermaßen einen Ausguß dieser Wundfläche dar, wenn die Verhältnisse nicht durch stärkeren parodontalen Abbau oder erhebliche Zerstörung der Alveole verfälscht sind. Die Bestimmung der Wurzeloberfläche liefert also ein ungefähres Maß für die Größe der Wundfläche nach Zahnextraktion. Dabei ergeben sich für die einzelnen Zahngruppen die in der Tabelle 2.1 aufgeführten Durchschnittswerte (GOETZKE und KLAMMT 1991).

Tabelle 2.1 Mit Hilfe der Elektronen-Spin-Resonanz errechnete Mittelwerte der Wurzeloberflächen permanenter Zähne in mm^2 als Maß für die Größe der Wundfläche nach Zahnextraktion (GOETZKE und KLAMMT 1991)

Oberkiefer								
Zahn	1	2	3	4	5	6	7	8
mm^2	178	135	212	198	210	534	530	278
Unterkiefer								
Zahn	1	2	3	4	5	6	7	8
mm^2	146	134	235	189	225	420	451	315

Die Entfernung eines parodontal geschädigten Frontzahnes hinterläßt nach Ausmaß und Beschaffenheit eine andere Wunde als etwa die Extraktion eines Molaren aus der geschlossenen Zahnreihe. Selbstverständlich verbleibt nur eine kleine Wundfläche, wenn durch tiefe parodontale Taschen die Alveole bis fast zum Fundus epithelisiert ist; Heilungsstörungen sind dann nicht zu erwarten. In den meisten Fällen entsteht jedoch durch die Zahnentfernung eine vergleichsweise *ausgedehnte Knochen- und Weichteilwunde*. In ihrer Umgebung läuft oft bereits eine Entzündung ab, die Anlaß zur Zahnentfernung gegeben hat. Es ist erstaunlich, daß trotz dieser Bedingungen die Wunde meist ungestört verheilt.

2.2 Besonderheiten des Mundmilieus für die Heilung

Die Heilungsvorgänge in der Mundhöhle unterscheiden sich nicht grundsätzlich von jenen an anderen Körperstellen, doch liegen in mancher Hinsicht besondere Bedingungen vor. Vielen Störfaktoren und Gefahren stehen *Schutzmechanismen des Körpers* gegenüber, die gerade in der Mundhöhle zur Wirkung kommen. So ist die *Durchblutung* der Mundschleimhaut hervorragend. Vielleicht als Folge der ständigen Auseinandersetzungen mit Mikroben verfügt die Mundschleimhaut über eine überaus wirkungsvolle *immunologische und zelluläre Abwehr*, die durch den Speichel unterstützt wird. Das *Regenerationsvermögen* der Gewebe der Mundhöhle ist besonders gut, Wunden heilen vergleichsweise rasch. Deshalb wird mitunter die Meinung vertreten, »in der Mundhöhle heilt alles«. Leider trifft das nicht zu, und wir müssen uns mit störenden Einflüssen auf die Heilung befassen.

2.2.1 Speichel

Jede Heilung in der Mundhöhle läuft in einer *feuchten Kammer* ab. Es kann sich also kein Schorf als natürlicher Wundverband wie an der Haut bilden. Unter der Einwirkung des Speichels kann sich ein Gerinnsel von der Wundoberfläche ablösen. Auch wird es durch Speichel ausgelaugt, so daß nur ein Fibringerüst zurückbleibt. Der Speichel entfaltet zudem einen *Spüleffekt*, der vor allem während der Gerinnung wirksam wird. Die Wunde im Mund stellt einen starken Sekretionsreiz dar, Spülspeichel fließt reichlich und kann aus dem Wundgebiet Substanzen ausspülen oder verdünnen und ihre Aktivität beeinflussen. Auch ist der Speichel bekanntlich *hochgradig keimbeladen*. Wir rechnen mit $10^9 - 10^{11}$ Keimen/ml. Diese Werte entsprechen der Keimdichte im Enddarm und Kot. So kommt jede Wunde in der Mundhöhle sofort mit Bakterien, Pilzen und Viren in Kontakt. Der Speichel hat auch direkten *Einfluß auf die Blutgerinnung* (SCHULTE 1964) und enthält u. a. viele Enzyme und Immunglobuline sowie unspezifische Schutzstoffe wie Muzine. Unter den *antibakteriellen Faktoren im Speichel* ist das Lysozym besonders wichtig (POETHE und Mitarb. 1987). Die Speichelkörperchen, zumeist überalterte Leukozyten, dürften jedoch nur eine geringe

Aktivität und Bedeutung haben. Wir müssen also mit vielfältigen und recht komplexen Wirkungen des Speichels auf die Gerinnselbildung und Wundheilung rechnen (SCHROEDER 1985). Dabei besteht im Biotop Mundhöhle ein *biologisches Gleichgewicht*, in welchem die protektiven und keimhemmenden Faktoren des Speichels gegenüber der ständigen und massiven Vermehrung der ortsständigen und neu hinzugekommenen Mikroben eine besondere Rolle spielen. Störungen in der Zusammensetzung und Fließrate des Speichels werden Wundheilungsstörungen begünstigen.

2.2.2 Mechanische Belastungen

Bereits beim *Schluckakt*, der täglich mehr als 1000mal bewußt oder unbewußt abläuft, übt die Zunge einen deutlichen *Druck auf den Gaumen* und die Alveolarfortsätze aus. Er liegt meist in der Größenordnung von 350 p/cm^2 (entsprechend 0,034 MPa) und teilweise wesentlich darüber. Die höchsten Werte werden im unteren Frontzahngebiet und hinter den oberen Inzisivi erreicht (SCHULTE und MILLER 1962, SCHREIBER 1964). Der Lippen- und Wangendruck hat demgegenüber geringere Bedeutung. Diese Drücke werden sich in unterschiedlichem Maße auf Wunden in der Mundhöhle auswirken und können zur Ablösung eines minderwertigen Gerinnsels von den Wundrändern beitragen. Auch »spielt« die Zunge unbewußt ständig an Wunden oder Fäden und kann so die Heilung stören.
Wesentlich stärkere Drücke entstehen beim *Kauakt*. Auch wenn die Kieferseite mit der Wunde wegen des Wundschmerzes geschont wird, müssen wir mit erheblicher mechanischer Belastung rechnen. An der Wundoberfläche kann beim Kauen eine Pumpwirkung auftreten, welche sicherlich ungünstig ist. Grobe Nahrungspartikel dringen möglicherweise in die Oberfläche einer Wunde ein.
Wenn die bewegliche Schleimhaut bis an die Extraktionswunde heranreicht, werden sich auch *Zugspannungen* bei den unvermeidlichen Bewegungen von Wange und Lippe, weniger vom Mundboden aus, ungünstig auf die Wunde fortsetzen. Jede Wunde in der Mundhöhle ist also mechanischen Belastungen in unterschiedlichem Maße ausgesetzt.

2.2.3 Thermische Einflüsse

Während in der Mundhöhle überwiegend eine konstante Brutschranktemperatur etwas niedriger als die Körperkerntemperatur herrscht, können warme Speisen und Heißgetränke mit etwa 70 °C in den Mund und gegebenenfalls auf frische Wunden gelangen. Wenn auch die Kontaktzeit gering ist und die Wärme rasch abgeleitet wird, sind doch thermische Einflüsse möglich. Menschliches Eiweiß wird bekanntlich durch Temperaturen oberhalb 40 °C denaturiert. Kaffee dieser Temperatur empfinden wir als lauwarm.

2.2.4 Chemische Einwirkungen

Mit Nahrungs- oder Genußmitteln oder bei der Mundpflege gelangen verschiedene hochkonzentrierte chemische Substanzen auf Wunden (Salze mit osmotischer Wirkung, Lösungsmittel, Alkohol, hohe Zukkerkonzentrationen in Lutschtabletten oder Bonbons, Tenside in Zahnpasten usw.). Sie werden zwar rasch verdünnt oder verschluckt, aber meist durch neue Nahrungsaufnahme »nachgeliefert«. Einflüsse auf Wunden in der Mundhöhle sind damit wahrscheinlich, während die geschlossene Schleimhaut einen wirksamen Schutz davor bietet.

2.3 Ablauf der ungestörten Wundheilung

Jede Wundheilung ist ein komplizierter und *komplexer Vorgang*, an dem *alle Gewebselemente beteiligt* sind. Die Heilung nach Zahnentfernung führt im allgemeinen zu einer Restitutio ad integrum; Knochen, Nerven und Gingiva regenerieren sich so vollkommen, daß nach längerer Zeit oft nicht einmal eine Narbe nachweisbar ist.

Aus der Allgemeinen Pathologie kennen wir den Ablauf der Wundheilung, in der eine initiale *Phase der Regression* (»Aufräumungsarbeiten«) und eine längere *Phase der Reparation* unterschieden werden. Manche Autoren trennen auch eine exsudativ-entzündliche, proliferative und regenerative Phase voneinander ab. Jedenfalls sind unmittelbar nach der Wundsetzung Veränderungen nachweisbar, wie sie aus der exsudativen Phase der Entzündung bekannt sind. Es kommt zur Aktivierung ortsständiger Fermente, neutrophile Granulozyten sammeln sich in der Wundumgebung und bilden unter der Nekrosezone einen Demarkationswall (Abb. 2.1). Später treten vermehrt mononukleäre Phagozyten hinzu und beginnen mit dem Abbau des nekrotischen Materials. Dem enzymatischen Kollagenabbau kommt dabei eine besondere Bedeutung zu (Lindner und Huber 1973). In der äußeren Wundzone wird alle Aktivität für die Lebenderhaltung des von der Gefäßversorgung abgeschnittenen Gewebes aufgewendet und zugleich die nicht lebensfähige Substanz beseitigt (Kellner 1969). Parallel zu den biochemischen Reaktionen laufen funktionelle und morphologische Veränderungen am Gefäßsystem ab, die mit Weitstellung der Endstrombahn und Verlangsamung der Strömungsgeschwindigkeit der Stase und Peristase bei der akuten Entzündung gleichen und den Austritt von geformten und gelösten Bestandteilen aus der Gefäßbahn erleichtern. Thrombosierung und Hämorrhagien werden beobachtet.

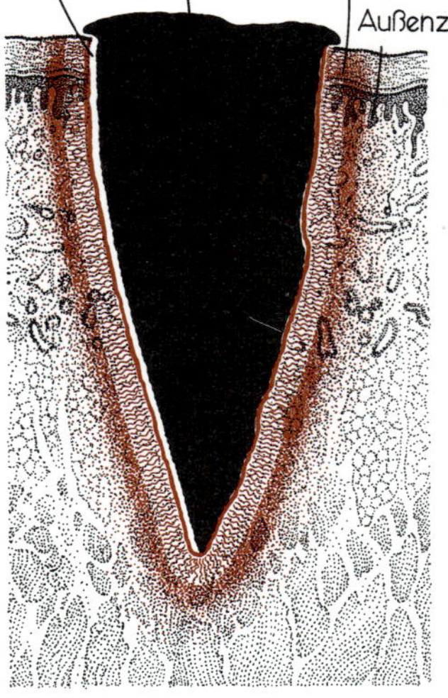

Abb. 2.1 Schematischer Schnitt durch eine nicht mehr ganz frische Weichteilwunde

Nach dieser exsudativen und regressiven Phase und der Reinigung des Wundgebietes sprossen zunehmend Kapillaren ein, die Aktivität der Fibroblasten wird größer, *Granulationsgewebe* reift zunehmend unter Faserbildung aus. Diese reparative Phase dauert länger an und führt im Bereich der Haut zu einer zellarmen und faserreichen Narbe. Diese wird im Verlaufe von Monaten weicher, bleibt aber mehr oder weniger nachweisbar. An der Schleimhaut sind Narben oftmals gar nicht, manchmal nur ganz zart ausgebildet. Eine überschießende Narbenbildung (Keloid) wie an der äußeren Haut ist hier nicht bekannt.

Heilungsvorgänge am Knochen laufen naturgemäß langsamer ab. Selbst wenn die darüberliegenden Weichteile längst geschlossen sind, können histologisch und histochemisch vielfältige Aktivitäten im Knochengewebe nachgewiesen werden; ein Frakturspalt oder ein Knochendefekt sind noch viele Monate nach der Wundsetzung im Röntgenbild erkennbar. Die Regeneration eines knöchernen Defektes verläuft über Granulationsgewebe, das bindegewebig ausreift und in welchem durch die Aktivität von *Osteoblasten* zunächst *Osteoid* gebildet wird. Diese Substanz belädt sich zunehmend mit Kalksalzen und reift zu Knochen aus. Dabei tritt bei ständigem An- und Abbau von Substanz eine zunehmende funktionelle Ausrichtung der Knochenbälkchen ein, die der Struktur des Knochens vor der Wundsetzung entspricht. Neben dieser von Osteoblasten geleisteten Knochenneubildung kommt auch eine metaplastische Knochenbildung vor, bei welcher Bindegewebsstrukturen zunehmend mit Kalksalzen beladen werden.

Die Vorgänge bei der Heilung einer Extraktionswunde sind recht gut untersucht, wobei die Methoden der klassischen Histologie bei Mensch und Tier (EULER 1923, MEYER 1957, SCHÜLE und LUDWIG 1968, SIMPSON 1969, AMLER 1969), der Histochemie (TODO 1968, JOHANSEN und GILHUUS-MOE 1969, PLAGMANN 1972), der Elektronenmikroskopie (OHHATA 1984), der Oberflächenzytologie (HAHN und LANGE 1966), der Analyse des Alveoleninhalts (BIRN 1970, MEGQUIER 1971), der Röntgenuntersuchung (LICHTENAU und Mitarb. 1976) sowie der Mikrobiologie (STIEBE und Mitarb. 1990) zum Einsatz kamen.

Ganz allgemein läßt sich die Heilung damit beschreiben, daß sich in der Alveole ein *Gerinnsel* bildet, das *bindegewebig organisiert und langsam durch Knochen ersetzt und überhäutet* wird. Diese Vorgänge laufen *nacheinander und nebeneinander* ab.

Mit der Wundsetzung blutet die Alveole voll, es bildet sich ein *Koagulum*. Es ist die wichtigste Voraussetzung der weiteren störungsfreien Heilung:

Ohne gut erhaltenes Koagulum ist keine ungestörte Heilung möglich.

Der komplizierte Vorgang der Gerinnung ist Ausdruck des biologischen Gleichgewichts zwischen gerinnungshemmenden und gerinnungsfördernden Steuermechanismen. Mit der Aktivierung des Gerinnungsprozesses durch den Zellzerfall (Gewebs- und Plättchenthrombokinase) werden zugleich Proaktivatoren bzw. Aktivatoren des *Plasminogens* freigesetzt, die dessen Überführung in das fibrinolytisch wirksame *Plasmin* bewirken. Normalerweise besteht ein ausgewogenes Verhältnis von fibrinolytischer Aktivität und jener der Fibrinolyseinhibitoren, welches den Bestand des Koagulums sichert. Bei Überaktivität des Plasmins zerfällt das Gerinnsel infolge der *Fibrinolyse* (s. Abschnitt 2.4).

Bei ungestörter Gerinnselbildung haftet das Koagulum fest an den knöchernen Wänden der Alveole und dem Gingivarand. In der Nachphase der Gerinnung schrumpft es und dellt sich im Zentrum der Wundoberfläche ein. Zugleich werden damit die Wundränder etwas in die Alveole hineingezogen und so einander genähert. Diese Schrumpfung ist etwa eine halbe Stunde nach der Extraktion nachweisbar und erreicht ihr Maximum nach 130 bis 160 Minuten (ACKERMANN und SCHMIDTLECHNER 1984). Zugleich quellen die Wundränder ödematös auf und rollen sich ein, so daß sich die sichtbare Wundfläche deutlich verkleinert.

In der unmittelbaren Umgebung der Knochenwunde treten gleich nach der Wundsetzung deutliche Veränderungen ein (Abb. 2.2). In den Markräumen sammeln sich mobile Bindegewebszellen und Leukozyten, die Aktivität verschiedener Enzyme steigt stark an, der Funktionszustand der Kapillaren verändert sich (Abb. 2.2a). Bereits 2 bis 3 Tage später ist *Granulationsgewebe* am Boden der Alveole nachweisbar, welches von den knöchernen Wänden aus in das Koagulum einsproßt und es zunehmend durchsetzt. Dieser Vorgang ist in der Mitte der Alveole am weitesten fortgeschritten. Für diese Einsprossung

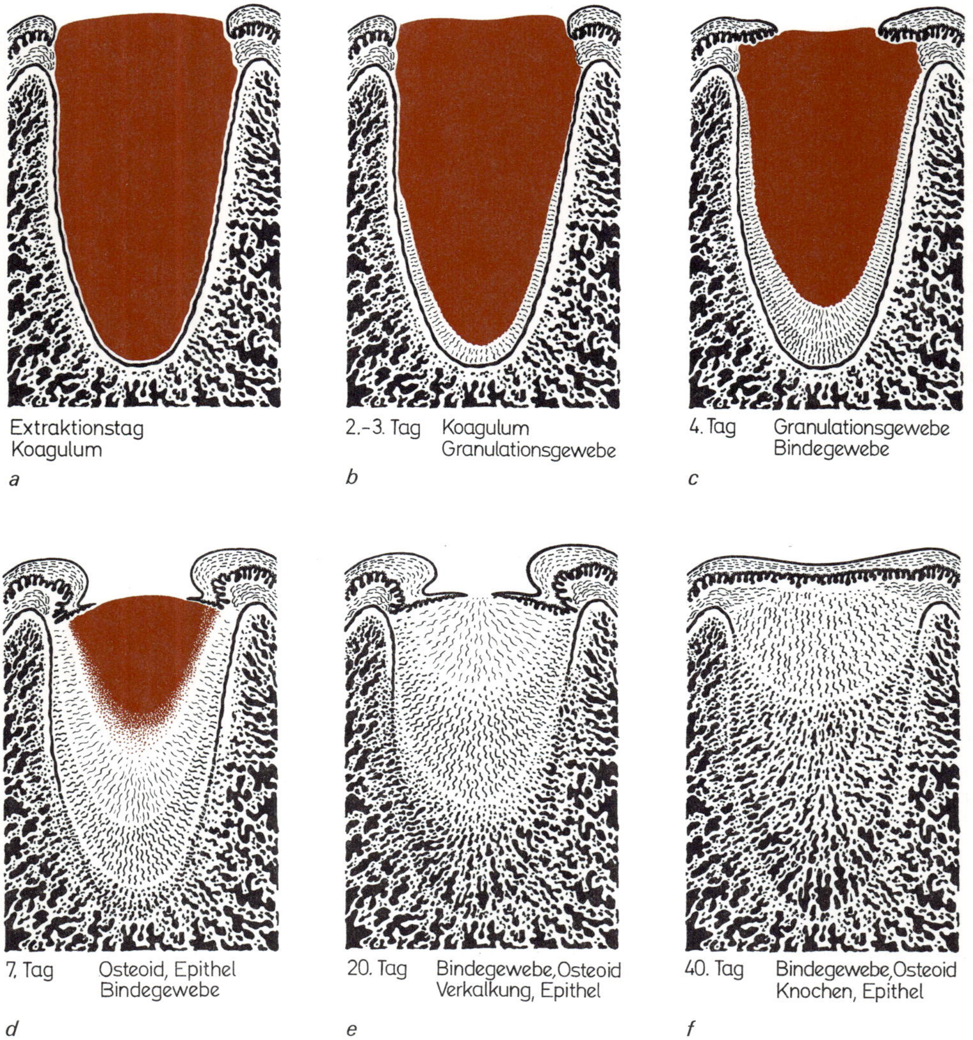

Abb. 2.2 Schematische Darstellung des zeitlichen Ablaufs der Heilungsvorgänge nach Zahnextraktion (in Anlehnung an AMLER 1969). *a* Extraktionstag: Die Alveole ist mit dem Koagulum gefüllt. *b* Ab. 2. und 3. Tag nach der Extraktion wächst Granulationsgewebe von den Alveolenwänden in das Koagulum vor. *c* Während das Koagulum noch zentral von Granulationsgewebe durchsetzt wird, reift dieses peripher bereits zu Bindegewebe aus. *d* Etwa ab 7. Tag nach der Extraktion wird in der Peripherie des ehemaligen Koagulums Osteoid nachweisbar; das Koagulum ist fast vollständig von Granulationsgewebe durchsetzt, welches zunehmend ausreift. Die Kortikalis der Alveole ist durchbrochen und unscharf. Die epithelialen Wundränder rollen sich ein, die sichtbare Wundfläche verkleinert sich. *e* Etwa 3 Wochen nach Zahnextraktion ist kein Granulationsgewebe mehr nachweisbar. Die Alveole ist von Bindegewebe und zunehmend verkalkendem Osteoid ausgefüllt. Die Epitheldecke ist fast kontinuierlich. *f* 40 Tage nach Zahnextraktion ist die Wunde klinisch verheilt. Die Alveole ist knöchern durchbaut, Bindegewebe und Osteoid sind nur noch im Zentrum nachweisbaar. Die Epitheldecke ist dick und widerstandsfähig.

von Granulationsgewebe scheinen verbliebene Reste des Desmodonts von Bedeutung zu sein (GERGELY und BARTHA 1961, JOHANSEN und GILHUUS-MOE 1969) (Abb. 2.2b). Während in bestimmte Anteile des Gerinnsels noch frisches Granulationsgewebe einwächst, reift es an anderen Stellen bereits zunehmend zu Bindegewebe aus (Abb. 2.2c). Eine Faserbildung ist schon 4 Tage nach der Extraktion nachzuweisen. Nach etwa 7 Tagen wird histologisch Osteoid sichtbar, das etwa ab 20. Tag verkalkt (Abb. 2.2d und e). Zugleich nähern sich die Gingivaränder weiter. Über die Wundfläche schiebt sich eine dünne Schicht von Epithel zungenartig vor und geht wohl immer wieder partiell verloren. Erste Zeichen dieser Epithelisierung sind bereits nach 4 Tagen erkennbar, während die Epitheldecke in Abhängigkeit von der Ausdehnung der Wunde erst nach 24—40 Tagen vollständig ist (Abb. 2.2f).
Es ist nicht verwunderlich, daß selbst bei ungestörter Heilung die Extraktionswunde immer mit Keimen besiedelt ist (STIEBE und Mitarb. 1990). Sie werden ab 2. Tag post extractionem nachweisbar und verschwinden spontan mit dem Fortgang der Heilung aus der Alveole. Es handelt sich überwiegend um eine *aerob-anaerobe Mischflora*, welche mit jener der Zahnfleischtasche identisch ist. Diese Keime gelangen vielleicht schon während einer Durchmischung von Blut und Speichel in die Alveole oder entstammen dem Sulcus gingivae. Sie scheinen die weitere Heilung nicht zu stören, was die Harmonie im Biotop Mundhöhle unterstreicht.
So stellt sich die ungestörte Heilung der komplizierten Wunde nach Zahnentfernung als eine *ganz erstaunliche Leistung des Organismus* dar. Leider verläuft sie nicht immer so, wie hier dargestellt, sondern verschiedene Störfaktoren können wirksam werden (s. Kap. 10).

2.4 Ablauf der gestörten Heilung

Wenn sich nach der Zahnextraktion ein Koagulum nicht ausbildet oder wenn es zerfällt, liegen Anteile des Alveolenknochens frei und werden in unterschiedlicher Schichtdicke *nekrotisch*. Das betrifft vor allem dünne Knochenlamellen oder Vorsprünge wie das interradikuläre Septum, das zudem oftmals frakturiert ist. Auch verbliebene Anteile des Desmodonts oder gequetschte Gingivaränder werden dem Gewebstod verfallen. Die absterbenden Gewebsanteile und Reste des Koagulums sind ein idealer Bakteriennährboden, zumal wenn die lokalen immunologischen und zellulären Abwehrmechanismen nicht voll wirksam sind. Die bereits in der Alveole vorhandenen Mundhöhlenkeime können sich ungehemmt entwickeln, wodurch das biologische Gleichgewicht weiter gestört wird. Die Bakterien entstammen wohl nicht der apikalen Parodontitis oder dem infizierten Wurzelkanal, sondern überwiegend aus dem Sulcus gingivae. Es handelt sich nicht um spezifische Alveolitis-Erreger, sondern die breite Palette der aerob-anaeroben Mischflora läßt sich dann aus dem Alveoleninhalt isolieren, darunter vor allem anaerobe gramnegative sporenlose Stäbchen (Bakteroides-Gruppe), Fusobakterien, anaerobe grampositive Kokken (Peptokokken) und aerobe grampositive Kokken (vergrünende Streptokokken) (POETHE 1984, STIEBE und Mitarb. 1990, HEIN 1990).
Fortan bestimmt die Infektion das klinische und histologische Bild. Der Organismus antwortet mit allen Zeichen der Entzündung (Alveolitis). Auch histologisch ist die akute eitrige Entzündung in der Wundumgebung nachweisbar, und die ohnehin vorhandene Nekrosezone an Knochen und Weichgewebe wird breiter. Die Entzündung bleibt jedoch meist auf die unmittelbare Wundumgebung be-

schränkt und greift im Gegensatz zur eigentlichen Osteomyelitis nicht auf die weitere Nachbarschaft über. Eine Heilung kann jetzt nur nach Überwindung der Infektion und nach dem Abbau nekrotischen Materials »per secundam intentionem« erfolgen. Der Defekt muß sich also von den Wänden her mit Granulationsgewebe füllen, das dann ausreift und verknöchert. Dabei wirkt der *nekrotische Knochen* als *Barriere* für die reparativen Kräfte des Organismus. Er wird vom vitalen Gewebe demarkiert und dann entweder in kleinen Schollen in die Alveole sequestriert oder resorbiert. Die resorptiven und reparativen Vorgänge erfordern viel Zeit und beziehen eine breitere Gewebszone als bei der ungestörten Heilung ein. So werden auch kleine Nervenendigungen und im posterioren Unterkiefer sehr häufig der N. alveolaris inferior durch Stoffwechselprodukte oder unmittelbar gereizt (Neuritis). Schmerzen sind unausbleiblich und treiben die Betroffenen meist zum Arzt (Dolor post extractionem).

Die Heilungsstörung beginnt also mit der mangelnden Ausbildung oder dem *Zerfall des Koagulums* in der Alveole. Hierfür ist wohl eine *verstärkte fibrinolytische Aktivität* im Alveolenblut verantwortlich. So konnten wir nachweisen, daß unmittelbar nach der Extraktion aus der Alveole entnommenes Blut immer dann eine erhöhte fibrinolytische Aktivität aufweist, wenn sich später eine Alveolitis entwickelt. Nach längerer und komplizierter Zahnentfernung ist die fibrinolytische Aktivität im Alveolenblut ebenso wie bei Frauen nach Einnahme oraler Kontrazeptiva erhöht (MASUCK und KLAMMT 1991). Es ist schon länger bekannt, daß die fibrinolytische Aktivität im Inhalt gestört heilender Alveolen gesteigert ist (BIRN 1970, MEGQUIER 1971). Die Aktivierung des fibrinolytischen Systems setzt mit der Freisetzung von Gewebsaktivatoren ein, welche aus der im Blut vorhandenen inaktiven Vorstufe Plasminogen das fibrinolytisch wirksame Plasmin bilden. Die Aktivatoren des Speichels scheinen dabei eine geringere Rolle zu spielen. Demnach würden sowohl erhöhte Plasminogenspiegel im Blut als auch eine vermehrte Freisetzung von Proaktivatoren und Aktivatoren des Plasminogens eine verstärkte Fibrinolyse in Gang setzen, sofern diese nicht durch Fibrinolyse-Inhibitoren gebremst wird (SCHROEDER und FISCHER 1990). Wir wissen, daß durch *stärkere Traumatisierung* und durch *vorbestehende Infektionen* die Freisetzung der Plasminogen-Aktivatoren gefördert wird. Ein hoher Plasminogenspiegel im Blut begünstigt weiter die Plasminbildung und damit die Fibrinolyse. Demnach müssen wir wohl davon ausgehen, daß bereits unmittelbar nach der Zahnextraktion entschieden ist, ob sich ein stabiles Koagulum bildet oder ob es durch Fibrinolyse zerfällt. Alle späteren Einflußfaktoren hätten dann geringere Bedeutung.

Jegliches Fremdmaterial in der Alveole beeinflußt den Heilungsablauf ungünstig. Das trifft für Textilien (Drains und Tamponaden) ebenso zu wie für chemische Substanzen (Azetylsalizylsäure, Gelatineschwamm, Zinkoxid-Eugenol), die zur Alveolitisbehandlung empfohlen wurden (SCHÜLE 1971, CENDELIN und FRÖHLICH 1978, ANDRÄ und Mitarb. 1983). Lediglich Kollagenvlies scheint nicht wesentlich zu stören (HEIDEMANN und HARTENSTEIN 1989).

Schlußsätze

- Die Zahnextraktion hinterläßt eine zur Mundhöhle offene Riß-Quetsch-Wunde in Knochen und Weichteilen.
- In der Mundhöhle herrschen spezifische Heilungsbedingungen, die vor allem durch den Speichel bestimmt werden.
- Ein stabiles Koagulum ist die wichtigste Voraussetzung einer störungsfreien Heilung. Es wird von Granulations-

gewebe durchsetzt, das dann bindegewebig ausreift und später verknöchert. Zugleich schließt sich die Wundoberfläche mit einer Epitheldecke.

- Die Wundheilungsstörung beginnt mit dem Zerfall des Koagulums infolge verstärkter Fibrinolyse. Diese wird vor allem durch Freisetzung von Aktivatoren des Plasminogens beim Gewebezerfall eingeleitet.
- Mundhöhlenkeime sind frühzeitig in jeder Alveole nachweisbar. Sie werden bei ungestörter Heilung vom Organismus eliminiert. In einem zerfallenden Koagulum vermehren sie sich unkontrolliert und führen zu einer Infektion.
- Die gestörte Wundheilung geht oft mit einer Neuritis einher.
- Bei gestörter Wundheilung wirkt sich die verbreiterte Nekrosezone an Knochen und Weichteilen hemmend auf die weiteren Heilungsvorgänge aus.

Literatur

ACKERMANN, K., SCHMIDTLECHNER, F.: Zur Stabilität des Blutkoagels in Extraktionswunden. Zahnärztl. Praxis 35 (1983) 378 bis 379

AMLER, M.: The time sequence of tissue regeneration in human extraction wounds. Oral Surg., Oral Med., Oral Pathol. 27 (1969) 309–318

ANDRÄ, A., GUTKNECHT, CH., BIENENGRÄBER, V.: Über die Wirkung von Grisaldon und Gelaspon auf die Heilungsvorgänge in der Extraktionswunde – eine tierexperimentelle Studie. Zahn-Mund-Kieferheilk. 71 (1983) 275–279

BIRN, H.: Fibrinolytic activity in »Dry socket«. Acta odontol. scand. 28 (1970) 37–58

CENDELIN, E., FRÖHLICH, M.: Die Knochenbildung nach Zahnextraktion unter dem Einfluß von lokal appliziertem Grisaldon bzw. Cholinsalizylat-Gel im Tierversuch. Zahn-Mund-Kieferheilk. 66 (1978) 14–20

EULER, H.: Die Heilung von Extraktionswunden. Dtsch. Monatsschr. Zahnheilk. 41 (1923) 685–700

GERGELY, E., BARTHA, N.: Die Wirkung der in der Extraktionswunde gebliebenen Wurzelhautreste auf den Heilungsverlauf. Dtsch. Stomatol. 11 (1961) 494–498

GOETZKE, H. G., KLAMMT, J.: Die Größe der Wundfläche und die Häufigkeit der Alveolitis nach Zahnextraktion. Dtsch. Z. Mund-Kiefer-GesichtsChir. 15 (1991) 306–310

HAHN, W., LANGE, D.: Zahnentfernung und Versorgung der Alveole als erste präprothetisch-chirurgische Maßnahme. Dtsch. zahnärztl. Z. 21 (1966) 365–362

HEIDEMANN, D., HARTENSTEIN, B.: Der Einfluß lokaler Hämostyptika auf menschliche Gingivafibroblasten in Kultur. Dtsch. Z. Mund-Kiefer-GesichtsChir. 13 (1989) 226–229

HEIN, D.: Klinische und mikrobiologische Untersuchungen bei Wundheilungsstörung nach Zahnentfernung. Med. Dissertation Erfurt 1990

JOHANSEN, J. R., GILHUUS-MOE, O.: Repair of the postextraction alveolus in Guinea-pigs. Acta odontol. 27 (1969) 249

KELLNER, G.: Probleme der Wundsetzung und der beeinflußten Wundheilung. Österr. Z. Stomatol. 66 (1969) 122–130

LICHTENAU, W., BOLLINGER, K., BÖHRINGER, H.: Röntgendensitometrische Knochenstrukturuntersuchungen nach Zahnextraktionen. Dtsch. zahnärztl. Z. 31 (1976) 585–590

LINDNER, J., HUBER, P.: Biochemische und morphologische Grundlagen der Wundheilung und ihre Beeinflussung. Med. Welt 24 (1973) 873–911

MASUCK, R., KLAMMT, J.: Zur Rolle der Fibrinolyse bei der Pathogenese der Alveolitis. Dtsch. Stomatol. 41 (1991) 295–296

MEGQUIER, R. J.: Fibrinolytic activity in human dental sockets after extraction. J. oral Surg. 29 (1971) 321–328

MEYER, W.: Der Verschluß der Extraktionswunde. Dtsch. Zahn-Mund-Kieferheilk. 27 (1957) 118–127

OHHATA, H.: The healing process of tooth extraction wounds observed by scanning electron microscopy and X-ray microanalysis. Shikwa Gakuho 84 (1984) 33–64

PLAGMANN, H. CHR.: Epitheliale Regeneration bei Extraktionswunden. Zahnärztl. Praxis 33 (1972) 375–376

POETHE, I.: Zur Ätiopathogenese des Postextraktionssyndroms. Med. Dissertation B Greifswald 1984

POETHE, I., MEYER, P., LORENZ, U.: Über die Bedeutung der sekretorischen Abwehr der Mundhöhle für die Ätiopathogenese der Alveolitis. Zahn-Mund-Kieferheilk. 75 (1987) 795–798

SCHREIBER, S.: Zur Dynamik der Zunge und der Lippenmuskulatur. Dtsch. zahnärztl. Z. 19 (1964) 315–322

SCHROEDER, H.: Speichel und Wundheilung nach Zahnextraktion. Z. ärztl. Fortbild. 79 (1985) 189–193

SCHROEDER, H., FISCHER, R.: Zur Ätiologie der Alveolitis und ihrer Therapie mit Indometazin. Stomatol. DDR 40 (1990) 550–557

SCHÜLE, H., LUDWIG, F.: Wundheilung nach Zahnentfernung. Dtsch. Zahn-Mund-Kieferheilk. 51 (1968) 3–22

SCHULTE, W.: Speichel und Blutgerinnung. Dtsch. zahnärztl. Z. 19 (1964) 193–201

SCHULTE, W., MILLER, E.: Druckbelastung des Alveolarfortsatzes durch Zunge und periorale Muskulatur. Dtsch. zahnärztl. Z. 17 (1962) 416–423

SIMPSON, H. E.: The healing of extraction wounds. Brit. Dental J. 126 (1969) 550–557

STIEBE, R., POETHE, I., BERNHARDT, H.: die Bakteriologie der normalen Wundheilung nach Zahnextraktion unter besonderer Berücksichtigung der Anaerobierdiagnostik. Zahn-Mund-Kieferheilk. 78 (1990) 247 bis 251

TODO, H.: Healing mechanisms of tooth extraction wounds in rats. Arch. oral Biol. 13 (1968) 1429

Indikation und Zeitpunkt der Zahnentfernung

3

3.1 Der Entschluß zur Entfernung von Zähnen

Jeder funktionstüchtige Zahn sollte so lange wie möglich erhalten werden. Ein Ersatz bringt meist Nachteile mit sich und ist immer eine Notlösung auf Zeit. Es ist um jeden entfernten Zahn schade. Der Entschluß zur Entfernung eines ordnungsgemäß durchgebrochenen Zahnes ist also in gewissem Sinne eine *Kapitulation* und nur gerechtfertigt, wenn *alle Möglichkeiten einer Zahnerhaltung ausgeschöpft oder sinnlos sind.* Ein Zahn sollte auch immer dann entfernt werden, wenn von seinem Verbleib Schäden für den Organismus befürchtet werden müssen (STEINHILBER 1977). Die Zahnentfernung erfordert, wie jeder operative Eingriff, die Einwilligung des Patienten nach entsprechender Aufklärung und Beratung. Dabei sind ihm auch mögliche Alternativen entsprechend darzustellen. Eine Zahnentfernung ohne medizinische Indikation kann zivilrechtliche Folgen haben (s. Kap. 13).
Der Entschluß zur Entfernung eines Zahnes fällt leicht, wenn seine Funktion infolge Zerstörung der Zahnsubstanz oder bei erheblicher Fehlstellung nicht mehr gegeben ist. Wir werden dabei aber nicht nur die Kaufunktion, sondern auch seine ästhetische und phonetische Bedeutung sehen und die Rolle des fraglichen Zahnes im gesamten stomatognathen System einschätzen. So kann die Extraktion eines Molaren bekanntlich den Zusammenbruch der Stützzone bedeuten und Auswirkungen auf Kiefergelenke und Muskulatur haben. Auch werden durch die Zahnentfernung vielleicht Kippungen oder Lageveränderungen der Nachbar- oder Gegenzähne ausgelöst, die weitere Folgen haben. Unser Ziel muß es sein, durch die Entfernung von Zähnen ein *gestörtes biologisches Gleichgewicht wiederherzustellen,* Gefahren abzuwehren und den Weg für eine bessere, wenn auch prothetische Lösung freizumachen. Besonders bei Zahnentfernungen aus kieferorthopädischer Indikation geht es um die künftige harmonische Entwicklung des Gebisses (BREDY und REICHEL 1983). Insofern ist die Zahnentfernung nicht immer nur eine Kapitulation, sondern kann eine wichtige und *notwendige Heilmaßnahme* sein. Es gibt demnach, wie für jede operative Maßnahme, auch für die Zahnentfernung eine

absolute Indikation: Wenn der Zahn nicht entfernt wird, sind mit hoher Wahrscheinlichkeit massive Beschwerden oder Schäden mit ernstzunehmenden Auswirkungen zu erwarten (z. B. nachgewiesene Herderkrankung, s. Abschnitt 3.7.1). Der Zahnarzt wird dem Patienten die Notwendigkeit einer Zahnentfernung eindringlich klarmachen. Diese Situation ist eher selten. Viel häufiger sind

relative Indikationen: Wenn der Zahn nicht entfernt wird, können daraus Nachteile für den Patienten erwachsen. Diese sind aber nicht sehr wahrscheinlich oder würden keine schwerwiegenden Folgen haben. Der Zahnarzt wird die Vorteile gegenüber möglichen Nachteilen kritisch abwägen und die Zahnentfernung anraten, muß aber dem Patienten die Entscheidung anheimstellen. Das betrifft u. a. die Zahnentfernung aus kieferorthopädischer Indikation.

keine Indikation: Die Entfernung eines Zahnes bringt für den Patienten keine Vorteile. Selbst wenn dieser die Extraktion wünscht, dürfte sie nicht vorgenommen werden. Häufig ist die Situation aber nicht so eindeutig, so daß doch gewisse Gründe für eine Zahnentfernung sprechen. Insofern kommt dem Wunsch des Patienten eine besonder Bedeutung zu. Anders ist es im Falle einer

Kontraindikation: Die Entfernung des Zahnes schädigt den Patienten mit hoher Wahrscheinlichkeit. Sie wäre dann strafbar.

Die Entscheidung zur Entfernung eines Zahnes ist also immer individuell nach Abwägung aller Vor- und Nachteile und nach Abstimmung mit dem Patienten zu fällen.

3.2 Entfernung durchgebrochener permanenter Zähne

Bei der Entscheidung über die Entfernung eines durchgebrochenen Zahnes sollten folgende Fragen geklärt werden:

- Wie groß ist die *Schädigung des Zahnes und seiner Umgebung?*
  Zu berücksichtigen wären hier Art und Umfang der Kronenzerstörung, der Schädigung des Parodontiums, Ausmaß odontogener periapikaler Entzündungsprozesse, eventueller fortgeleiteter Entzündungen in Kieferknochen, Kieferhöhle oder paraorale Weichteile.
- Ist durch zahnärztliche Maßnahmen eine *Zahnerhaltung grundsätzlich möglich?*
  Alle Möglichkeiten der konservierenden Behandlung auch in Verbindung mit chirurgischen, parodontologischen, kieferorthopädischen und prothetischen Maßnahmen werden geprüft. Bei pulpentoten Zähnen ist an Hand des Röntgenbildes abzuschätzen, ob eine korrekte Wurzelkanalbildung durchführbar erscheint.
- Ist eine Zahnerhaltung mit *vertretbarem Aufwand* und *ausreichender Erfolgssicherheit* möglich?
- Ist die Zahnentfernung in Hinblick auf den Stellenwert des geschädigten Zahnes im Gebißsystem *sinnvoll*? Welche Folgen hätte die Zahnentfernung für den Patienten?
  Die Beantwortung gerade dieser Fragen erfordert besonders große Kenntnisse und Erfahrungen. Es muß prognostisch eingeschätzt werden, wie die weitere Entwicklung des Gebisses im einen oder anderen Falle verlaufen würde. Dazu ist es erforderlich, neben dem biologischen Alter und Gesundheitszustand des Patienten, dem Zustand des Parodontiums, dem sonstigen Erhaltungs- und Pflegezustand des Gebisses auch berufliche, psychologische und ökonomische Faktoren und mögliche Alternativlösungen zu berücksichtigen. Vor allem wird die derzeitige Funktion des Zahnes (z. B. Brückenpfeiler, funktionsloser Zahnrest, ästhetische Bedeutung) eingeschätzt werden müssen. Die Entscheidung zur Zahnentfernung wird uns glücklicherweise dadurch erleichtert, daß es immer eine Möglichkeit zum Ersatz gibt.

Um den besten *Zeitpunkt zur Zahnentfernung* zur ermitteln, sollte bedacht werden:

- Liegen akute Beschwerden vor oder sind gesundheitliche Gefahren zu er-

warten, wenn der Zahn nicht bald entfernt wird?
- Läßt der allgemeine Gesundheitszustand des Patienten zum Aufschub raten?
- Lassen die persönlichen Dispositionen des Patienten den Eingriff zum vorgeschlagenen Zeitpunkt zu?
- Läßt die Praxisorganisation den vorgesehenen Zeitpunkt zu?

Wir sollten davon ausgehen, daß eine *geplante und vorbereitete Zahnentfernung* für den Zahnarzt und sein Team und für den Patienten *günstiger* ist. Das trifft besonders für die operative Zahn- und Wurzelentfernung zu.

3.3 Indikation und Zeitpunkt der Entfernung von Wurzeln und Wurzelresten

Grundsätzlich sollten die gleichen Fragen gestellt werden, wie vor der Extraktion vollständiger Zähne. Wir dürfen davon ausgehen, daß

- ein *Wurzelrest keine Funktion im Kiefer* hat und nur schaden kann,
- kunstgerecht versorgte Zahnwurzeln dagegen eine wichtige Rolle für Kaufunktion, Strukturerhalt des Alveolarfortsatzes und Verankerung des Zahnersatzes spielen können. Wurzelreste sollten daher immer entfernt werden, wenn sie nicht ausnahmsweise für eine endodontische Implantation (Stiftverbolzung, Transfixation) Verwendung finden. Darüber herrscht Übereinstimmung. In der Praxis stellt sich aber mitunter die Frage, ob und wann ein »reizlos eingeheilter« Wurzelrest belassen werden darf. Wir müssen annehmen, daß uns die Röntgendiagnostik nur ein ungefähres Bild davon vermittelt, ob in der Umgebung des fraglichen Wurzelrestes chronische Entzündungen ablaufen; nur vergleichsweise ausgedehnte Entzündungsprozesse werden dargestellt, und auch diese nicht einmal sicher. Es ist also nie auszuschließen, daß von einem auch »reizlos eingeheilten« Wurzelrest Störungen ausgehen. Wenn Beschwerden darauf hindeuten, sollte er immer entfernt werden. Anderenfalls kann man sich in Abstimmung mit dem Patienten auf abwartendes Verhalten und gelegentliche Röntgenkontrollen einlassen. Es gilt selbstverständlich abzuwägen, welche Belastung die Entfernung eines reizlosen, tief im Kieferknochen eingeheilten Wurzelrestes bedeutet und welche Vorteile der Patient davon erwarten kann. Im Zweifelsfalle ist die *Entfernung der sicherere und bessere Weg* (s. Abschnitt 9.1.1).

3.4 Entfernung von Milchzähnen

In Hinblick auf die kurze Funktionsperiode kann der Entschluß zur Entfernung eines zerstörten und pulpentoten Milchzahnes leicht fallen. Es gilt aber zu bedenken, daß die Milchzahnextraktion für den kleinen Patienten eine erhebliche Belastung darstellen kann und auch den Eltern nicht gleichgültig ist, zumal wenn es sich um Frontzähne handelt. Auch zur *Milchzahnextraktion* muß also eine *klare Indikationsstellung* gefordert werden.
Die kaufunktionelle Rolle von Milchzähnen wird oft überschätzt. Dagegen sollte ihre Bedeutung als Platzhalter und Vermittler funktioneller Reize für die weitere Kieferentwicklung sehr ernst genommen werden. Das trifft besonders für die Seitenzähne zu, während bei Milchfrontzähnen die ästhetischen Gesichtspunkte mehr ins Blickfeld rücken.

Milchschneidezähne können im Hinblick auf die Kieferentwicklung bedenkenlos extrahiert werden, wenn ihre Erhaltung nicht zweckmäßig ist und sie chronische Entzündungen unterhalten. Im Seitenzahngebiet sollten Extraktionen nur bei zwingender Indikation vorgenommen werden, sofern die Wurzelresorption noch nicht wesentlich fortgeschritten ist. Die Milchzahnentfernung hat keine nachteiligen Folgen für die Kieferentwicklung, wenn sie nicht früher als 2 Jahre vor dem physiologischen Wechsel erfolgt (Franke 1976, Künzel 1988). Bekanntlich ist der zu erwartende Zahnwechsel nicht einfach vom Lebensalter abzulesen, sondern es gibt eine erhebliche biologische Streubreite. Das sicherste Urteil über den Wert oder Unwert von Milchzähnen haben zweifellos Kieferorthopäden (Witt 1988). Man sollte sich nicht scheuen, ihren Rat auch vor einer Milchzahnextraktion einzuholen. Oftmals jedoch ist bei erheblicher Zerstörung des Milchzahnes oder wegen einer pyogenen Infektion jede Diskussion überflüssig und die Indikation zur Zahnextraktion eindeutig gegeben.

3.5 Entfernung verlagerter und retinierter Zähne

Das Problem der Indikation und des Zeitpunktes der Entfernung retinierter und verlagerter Zähne besitzt praktische Bedeutung, da bekanntlich Zahnretentionen nicht selten sind. Unter mehr als 14000 untersuchten unselektierten Patienten fand Tränkmann (1973) bei 1,59% einen oder mehrere retinierte Zähne. Wenn man eine Gruppe junger Männer systematisch röntgenologisch untersucht, finden sich etwa bei jedem 2. dystope Zähne (Gärtner und Altamash 1982). Wir dürfen davon ausgehen, daß nur bei etwa 10% unserer Bevölkerung keine Weisheitszähne angelegt sind, daß nur bei etwa einem Viertel ein Weisheitszahn aplastisch ist (Krekeler und Mitarb. 1974). Gerade von diesen Weisheitszähnen bleiben viele retiniert. Zahnretentionen sind im Unterkiefer deutlich häufiger. Unter mehr als 2000 retinierten Zähnen fand Kristen (1978)

- untere Weisheitszähne in 57%
- obere Weisheitszähne in 20%
- obere Eckzähne in 13%
- untere Prämolaren in 3% betroffen.

Vollständig retinierte und verlagerte Zähne haben nicht nur keine Funktion im Kiefer, sondern können auch Ausgangspunkt mehr oder weniger ernsthafter Störungen werden. Es drohen insbesondere akute oder chronische Entzündungen, während die Gefahr der Bildung von follikulären Zysten oder Zystenkarzinomen wohl überschätzt wird. Krekeler und Schilli (1979) fanden allerdings unter 449 Patienten, die wegen verlagerter Zähne überwiesen waren, in 18% Abszesse, bei 16,9% Zysten, bei 4% eine Osteomyelitis, in 5 Fällen ein Ameloblastom und in einem weiteren ein Zystenkarzinom in Verbindung mit retinierten Zähnen. Sofern klar ist, daß verlagerte Zähne auch durch operative und kieferorthopädische Maßnahmen *nicht in den Zahnbogen eingeordnet werden können, sollten sie entfernt werden* (Bierschenk 1981). Wenn schon entzündliche Störungen von retinierten Zähnen ausgegangen sind, ist die Indikation zu ihrer Entfernung meist klar *(therapeutische Zahnentfernung)*. Dabei ist aber zu bedenken, daß die operative Zahnentfernung trotz aller Sorgfalt auch Schäden setzen kann. Es gilt also stets abzuwägen, wo die größeren Gefahren und Belastungen drohen. So kann es durchaus vertretbar sein, im Sinne des *»kalkulierten Risikos«* einen im Erwachsenenalter zufällig entdeckten reizlos gelegenen retinierten Zahn zunächst zu belassen. Die Zahnentfernung könnte später erfolgen, wenn ohnehin mehrere Zahnextraktionen in der Nachbarschaft anstehen oder eine grundsätzliche neue prothetische Lösung vorzusehen ist. Der Patient ist darüber selbstverständlich aufzuklären, genaue Eintragungen über die Gründe der Belassung des Zahnes erfolgen in den Unterlagen. Röntgenkontrollen in gewissen größeren Abständen sind angebracht.

Die Entfernung eines vollständig retinierten und verlagerten Zahnes ist immer anzustreben, muß aber nicht sofort erfolgen.

Je jünger der Patient ist, um so mehr sollte auf die Entfernung retinierter Zähne gedrungen werden. Dabei muß allerdings klar sein, daß diese Zähne nicht in den Zahnbogen eingeordnet werden können, was aber oft erst nach Abschluß des Kieferwachstums eingeschätzt werden kann (Witt 1988). Störungen der weiteren Zahn- und Kieferentwicklung sind etwa durch verlagerte Molaren oder Mesiodentes möglich, entzündliche Prozesse oder Zysten drohen schon wegen der längeren zu erwartenden Liegezeit des retinierten Zahnes bei Jugendlichen in stärkeren Maße. Die Heilung verläuft auch in Hinblick auf die parodontale Gesundheit und die Knochenregeneration günstiger, wenn ein retinierter oder teilretinierter unterer Weisheitszahn vor dem 30. Lebensjahr entfernt wird (Kugelberg und Mitarb. 1991). Heilungsstörungen sind nach der Zahnentfernung auch häufiger, wenn bereits Entzündungen davon ausgegangen sind. Deshalb und aus kieferorthopädischen Gründen wird die *prophylaktische Entfernung* von Weisheitszähnen oder Zahnkeimen gefordert, wenn abzusehen ist, daß die Zähne sich nicht ordnungsgemäß in den Zahnbogen einordnen werden (Al-Khateeb und Mitarb. 1991, Kugelberg und Mitarb. 1991, Pape und Ikemura 1979). Dafür bietet sich das Alter zwischen 14 und 16 Jahren besonders an. Außerdem gelingt die operative Entfernung eines noch nicht voll ausgebildeten Zahnes aus dem jugendlichen Kiefer wesentlich leichter als aus dem sklerosierten Altersknochen (Calais 1970). Hinzu kommt, daß der desmodontale und perikoronale Spaltraum mit zunehmendem Alter schmaler werden, so daß die retinierten Zähne manchmal geradezu mit dem Knochen verwachsen scheinen und herausgefräst werden müssen. Ein Jugendlicher wird physisch und psychisch durch die operative Zahnentfernung weit weniger belastet als ein älterer und dann zumeist vorgeschädigter Patient.

Ein verlagerter Zahn oder ein Zahnkeim ohne sichere Perspektive im Kiefer sollte möglichst im Jugendalter entfernt werden.

Es gilt vorher immer zu prüfen, ob der verlagerte Zahn nicht im Sinne der autologen Transplantation bzw. Transposition an anderer Stelle im Kiefer eingepflanzt werden kann. Unter diesem Gesichtspunkt kann es berechtigt sein, einen verlagerten Zahn als potentielles Transplantat bewußt eine zeitlang liegen zu lassen, also »aufzuheben« (Eskici 1990).
Die *Indikation zur Entfernung teilretinierter Zähne ist klar* gegeben. Die hier drohende oder bereits vorhanden Schlupfwinkelinfektion gebietet *immer die Entfernung* des Zahnes, wenn keine regelrechte Einstellung zu erwarten ist.

Teilretinierte Zähne werden möglichst bald entfernt.

3.6 Zahnentfernung bei oder nach odontogenen Entzündungen

Wenn von einem Zahn eine Entzündung ausgegangen ist, muß die Bakterienquelle beseitigt werden. Sofern die endodontische oder parodontologische Behandlung nicht erfolgversprechend ist, wird der Ausgangszahn der Entzündung entfernt. Dabei wurde früher diskutiert, ob eine *Zahnextraktion im akut entzündlichen Stadium* vertretbar wäre. Möglich sind also die Zahnentfernung trotz akuter Entzündung so rasch wie möglich und das zweizeitige Vorgehen, wobei zunächst die akute Entzündung abklingt und dann der schuldige Zahn entfernt wird.

Für eine *frühzeitige Zahnentfernung* sprechen folgende Argumente:

- Die streuende Bakterienquelle wird so rasch wie möglich ausgeschaltet;
- Abszeßinzision und Extraktion sind mit nur einer Anästhesie möglich, die Behandlungszeit wird verkürzt.
- Oftmals reicht die alleinige Extraktion bereits aus, und es entleert sich ausreichend Eiter über die Alveole.

Gegen eine *Zahnentfernung im akuten Stadium* wäre einzuwenden:

- Eine Bakterieninvasion könnte begünstigt, ein vorgeschädigter Patient damit gefährdet werden.
- Langwierige Heilungsstörungen könnten provoziert werden.
- Mitunter ist die Lokalanästhesie im Gebiet der akuten Entzündung nicht voll wirksam.
- Sollten Komplikationen der Zahnextraktion eintreten (Wurzelfraktur, Wurzelluxation usw.), wäre deren Beherrschung ungleich schwieriger, als im entzündungsarmen Gebiet.

Seit Jahrzehnten wird diese Frage kontrovers diskutiert (Lehnert 1967, Pape und Mitarb. 1972, Graf und Mitarb. 1983). Inzwischen setzt sich folgender Standpunkt durch, den auch wir unterstützen:

- Eine Zahnextraktion im akut entzündlichen Stadium *gefährdet den Patienten nicht zusätzlich.*
- Sie sollte vorgenommen werden, wenn sie *keine Komplikationen erwarten läßt* und technisch gut durchführbar ist. Wenn der Zahn »im Eiter schwimmt«, läßt er sich meist einfach extrahieren. Sollte er dennoch frakturieren, wird der Wurzelrest bewußt belassen und erst nach Abklingen der akuten Entzündungen entfernt (Schroll 1988).
- Bei *von Milchzähnen ausgehenden Abszessen* ist die *alleinige Extraktion* fast immer ausreichend und wird primär vorgenommen.
- Bei Abszessen von bleibenden Zähnen ausgehend kann das zweizeitige Vorgehen günstiger sein. Es wird also zunächst der Abszeß behandelt, dann in Ruhe über das Schicksal des ursächlichen Zahnes entschieden. Bei akut entzündlichen Prozessen im posterioren Unterkiefer-Mundboden-Bereich ist das zweizeitige Vorgehen ohnehin meist nicht zu umgehen, weil die *Kieferklemme* eine frühzeitige Extraktion nicht zuläßt.

Umstritten ist auch die Frage, ob untere Weisheitszähne in der akuten Phase einer Dentitio difficilis entfernt werden sollten oder dürfen. Da die operative Weisheitszahnentfernung häufig nicht ganz einfach ist und die Kieferklemme die Arbeit behindert, bietet sich das zweizeitige Vorgehen an (Schweigl 1962). Ernstere postoperative entzündliche Komplikationen treten jedoch etwa gleich häufig auf, wenn im akut entzündlichen oder im Stadium leichter chronischer Entzündung operiert wurde (Freitag 1967). Grundsätzlich bestehen also *keine Bedenken*, einen Weisheitszahn auch *bei akuter perikoronaler Entzündung* zu entfernen (Schroll 1988). Andererseits ist bekannt, daß häufiger Heilungsstörungen auftreten, wenn bereits Entzündungen vorausgegangen sind (Al-Khateeb und Mitarb. 1991). Schonender dürfte es für alle Beteiligten sein, die operative Zahnentfernung nach Abklingen der akuten Entzündung vorzunehmen. Noch besser wäre es, Entzündungen gar nicht aufkommen zu lassen.

3.7 Besondere Indikationen der Zahnentfernung

Bei einigen schwerwiegenden Allgemeinerkrankungen müssen strengere Maßstäbe für die Indikation zur Zahnentfernung angelegt werden. Das betrifft beispielsweise die sogenannte Herdinfektion.

3.7.1 Herdinfektion

Kaum ein Begriff in der Medizin ist derart umstritten. Die klassische »Fokalinfektion« ging davon aus, daß Bakterien in abgeschlossenenen Räumen ungünstige Fernwirkungen auf andere Organe entfalten könnten. Inzwischen werden neben bakteriellen, toxischen oder allergischen Wirkungen auch jene »neurovaskulärer Störungsfelder« erörtert. Als solche kommen chronische Entzündungen und Narben in Frage, also auch verschiedene Stadien der chronischen apikalen Parodontitis. Nachdem die Herdlehre mit ihren Variationen teilweise zweifellos überbewertet war, wurde sie dann von manchen Medizinern gänzlich abgelehnt. Jetzt sehen einige Verfechter der Herdlehre in jedem pulpentoten Zahn eine mögliche Störungsquelle, unabhängig davon, wie er versorgt ist und wie das Röntgenbild aussieht. Die verschiedenen Herdtests vermögen nicht, alle Unklarheiten zu beseitigen. Dennoch kann der Versuch lohnend sein, etwa den »HUNEKE-Test« anzuwenden. Dabei wird ein Lokalanästhetikum an den vermuteten Herd injiziert. Wenn Beschwerden, besonders im Bewegungsapparat, daraufhin für gewisse Zeit schwinden, darf ein Zusammenhang angenommen werden (MÖLLER 1988). Eine Extraktion des angeschuldigten pulpentoten Zahnes ist dann gerechtfertigt. Grundsätzlich sollte der Arzt anderer Fachgebiete die Indikation zur Zahnentfernung bei Herdverdacht stellen, welcher sich der Zahnarzt bei kritischer Prüfung meist anschließen wird. Inwieweit eine Wurzelspitzenresektion als Alternative zur Extraktion bei Herdverdacht in Betracht kommt, wird unterschiedlich gesehen. Der Zahnarzt sollte die (völlig unbegründete) *Extraktion vitaler Zähne zur Herdsanierung* immer *ablehnen*.

3.7.2 Indikation zur Zahnentfernung vor oder nach Organtransplantation

Nach der allogenen Organtransplantation ist eine immunsuppressive Behandlung erforderlich, welche zugleich mit der Abstoßungsreaktion auch die Abwehrkräfte des Organismus unterdrückt. Bisher schlummernde Entzündungsprozesse werden aufflackern und können das Ergebnis der Organüberpflanzung gefährden (KESSLER u. Mitarb. 1979). So muß vor jeder geplanten Organtransplantation eine *kompromißlose radikale Sanierung* auch des Gebisses erfolgen. Wir sind der Meinung, daß jeder retinierte und pulpentote Zahn dazu unbedingt entfernt werden muß. Nach erfolgter Transplantation sollte ebenso radikal vorgegangen werden, wobei immer eine Zusammenarbeit mit dem behandelnden Internisten erforderlich ist. Ähnlich kompromißlos wird man nach durchgemachter Endokarditis und nach Klappenersatz verfahren (s. Abschnitt 9.1.8). – Zu Indikation und Zeitpunkt der Zahnentfernung in Zusammenhang mit radiologischer Behandlung s. Abschnitt 10.1.2.2.

Schlußsätze

- Ein Zahn darf nur mit klarer medizinischer Indikation entfernt werden.
- Die medizinische Begründung einer Zahnentfernung ist gegeben, wenn dieser funktionslos ist und/oder von seinem Verbleib Nachteile für den Organismus drohen.

- Die Zahnentfernung dient der Wiederherstellung eines gestörten biologischen Gleichgewichts und der Abwendung von Gefahren.
- Wurzelreste werden besser entfernt, auch wenn sie reizlos eingeheilt zu sein scheinen. Wenn anzunehmen ist, daß davon Schäden oder Beschwerden ausgehen, müssen sie entfernt werden.
- Milchzähne werden nur bei klarer Indikationsstellung entfernt. Milchseitenzähne werden möglichst bis 2 Jahre vor dem zu erwartenden physiologischen Wechsel erhalten.
- Retinierte und verlagerte Zähne werden grundsätzlich entfernt. Über den Zeitpunkt der Entfernung soll kritisch nachgedacht werden. Es kann medizinisch vertretbar sein, die Entfernung aufzuschieben. Am günstigsten ist die operative Zahnentfernung im jugendlichen Alter.
- Teilretinierte Zähne werden wegen der Schlupfwinkelinfektion möglichst bald entfernt.
- Wenn die Extraktion technisch durchführbar ist und keine besonderen Komplikationen drohen, kann sie auch im akuten Stadium der odontogenen Entzündung vorgenommen werden. In vielen Fällen ist jedoch das zweizeitige Vorgehen weniger belastend.
- Bei von Milchzähnen ausgehenden Abszessen wird der schuldige Zahn extrahiert, wodurch sich fast immer eine Inzision erübrigt.
- Vor Organtransplantationen werden kompromißlos alle pulpentoten und parodontal stärker geschädigten Zähne entfernt.
- Vor oder nach radiologischer Therapie im Kieferbereich werden geschädigte Zähne unter besonderen Vorsichtsmaßnahmen entfernt, während die Forderung nach einer grundsätzlichen Entfernung aller Zähne in Strahlenfeld nicht berechtigt ist.

Literatur

Al-Khateeb, T. L., El-Marsafi, A. J., Butler, N. P.: The relationship between the indications for the surgical removal of impacted third molars and the incidence of alveolar osteitis. J. Oral Maxillofac. Surg. 49 (1991) 141–145

Bierschenk, K. H.: Ektopische Zähne: Erhaltung, Einstellung oder Entfernung. Zahnärztl. Welt/Rdsch. 90 (1981) 42–44

Bredy, E., Reichel, I.: Bedeutung der Extraktion in der kieferorthopädischen Therapie. Stomatol. DDR 33 (1983) 657–666

Calais, P.: Retinierte Zähne im Alterskiefer und Probleme bei ihrer Entfernung. Dtsch. zahnärztl. Z. 25 (1970) 171–174

Eskici, A.: Autotransplantation von Zähnen. Dtsch. Zahnärztekalender 1991, S. 11–24, Hanser München 1991

Franke, J.: Der avitale Milchzahn. Zahnärztl. Welt /Rdsch. 85 (1976) 876–882

Freitag, V.: Komplikationshäufigkeit nach Weisheitszahnentfernung. Dtsch. zahnärztl. Z. 22 (1967) 1030–1035

Gärtner, F., Altamash, M.: Häufigkeit, Lokalisation und Komplikation dystopischer Zähne – Eine klinisch-statistische Untersuchung. Zahnärztl. Welt/Rdsch. 91 (1982) 48–51

Graf, H. G., Faussauer, H., Schottke, C.: Die Wahl des Extraktionszeitpunktes bei ondontogenen entzündlichen Prozessen – Zur Frage der Extraktion im akuten Stadium. Stomatol. DDR 33 (1983) 92–97

Kessler, W., Ewers, R., Krekeler, G.: Zur Komplikationsrate voruntersuchter und nicht voruntersuchter Patienten mit Hämodialyse, Nierentransplantation und Bestrahlung. Dtsch. zahnärztl. Z. 34 (1971) 266–268

Krekeler, G., Schilli, W.: Müssen verlagerte Zähne prophylaktisch entfernt werden, ja oder nein? Dtsch. zahnärztl. Z. 34 (1979) 216–218

Krekeler, G., Scharf, F., Tröndle, D.: Röntgenstatistische Untersuchungen über Nichtanlage und Dystopien der Weisheitszähne. Dtsch. zahnärztl. Z. 29 (1974) 591 bis 593

Kristen, K.: Retinierte Zähne. Zahnärztl. Welt/Rdsch. 87 (1978) 167–170

Künzel, W.: Kinderstomatologie. 2. Aufl. J. A. Barth Leipzig 1988

Kugelberg, C. F., Ahlström, U., Ericson, S., Hogoson, A., Kvint, S.: Periodontal healing after impacted lower third molar surgery in adolescent and adults. Int. J. Oral Maxillofac. Surg. 20 (1991) 18–24

Lehnert, S.: Kritische Betrachtungen zur Zahnextraktion bei akut entzündlichen Prozessen. Dtsch. zahnärztl. Z. 22 (1967) 1001–1007

Möller, W.: Der Huneke-Test in der Stomatologischen Praxis. Stomatol. DDR 39 (1989) 116–119

Pape, K., Amft, K., Städing, H.: Die primäre Zahnextraktion. Dtsch. Stomatol. 22 (1972) 806–814

Pape, H. D., Ikemura, K.: Erhebung zur prophylaktischen Entfernung der Weisheitszahnkeime. Dtsch. zahnärztl. Z. 34 (1979) 213–215

Schroll, K.: Entzündungen und Abszesse in der zahnärztlichen Praxis. Zahnärztl. Welt/Rdsch. 97 (1988) 308–312 und 410 bis 417

Schweigl, F.: Die Retention des unteren Weisheitszahnes und die einzuschlagende Therapie. Dtsch. zahnärztl. Z. 17 (1962) 1225–1230

Steinhilber, W.: Indikationen und Kontraindikationen der Zahnentfernung. Zahnärztl. Welt/Rdsch 86 (1977) 51–56

Tränkmann, J.: Häufigkeit retinierter Zähne der zweiten Dentition. Dtsch. zahnärztl. Z. 28 (1973) 415–420

Witt, E.: Zahnextraktionen im Rahmen der Kieferorthopädie. In: »Kieferorthopädie II«, herausgeg. v. G. Schmuth, Praxis der Zahnheilkunde, Urban und Schwarzenberg München–Wien–Baltimore 1988

Vorbereitung auf den Eingriff und Schmerzausschaltung

4

4.1 Voraussetzungen, antimikrobielle Maßnahmen und allgemeiner Ablauf

Jede Wunde in der Mundhöhle wird vom keimbeladenen Speichel kontaminiert. Zudem besteht die Gefahr, daß Krankheitserreger über die Hände des Arztes, durch Aerosole oder Instrumente in die Mundhöhle gelangen. Diese *Fremdkeime* sind *besonders problematisch*, weil sie in das biologische Gleichgewicht der Mundhöhle eindringen und es stören können. Es drohen also lokale oder allgemeine Infektionen unterschiedlicher Schwere nach jeder operativen Maßnahme, auch der einfachen Zahnextraktion. Wir streben demnach an:

Kein Einbringen von Fremdkeimen in die Mundhöhle!
Vermeidung negativer Auswirkungen der vorhandenen Mundhöhlenkeime.

Ob eine Infektion »angeht« oder nicht, hängt von vielen Faktoren ab. Wesentlich sind hierfür:

- Virulenz der Keime
- Ausmaß der Keimbelastung
- Beschaffenheit der Wunde
- Allgemeine und lokale Abwehrbereitschaft des Organismus.

Wir können das Einbringen von Fremdkeimen durch eine sachgerechte *Anwendung antimikrobieller Maßnahmen* verhindern, die Keimzahlen auf der Schleimhaut und im Speichel kurzzeitig reduzieren und für eine wenig infektionsgefährdete Wunde sorgen. Die Abwehrbereitschaft des Organismus dagegen vermögen wir nur mittelbar zu beeinflussen.
Unsere antimikrobiellen Maßnahmen sind wie Glieder einer Kette miteinander verbunden. Ist ein Kettenglied schwach oder defekt, wird das gesamte Regime durchbrochen und in Frage gestellt.

Die Kette ist so stark wie ihr schwächstes Glied. Hygienemaßnahmen müssen mit aller Konsequenz durchgesetzt werden.

Werden hygienische Grundforderungen mißachtet, drohen lokale oder allgemeine Infektionen: einfache Wundinfektion, Abszeß, Sepsis, Virusinfektionen wie Hepatitis B oder AIDS. Zugleich können Erreger vom Patienten auf das Behandlungsteam übertragen werden (Eitererreger, Grippe-, Hepatitis-, HI-Viren). Es gehört daher zur Sorgfaltspflicht des Arztes oder Zahnarztes, alle hygienischen Forderungen korrekt zu erfüllen (s. Abschnitt 13.1).

Man kann alles übertreiben, aber kaum die Hygiene. Sie dient der Sicherheit des Patienten und des Behandlungsteams.

4.1.1 Räumliche, personelle und instrumentelle Voraussetzungen

Jeder Eingriff, also auch die Zahnentfernung, ist nur unter geeigneten Voraussetzungen risikoarm möglich und zulässig.

Je schlechter die Bedingungen, um so größer die Gefahr von Komplikationen.

Zu diesen Voraussetzungen gehören: geeignete *Räumlichkeiten*, zweckmäßige *Ausrüstung* und ein dem Eingriff in jeder Weise gewachsenes *Behandlungsteam*. Wir müssen hinsichtlich der Bedingungen unterscheiden, ob im zahnärztlichen Sprechzimmer oder unter den Gegebenheiten eines Operationssaales gearbeitet wird.
Die einfache Zahnextraktion wird unter *Sprechzimmerbedingungen* vorgenommen. Die räumlichen und apparativen Voraussetzungen sind vorgegeben, das Behandlungsteam besteht aus dem Zahnarzt und seiner Helferin bzw. Schwester. Bereits bei einer komplizierten Extraktion (Wurzelfraktur) werden die Grenzen dieses Systems sichtbar: oftmals unzureichende Beleuchtung und fehlender chirurgischer Sauger, Fehlen einer »unsterilen« Helferin, fragwürdige hygienische Bedingungen. Dennoch muß die Zahnentfernung unter den gegebenen Umständen erfolgreich und ohne größere hygienische und organisatorische Probleme beendet werden. Alle erforderlichen Instrumente müssen griffbereit sein, Operationswäsche, Tupfer, eventuell Zusatzleuchte bereit stehen. Wünschenswert wäre eine zweite, wenn auch unqualifizierte Hilfsperson (Anreichen von Instrumenten, Fäden, Tupfern, Telefonbedienung usw.). Wir fordern, daß auch unter Sprechzimmerbedingungen den wichtigsten Komplikationen begegnet werden kann. Hierfür sind notwendig:

- auch selten gebrauchte Instrumente,
- Notfallausrüstung,
- Qualifizierung des Behandlungsteams.

Unter *Operationssaalbedingungen* sind alle operativen Eingriffe übersichtlicher und leichter durchführbar, hygienische Forderungen besser zu erfüllen. Deshalb sollte ein geplanter operativer Eingriff wie die Entfernung verlagerter Zähne möglichst unter diesen günstigeren Bedingungen vorgenommen werden. Es muß sich dabei nicht um einen herkömmlichen Operationssaal handeln, sondern ein zahnärztliches Sprechzimmer kann besonders für operative Eingriffe hergerichtet werden. Für einen größere allgemein-zahnärztliche Praxis ist die Profilierung eines derartigen Operationsbereichs wünschenswert, der nach Ausrüstung und hygienischen Bedingungen unseren Anforderungen entspricht und in welchem nur oder überwiegend operative Eingriffe vorgenommen werden. In der Praxis des Mund-Kiefer-Gesichtschirurgen oder des Oralchirurgen ist der Operationstrakt ohnehin das Kernstück. Er besteht wenigstens aus:

- Operationsraum
- Wasch- und Vorbereitungsraum
- Raum für prä- und postoperative Betreuung des Patienten
- Funktionsbereich Instrumentenaufbereitung.

An den ambulanten Operationsraum selbst sind folgende Forderungen zu stellen:

- Keine Kontamination von Flächen oder Geräten durch Aerosole. Es werden also hier keine Präparationen mit der Turbine vorgenommen.
- Fußboden, Wandflächen und Geräte sind gut hygienisierbar. Der Fußboden ist fugenlos, Geräte und Schränke sind auf das Mindestmaß beschränkt, mobil und erlauben eine einfache Reinigung und Desinfektion der Oberflächen. Keine offenen Behälter! Konsolen gestatten das Abstellen von Sterilgutbehältern wie Trommeln und Instrumentenschalen.

- Ein Hygieneplan sichert die zweckmäßige Desinfektionsmittelpraxis und Arbeitsorganisation. Seine Einhaltung muß regelmäßig kontrolliert und protokolliert werden.

Zur *Ausrüstung* eines derartigen chirurgisch orientierten Arbeitsbereichs gehören:

- Operationsleuchte (optimal: Deckenleuchte und davon unabhängige Zusatzleuchte)
- zahnärztlicher Operationsstuhl mit Möglichkeit zur Horizontallagerung des Patienten oder Operationstisch
- Absauggerät für Blut, Speichel und Spülflüssigkeit
- Motorensystem, das für die Bearbeitung von Knochen und Zahnhartsubstanzen mit rotierenden Instrumenten geeignet ist und die Möglichkeit zur Berieselung des Operationsfeldes mit steriler Flüssigkeit bietet
- Instrumententische und -schränke
- Röntgenfilm-Betrachtungsgerät
- Abfalleimer
- Desinfektionsmittelspender
- Notfallausrüstung (s. Abschnitt 4.2.7.3)
- Schreibtisch oder Schreibplatte mit Telefon
- Instrumentenreserve über den geplanten Eingriff hinaus für ungestörten und gestörten Ablauf.

Unter den günstigeren Operationssaalbedingungen ist folgende *personelle Besetzung* wünschenswert:

1. Operateur
2. Operateur (Assistent)

»sterile« Schwester
»unsterile« Schwester bzw. Helferin (»Springer«).

4.1.2 Grundzüge antimikrobieller Maßnahmen bei operativen Eingriffen in der Mundhöhle

Die Gesamtheit antimikriobieller Maßnahmen bei operativen Eingriffen in der Mundhöhle bezweckt:

- Keine oder möglichst geringe Kontamination von Wunden durch Keime,
- sichere Vermeidung des Einbringens von Fremdkeimen in die Mundhöhle,
- Schutz vor Übertragung von Mikroorganismen von Mensch zu Mensch.

Diese Forderungen sind gerade in der Zahnheilkunde nur mühsam zu erfüllen. Hinderlich wirken sich besonders folgende Fakten aus:

- Kontakt der Wunden mit dem hochgradig keimbeladenen Speichel ist unvermeidlich.
- Gerade bei entzündlichen Prozessen in der Mundhöhle sind hochvirulente Keime im Spiel.

Hinzu kommt erschwerend, daß

- ambulante Patienten in Straßenkleidung kommen und die Anamnese (Infektionskrankheiten!) oftmals nur lückenhaft erfaßt wird;
- manche zahnärztlichen Geräte nur schwer desinfizierbar sind;
- bei vielen zahnärztlichen Arbeiten keimbeladene Aerosole entstehen;
- die Infektionsgefahr im Arbeitsbereich des Zahnarztes oft unterschätzt wird (»Es ist doch noch nie etwas passiert«).

Gerade wegen der angeführten Erschwernisse müssen die antimikrobiellen Maßnahmen bei intraoralen Eingriffen trotz der bekannten guten Heilungstendenz in der Mundhöhle mit besonderer Sorgfalt und Konsequenz beachtet werden. Hierbei gelten die folgenden Grundforderungen:

- Alle Instrumente, Materialien und Geräte mit Wundkontakt sind *steril*. Das wird am leichtesten durch Einwegmaterialien gewährleistet.
- Jeder Kontakt der Haut der Behandler mit Patientenblut muß sicher vermieden werden; bei allen operativen Maßnahmen tragen Operateur, Assistent und Schwester *sterile Handschuhe*.
- Chirurgische Händedesinfektion und vollständige sterile Operationskleidung sind wenigstens für geplante und größere Eingriffe selbstverständlich.
- Es erfolgt grundsätzlich eine gezielte *Hygienisierung und Keimreduktion im Operationsfeld* (Schleimhautantiseptik, Abwaschen der Mundumgebung, Abdecken).
- Hygienisch einwandfreie Aufbereitung benutzter Instrumente und Materialien (Desinfektion – Reinigung – Verpakkung – Sterilisation; geeignete Abfallbeseitigung, Schmutzwäschetechnologie usw.).
- Planmäßige Reinigung und Desinfektion von Raum und Geräten.

4.1.3 Allgemeiner Ablauf eines operativen Eingriffs in der Mundhöhle

Eingriffe werden möglichst geplant, so daß Patient, Behandlungsteam, Räumlichkeiten und Instrumente vorbereitet werden können. Der Patient legt die Oberbekleidung außerhalb des Behandlungsraumes ab und entleert die Blase. Die gezielte Keimreduktion in der Mundhöhle wird nicht im Operationsraum, sondern in einem separaten Raum von der Helferin (ZMF, Fachschwester für Zahn- und Mundhygiene) vorgenommen. Die Zahnsteinentfernung wird nicht am Operationstag, sondern vorher veranlaßt. Die »unsterile« Schwester oder Helferin betreut den Patienten und lagert ihn auf dem Behandlungsstuhl oder Operationstisch. Operateure und »sterile« Schwester tragen nach chirurgischer Händedesinfektion bereits sterile Operationskleidung. Der verantwortliche Operateur hat sich zuvor von der Vollständigkeit der Vorbereitung des Patienten überzeugt (Krankenunterlagen, Röntgendokumentation usw.). Er behält ständigen verbalen Kontakt zum Patienten und *erläutert jeden Behandlungsschritt*, beginnend mit der Reinigung und Antiseptik des Operationsfeldes. Tisch und Licht werden eingestellt. Nach dem sterilen Abdecken von Kopf und Oberkörper des Patienten wird die Lokalanästhesie vorgenommen. Das Aufziehen des Anästhetikums erfolgt unter aseptischen Bedingungen, die Injektionsspritze ist auch an ihrer Außenfläche keimfrei und kann auf dem Instrumententablett abgelegt werden. Die Schleimhautantiseptik an der Einstichstelle wird immer mehr zur Selbstverständlichkeit (s. Abschnitt 4.2.4.5).

Inzwischen hat die Operationsschwester den Inhalt eines vorbereiteten Trays auf den Sonnenburg-Tisch oder dem Instrumententablett der Dentaleinheit auf steriler Unterlage ausgebreitet. Der Sauger ist angeschlossen. Wenn die Anästhesie vollständig ist, kann der Eingriff beginnen.

Nach Operationsende werden Mundhöhle und Gesicht des Patienten gereinigt. Er erhält mündliche und schriftliche Hinweise für sein weiteres Verhalten in Hinblick auf Ernährung, Mundpflege, medikamentöse Verordnungen und weitere ärztliche Kontrollen. Hierfür haben sich Merkblätter bewährt, die der Patient in Ruhe zu Hause lesen kann; von den Belehrungen unmittelbar nach dem Eingriff behält er wenig. Er bleibt nach Möglichkeit noch einige Zeit unter Aufsicht in einem Nebenraum, bevor er – möglichst in Begleitung – den Heimweg antritt. Er wird aktenkundig auf eine Beeinträchtigung der Straßenverkehrstauglichkeit hingewiesen.

Benutzte Instrumente werden zur Desinfektion in einem Behälter abgelegt und möglichst zentral aufbereitet. Erst nach vorschriftsmäßiger Desinfektion kann die Reinigung erfolgen, sofern beide Arbeitsgänge nicht kombiniert ablaufen. Abgelegte Operationswäsche wird außerhalb des Behandlungsraumes in Wäschesäcken deponiert.
Die *Dokumentation des Behandlungsablaufs* wird im Anschluß an den Eingriff vorgenommen. Notiert werden nicht nur Art und Menge des Lokalanästhetikums, sondern auch Schnittführung, Besonderheiten des Verlaufs der Operation, Verwendung besonderer Geräte und Instrumente sowie die Art der Wundversorgung. Es ist selbstverständlich, daß Operateur, Assistent und instrumentierende Schwester genannt sind. Ebenfalls wird dokumentiert, welche postoperativen Verordnungen getroffen wurden.
Die Aufbereitung der Operationsräume erfolgt nach Beendigung des Programms durch Desinfektion und Reinigung der Flächen und der im Raum befindlichen Gegenstände. Zwischenzeitlich ist die Desinfektion nur gezielt und örtlich begrenzt bei Verunreinigungen mit Blut oder Eiter notwendig, also wenn z. B. blutige Tupfer auf den Fußboden gefallen sind. Empfindliche Geräte und Gegenstände, die bei einer Desinfektion mit Peressigsäure und anderen aggressiven Mitteln Schaden nehmen könnten, dürfen auch mit 10% Wasserstoffperoxidlösung desinfiziert und gereinigt werden. Benutzte Hand- und Winkelstücke sowie Fräser werden grundsätzlich sterilisiert.
Der geschilderte *Arbeitsablauf* wäre auch für die *einfache Zahnextraktion wünschenswert*, ist aber in dieser Form nicht durchführbar. Jedoch müssen wir für die einfache Extraktion die Erfüllung gewisser Minimalforderungen verlangen. Dabei unterscheiden wir zweckmäßig zwischen

- der ungestörten Zahnextraktion (Stufe I) und
- der ungeplanten operativen Zahn- oder Wurzelentfernung (»Aufklappung«, Stufe II).

Hygienische Forderungen für die Zahnextraktion Stufe I

- Einwandfreie Sterilität aller Instrumente und Lagerung auf steriler Unterlage
- Keimreduktion in der Mundhöhle vor dem Eingriff
- partielle Abdeckung des Oberkörpers des Patienten mit sterilem Tuch oder Zellstoff
- Zahnarzt, gegebenenfalls auch assistierende Schwester tragen sterile Operationshandschuhe nach hygienischer Händedesinfektion
- hygienisch einwandfreie Nachbereitung (Desinfektion von Speichel-, Blut- und Eiterresten an Instrumenten, Geräten, Fußboden; einwandfreie Entsorgung von blutigen Tupfern, Zellstoff, Kanülen usw.).

Demnach ergibt sich für die *einfache Zahnextraktion im Sprechzimmer* folgender *allgemeiner Ablauf*:

Der Patient hat die Oberbekleidung außerhalb des Behandlungsraumes abgelegt. Er wird von der Helferin auf dem Behandlungsstuhl plaziert und legt herausnehmbaren Zahnersatz in eine Prothesenschale. Auf dem Operationsstuhl *spült er die Mundhöhle* mit einem geeigneten *Antiseptikum* wie 0,2% Chlorhexidinlösung. Nachdem der Zahnarzt sich mit wenigen Worten über den aktuellen Gesundheitszustand des Patienten informiert bzw. eine ordnungsgemäße Anamnese erfragt hat, überprüft er nochmals die *Indikation* zur Zahnextraktion, inspiziert die Mundhöhle und prüft das *Röntgenbild*. Inzwischen hat die Helferin die *Lokalanästhesie vorbereitet* und die Spritze zur Injektion bereitgelegt. Diese liegt so auf dem Instrumententisch, daß die

Kanüle über dessen Rand hinausragt; sie wird durch die aufgesteckte leere Ampulle oder die Kunststoffkappe der Einmalkanüle vor Kontamination geschützt. Nach der *Schleimhautantiseptik* an der Einstichstelle, gegebenenfalls auch deren Anästhesie durch Spray wird die *Lokalanästhesie vorgenommen.* Zuvor hat der Zahnarzt die Spritze luftleer gemacht und mit den Fingern den festen Sitz der Kanüle am Konus überprüft, sofern nicht Zylinderampullensysteme Verwendung finden. Der Patient kann nach der Injektion ausspülen. Die Helferin legt ihm dann ein »Lätzchen« aus sterilem Zellstoff oder Tuch um und deckt die *Extraktionsinstrumente auf steriler Unterlage* mittels einer sterilen Kornzange oder Instrumentenzange. Es werden auch einige *sterile Tupfer* bereitgelegt; dazu gehört eine sterile anatomische College-Pinzette. Nach hygienischer Händedesinfektion hat der Zahnarzt sich *sterile Operationshandschuhe* angezogen, die Helferin hat das Licht eingestellt. Unter vollständiger Anästhesie wird nun der *Zahn entfernt*, die *Wunde* in geeigneter Weise *versorgt*. Der Patient, dem jeder Behandlungsschritt erläutert worden ist, erhält genaue Hinweise für sein weiteres Verhalten und wird auf seine eingeschränkte Straßenverkehrstauglichkeit hingewiesen. Der Zahnarzt diktiert der Helferin die notwendigen Eintragungen in die Krankenunterlagen. Sie enthalten Angaben zu Art und Menge des Lokalanästhetikums und zur Anästhesieform, zum extrahierten Zahn, zu Besonderheiten des Extraktionsverlaufs und zu den postoperativen Verordnungen.

Forderungen bei ungeplanter operativer Zahn- oder Wurzelentfernung (Stufe II)

Oftmals muß eine einfach begonnene Zahnextraktion mit der operativen Entfernung der Wurzel beendet werden (»Aufklappung«); aus einem kleinen wird fast unmerklich ein größerer Eingriff, der auch eine wesentlich größere Wundfläche an Weichteilen und Knochen hinterläßt. Deshalb sind die hygienischen Anforderungen an die Zahnentfernung Stufe II deutlich höher. Wo aber liegt die Grenze?

Sofern das Skalpell benutzt werden muß (größere Wundfläche), gelten strengere hygienische Maßstäbe.

Wünschenswert wäre dann die Fortsetzung der Zahnentfernung unter Operationssaalbedingungen. Das ist nur selten möglich. In der Praxis müssen aber wenigstens die folgenden Forderungen erfüllt werden:

- *Abwaschen* der Mundumgebung mit einer zur präoperativen *Hautdesinfektion* zugelassenen Lösung.
- *Abdecken* der Mundumgebung mit sterilem Tuch (Schlitztuch).
- Zahnarzt und assistierende Schwester tragen sterile *Operationshandschuhe*; die Unterarme sind gewaschen und frei. Besser ist eine *vollständige sterile Operationskleidung*, wenigstens aber werden Mundtuch und Haarschutz angelegt.
- Alle *Instrumente* werden auf *steriler Unterlage* deponiert. Seit Beginn der Extraktion benutzte und inzwischen kontaminierte Instrumente werden nicht weiter verwendet, sondern durch sterile ersetzt.

Wenn also der Zahnarzt nach erfolglosen Versuchen mit Hebel und Zange das Signal zur »Aufklappung« gibt, werden die bislang benutzten Instrument weggelegt, das sterile »Aufklappungsbesteck« wird aus dem Tray auf sterilem Tuch ausgebreitet, Patient und Operationsteam werden auf die nächste Stufe der Zahnentfernung gezielt vorbereitet (Abwaschen, Abdecken, Händedesinfektion, Operationskleidung). Wichtig ist hygienische Vorbereitung des Bohrgerätes: steriles Handstück mit Sortiment steriler Knochenfräser; sterile Umhüllung des Bohrschlauchs bis zum Handstück.

Schlußsätze

- Auch die einfache Zahnentfernung ist ein operativer Eingriff mit medizinischen und juristischen Konsequenzen.
- Die Sorgfaltspflicht gebietet die Einhaltung hygienischer Normen bei jedem operativen Eingriff.
- Hygienische Maßnahmen dienen dem Schutz des Patienten und des Behandlungsteams.
- Eine Kette von aufeinander abgestimmten Hygienemaßnahmen verhindert das Einbringen von Fremdkeimen in die Wunden und eine Übertragung von Mikroorganismen vom Patienten auf die Behandler und umgekehrt.
- Die antimikrobiellen Maßnahmen bestehen unter anderem in:
  - grundsätzlichem Tragen von Operationshandschuhen
  - präoperativer Keimreduktion in der Mundhöhle
  - Keimfreiheit aller zur Benutzung vorgesehenen Instrumente.
- Gute Vorbereitung und ausreichende Operationsbedingungen verringern das Risiko von Komplikationen.
- Geplante operative Zahnentfernungen werden möglichst unter Operationssaalbedingungen vorgenommen. Sie gewährleisten am ehesten einen störungsfreien Ablauf und die Beherrschung von Komplikationen.
- Gutes Licht, gute Assistenz und die Möglichkeit zum Absaugen sind die wichtigsten Voraussetzungen für erfolgreiches Operieren in der Mundhöhle.
- Das Operationsteam bereitet sich physisch und psychisch auf jeden Eingriff vor. So wird in Gedanken die Operation vorab vollzogen und »durchgespielt«. Assistenten sind »zweite Operateure« und müssen ihre Aufgaben genau kennen.
- Der Patient wird gezielt psychisch und physisch auf den Eingriff vorbereitet. Jeder Behandlungsschritt wird ihm erläutert; der Wortkontakt zum Patienten reißt während des Eingriffs unter Lokalanästhesie nicht ab.
- Sorgfältige Dokumentation ist eine selbstverständliche Pflicht.
- Der Patient erhält genaue Instruktionen für sein postoperatives Verhalten. Insbesondere wird er auf eine Beeinträchtigung der Straßenverkehrstauglichkeit und Möglichkeiten der ärztlichen Hilfe bei Störungen hingewiesen.

4.2 Schmerzausschaltung zur Zahnentfernung

4.2.1 Möglichkeiten der lokalen Schmerzausschaltung und deren Indikation

Der Berliner Professor der Zahnheilkunde F. Busch schrieb 1894 in seinem noch heute lesenswerten Buch über »Die Extraktion der Zähne«: »Die ganze conservierende und prothetische Zahnheilkunde basiert auf der Extraktion und da diese wieder zum großen Teil auf der Betäubung basiert, so bildet die Betäubung den Grundstein, auf welchem das ganze übrige Gebäude der Zahnheilkunde aufgebaut ist.« Wir sehen die Zusammenhänge heute etwas anders, jedoch gilt nach wie vor:

Die sichere Ausschaltung des Schmerzes bei der Zahnentfernung ist Voraussetzung für saubere und risikoarme Arbeit des Zahnarztes.

Schmerzen würden auch unerwünschte und gefährdende körperliche und seelische Reaktionen beim Patienten auslösen. Selbst geringfügige, kurzdauernde Schmerzen werden heute kaum noch toleriert.

Die Schmerzfreiheit während jeder operativen Maßnahme ist eine unabdingbare Forderung. Der Patient hat Anspruch darauf.

Die Ausschaltung des Operationsschmerzes kann bekanntlich auf verschiedene Weise erfolgen. Während Hypnose und Akupunktur besonderen Patienten und Behandlern vorbehalten bleiben, werden fast alle Zahnentfernungen bei uns in Lokalanästhesie, nur ein kleiner Teil unter Narkose vorgenommen. Die örtliche Betäubung besitzt gegenüber der Allgemeinanästhesie folgende Vorteile:

Die Lokalanästhesie ist risikoarm. Ernste Zwischenfälle sind, gemessen an der Vielzahl der täglich vorgenommen Anästhesien, extrem selten. Nach Angaben der pharmazeutischen Industrie wurden allein 1987 in der Bundesrepublik Deutschland 26 Millionen Injektionseinheiten Ultracain® D–S verkauft, wovon 15 Nebenwirkungen an den zahnärztlichen Arzneimittelausschuß gemeldet wurden und weitere 15 gemeldete Nebenwirkungen andere Präparate betrafen (Knolle 1990).
Die Analyse von mehr als 4000 Anästhesien zur Zahnentfernung unter Praxisbedingungen ergab die folgende Verteilung von allgemeinen und lokalen Komplikationen (Tab. 4.1). Auch in unserer Studie waren also Komplikationen sehr selten.

Die Lokalanästhesie ist zuverlässig. Bei 3/4 aller Patienten war in unserer Erhebung eine völlige Schmerzfreiheit zur Extraktion permanenter Zähne zu erreichen, bei einem Fünftel bestanden noch gewisse Schmerzreste, welche die Extraktion aber nicht in Frage stellten. Bei Verwendung von Lidocain ist unter Praxisbedingungen nur mit 2–3% echten Anästesieversagern zu rechnen (Abb. 4.1). Noch günstigere Ergebnisse werden nach Anwendung von Articain mitgeteilt (Schargus 1990), jedoch sind

Tabelle 4.1 Häufigkeit von Komplikationen der Lokalanästhesie zur Zahnextraktion unter Praxisbedingungen bei 4332 Fällen

Art	Anzahl	prozentuale Häufigkeit
Allgemeine Komplikationen		
Keine Kompl.	4253	98,2
Übelkeit	47	1,1
Kollaps	16	0,4
Parästhesie d. Hände	6	0,1
Hyperventilation	2	–
Hinterkopfschmerz	1	–
Sonstige Kompl.	7	0,2
Lokale Komplikationen		
Keine Kompl.	4242	97,9
Gefäßpunktion	85	2,0
Hämatom	1	–
Sonstige Kompl.	5	0,1

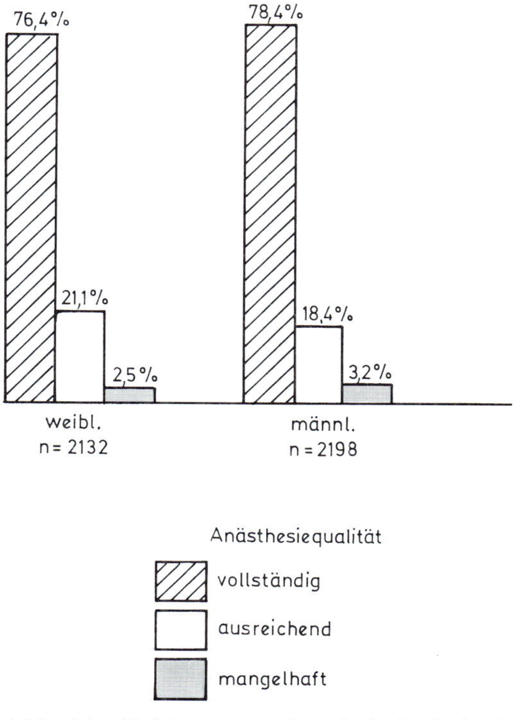

Abb. 4.1 Erfolgsquote der Lokalanästhesie zur Zahnextraktion mit Lidocain (2% mit Adrenalin 1 : 100000) bei Erwachsenen beiderlei Geschlechts unter Praxisbedingungen

die Untersuchungen nicht ohne weiteres vergleichbar.

Die Lokalanästhesie ist kostengünstig. Die Anwendung der Lokalanästhesie ist vergleichsweise billig und wenig aufwendig. Der Operateur ist meist zugleich für die Anästhesie verantwortlich. Außer diesem und der zahnärztlichen Helferin ist kein geschultes Personal erforderlich, von Ausnahmen abgesehen (s. Abschnitt 4.2.5.5). Nur wenige Instrumente, Geräte und Medikamente sind wirklich notwendig, um eine gute örtliche Betäubung zu erreichen.

Die Lokalanästhesie ist wenig belastend. Der Patient ist bereits kurze Zeit nach einem Eingriff unter lokaler Betäubung in der Lage, den Heimweg selbständig anzutreten und meist sogar seiner Berufsarbeit nachzugehen. Nach etwa 2 Stunden ist die Anästhesie abgeklungen. Die psychische Belastung durch die Lokalanästhesie kann durch geeignete Maßnahmen in Grenzen gehalten werden. Die Belastung für Stoffwechsel und Kreislauf ist sehr gering.

Die Lokalanästhesie ist gewebsschonend. Die modernen Lokalanästhetika verursachen keine nachweisbare Gewebsreizung und beeinflussen die Wundheilung wohl nicht negativ.

Gegenüber der Allgemeinanästhesie hat die örtliche Betäubung jedoch auch gewisse Nachteile. So setzt sie das grundsätzliche Einverständnis des Patienten mit dieser Anästhesieform und eine gewisse Bereitschaft zur Mitarbeit voraus. Beides ist nicht immer zu erreichen. Deshalb ist eine Lokalanästhesie bei kleinen Kindern, debilen oder erheblich verhaltensgestörten Personen oft nicht durchführbar. Es gilt aus medizinischen und forensischen Gründen ohne Einschränkung:

Keine Lokalanästhesie gegen den Wunsch des Patienten!

Die *Lokalanästhesie* ist für den Patienten ein *Streß*, der recht individuell beantwortet wird. Jeder Einstich in die Mundhöhle ist eine psychische Belastung. Er bedeutet ein Eindringen in einen »inneren Kreis« der Persönlichkeit vergleichbar der Intimsphäre und löst Abwehr aus (Klammt und Mitarb. 1986). Hierauf weisen viele Experimente und Untersuchungen hin. So ist die Ausschüttung von Streß-Hormonen aus der Nebennierenrinde gleichermaßen hoch, wenn ein Lokalanästhetikum injiziert wird oder der Einstich nur angekündigt wird (Shannon und Isbell 1963), Puls und Blutdruck sind vor einer Lokalanästhesie bereits gegenüber den Ausgangswerten erhöht als Ausdruck der Erwartungshaltung und Angst des Patienten. Diese immer vorhandene *Angst verstärkt das Schmerzerleben.* Ein schmerzhafter Eingriff vermehrt wiederum die Angst vor neuen Schmerzen. So ist bei stark erregten Patienten die Mißerfolgsquote der Lokalanästhesie höher als bei jenen, die ausgeglichen und ruhig zur Behandlung kommen (Abb. 4.2). Es gilt also:

Angst und Schmerz verstärken und bedingen sich gegenseitig. Zur sicheren Schmerzausschaltung gehört der gezielte Abbau der Angst.

Je nach der psychischen Ausgangslage und der seelischen Konstitution reagiert der Patient auf Lokalanästhesie und Eingriff. Dabei spielen aber auch situative Momente eine wesentliche Rolle wie Unsicherheit, fehlende Informationen über das, was ihn erwartet, Angst »vor der Spritze«, vor Schmerzen und Unannehmlichkeiten, vor Komplikationen, wie auch Ekel, Abneigung gegen den Zahnarzt. Die Reaktionen des Vegetativums sind ablesbar an einer Steigerung der Pulsfrequenz, einer Erhöhung des systolischen Blutdrucks bei Vergrößerung der Amplitude und Erhöhung der Atemfrequenz (Abb. 4.3). So sind

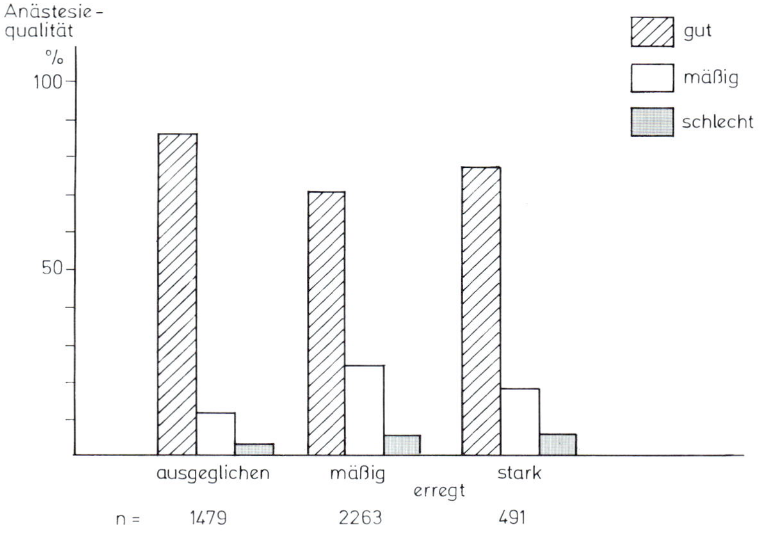

Abb. 4.2 Qualität der Lokalanästhesie in Abhängigkeit von der Stimmungslage des Patienten

Pulsfrequenz und systolischer Blutdruck bereits in Erwartung der Injektion angestiegen und nehmen bis zum Operationsbeginn weiter zu; die Blutdruckamplitude wird größer. Wenn der Patient aber merkt, daß der Eingriff schmerzlos und undramatisch verläuft, beruhigen sich die Kreislaufparameter. Die Werte vom Ende des Eingriffs liegen leicht unter jenen zu Behandlungsbeginn. Die durchschnittlichen Abweichungen von den Ruhewerten sind ohnehin nicht zu groß und bleiben im physiologischen Rahmen, können aber im Einzelfall erheblich sein. Biochemisch sind u. a. folgende Veränderungen unter der Lokalanästhesie meßbar: leichte Erhöhung des Blutzuckers, des Anteils der nicht veresterten Fettsäuren, der 11-Hydroxykortikoide und der Katecholamine im strömenden Blut (Tetsch und Brisse 1972).

Zu diesen überwiegend psychogen induzierten Reaktionen kommen die Wirkungen der zur Vasokonstriktion mit der Lokalanästhesie injizierten Katecholamine hinzu. Sie sind jedoch – richtige Injektionstechnik vorausgesetzt – von geringerer Bedeutung und wurden in der Vergangenheit häufig überschätzt.

Die komplexen Reaktionen des Organismus auf Lokalanästhesie und Eingriff sind meist begrenzt, aber in ihrem Ausmaß nicht sicher vorauszusagen und individuell recht unterschiedlich. Bekanntlich zeigen einige Patienten ihre Angst, andere nicht. Frauen reagieren stärker sichtbar. Der Arzt muß davon ausgehen, daß *Ängste immer vorhanden* sind und entsprechend abgebaut werden müssen. Die Schaffung und Erhaltung eines *ungestörten Vertrauensverhältnisses* zum Arzt ist dafür die wichtigste Voraussetzung.

Sichere Schmerzausschaltung und psychische Führung des Patienten beugen Komplikationen vor.

Die erwähnten Reaktionen des Organismus können zur unangenehmen Sensationen wie Übelkeit und Schweißausbruch oder zu ernsthaften Zwischenfällen führen (s. Abschnitt 4.2.7.2). Gefährlich werden stärkere Reaktionen des Kreislaufs und des Stoffwechsels bei vorgeschädigten Patienten. Hier gilt deshalb:

Vorgeschädigte Patienten bedürfen besonderer Sorgfalt. Sie werden gege-

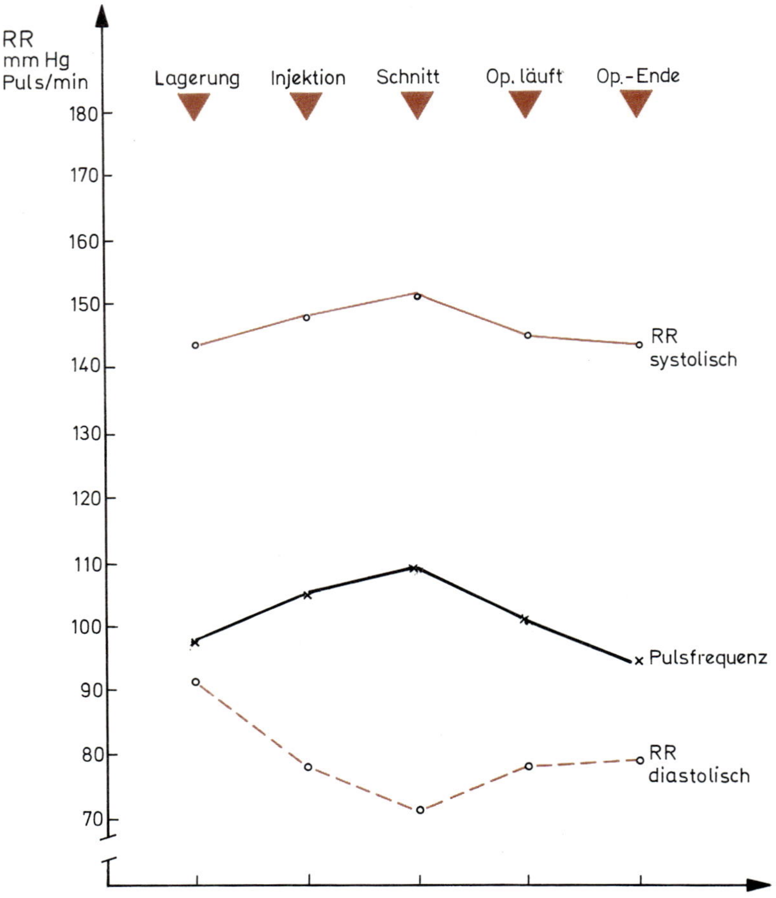

Abb. 4.3 Kreislaufparameter unter der zahnärztlichen Lokalanästhesie (mit 4 ml 2% Lidocain und Adrenalin 1 : 100000) und Operation: Durchschnittswerte bei automatischer Registrierung an 67 Patienten

benenfalls gezielt prämediziert und während des Eingriffs anästhesiologisch überwacht.

Als Faustregel kann gelten: Wenn ein Patient selbständig die Sprechstunde aufsucht, ist ihm auch eine Lokalanästhesie zur Zahnextraktion zumutbar. Bei schwerer Vorschädigung (dekompensierte Kreislauf-, Atmungs- oder Stoffwechselstörung) ist eine Abstimmung mit dem behandelnden Facharzt erforderlich. Die größte Sicherheit bietet die Zusammenarbeit mit einem Anästhesisten, der unter »Stand by«-Bedingungen die körperlichen Funktionen während der Lokalanästhesie überwacht und gegebenenfalls eingreift (Lipp und Dick 1987; s. Abschnitt 4.2.5.5). Schmerzen führen ähnlich wie die Angst zu erheblichen körperlichen Reaktionen. Auch diese können bei Risikopatienten gefährliche Folgen haben. Es gilt also hier besonders:

Gerade bei Risikopatienten ist die sichere Schmerzausschaltung oberstes Gebot.

Zum Zwecke der Zahnentfernung ist also die Lokalanästhesie auf Grund vieler Vorzüge besonders geeignet. Durch gezielte psychische, gegebenenfalls auch medikamentöse Beeinflussung lassen sich unerwünschte vegetative Reaktionen weitgehend ausschalten. Die einzige *absolute Kontraindikation gegen eine Lokalanästhesie* ist die *nachgewiesene Allergie* gegen das Anästhetikum bzw. gegen Zusätze. Bei den modernen Präparaten der Anilid- und Thiophenreihe sind allerdings allergische Reaktionen extrem selten. Dagegen traten im Rahmen der sogenannten Para-Gruppenallergie gelegentlich Reaktionen gegen den Zusatz des Konservierungsstoffes Paraben auf, der heute kaum noch verwendet wird. Ein Paraben-Zusatz ist deklarierungspflichtig. Eine Allergie gegen Natriumdisulfit wäre möglich, das zur Stabilisierung des Vasokonstriktors zugesetzt wird (KNOLLE 1990).

Wenn ein Patient einen Allergie-Ausweis mit der Eintragung einer Überempfindlichkeit gegen ein Lokalanästhetikum vorlegt, sollte eine Überweisung an die Fachklinik erfolgen. Hier wird man gegebenenfalls die Frage der Allergie durch Konjunktival- oder Intrakutantest nochmals prüfen und die Lokalanästhesie selbst bei negativem Testergebnis unter entsprechenden Vorsichtsmaßnahmen durchführen (Schaffung eines venösen Zugangs, Bereitstellung von Notfallmedikamenten sowie von Instrumenten zur Intubation und Überwachung). Bestätigt sich die Allergie, kommt ein Lokalanästhetikum anderer chemischer Beschaffenheit in Frage, nicht jedoch Procain, gegen das allergische Reaktionen besonders häufig sind. Bei Allergie gegen Lidocain wird man auf Articain ausweichen und umgekehrt, jedoch nicht ohne vorherige Testung. Eventuell muß der Eingriff in Allgemeinanästhesie unter Verwendung eines Inhalationsnarkotikums durchgeführt werden.

Relative Kontraindikationen ergeben sich bei kleinen Kindern und erheblich verhaltensgestörten oder debilen Patienten. Hier ist eine Allgemeinanästhesie auch für die Zahnextraktion oft nicht zu umgehen. Dagegen ist der öfter geäußerte Wunsch des Patienten nach »einer Narkose« Ausdruck der Angst und mangelnder Bereitschaft zur Konfliktbewältigung. Es wäre besser, diese Ängste abzubauen, als dem Wunsch nachzugeben. Gegebenenfalls wäre dann eine *Kombinationsanalgesie* anzuraten. Dabei kann der Anästhesist zentral dämpfende und analgetische Medikamente zusätzlich zur Lokalanästhesie verabreichen. Der Patient kommt dabei an die Einschlafgrenze, seine Schutzreflexe bleiben aber erhalten. Auch reagiert er auf Zuruf und kann z. B. aktiv den Mund öffnen. Er hat aber später keine Erinnerung an den Eingriff. Bewährt haben sich zu dieser Dämpfung im Sinne der Analgosedierung kurzwirkende Benzodiazepine wie Midazolam in Verbindung mit Pentazocin, die kombinierte Anwendung von Diazepam und Ketamin sowie die Lachgas-Analgesie bei gleichzeitiger Lokalanästhesie (HAUSMANN und Mitarb. 1989, JAKOBS und Mitarb. 1986, LIEBAND 1987, PODLESCH und Mitarb. 1983, WAHLMANN und KLEEMANN 1990).

Schlußsätze

- Jeder Patient hat Anspruch auf eine schmerzfreie oder wenigstens schmerzarme Behandlung.
- Die Lokalanästhesie ermöglicht eine sichere und risikoarme Schmerzausschaltung zur Zahnentfernung bei fast allen Patienten.
- Voraussetzung sind die Bereitschaft zur Mitarbeit und die Zustimmung des Patienten. Bei kleinen Kindern, erheblicher Verhaltensstörung oder eingeschränkter Intelligenz ist sie oftmals nicht durchführbar.
- Allergie gegen das Lokalanästhetikum (einschließlich dessen Zusätzen) verbietet seine Anwendung.
- Auch Risikopatienten können im allgemeinen in Lokalanästhesie gefahrlos behandelt werden. Es sind immer be-

tonte Sorgfalt, manchmal besondere Vorbereitungen und Vorsichtsmaßnahmen, gegebenenfalls die Hinzuziehung von Ärzten anderer Fachrichtungen notwendig.

- Die Lokalanästhesie löst komplexe psychische und physische Reaktionen im Organismus aus. Diese sind von der psychischen Ausgangssituation abhängig.
- Angst und Schmerzen bedingen einander. Der gezielte Abbau der Angst beugt unerwünschten und gefährlichen vegetativen Reaktionen vor und verbessert die Anästhesiequalität.
- Vertrauen zum Arzt ist die wichtigste Voraussetzung zur Vermeidung psychogener Reaktionen. Es muß gezielt aufgebaut und erhalten werden.
- Der Patient wird über jeden Behandlungsschritt aufgeklärt.
- Sachgerechte Technik, gutes Anästhetikum und psychische Führung des Patienten garantieren Erfolg und Sicherheit der Lokalanästhesie.

4.2.2 Lokalanästhesie und Formen ihrer Anwendung zur Zahnentfernung

Lokalanästhetika bewirken eine Blockierung der Schmerzperzeption oder der Schmerzleitung Sie stabilisieren das Grenzflächenpotential durch Blockierung der Natriumkanäle am Rezeptor oder Nervenstrang und verhindern so, daß eine Erregung entsteht oder fortgeleitet wird. Sie können am Ort der Entstehung von Schmerzen in Form der Oberflächen- oder Infiltrationsanästhesie *(terminale Anästhesie)*, am Nervenstrang als *Leitungs- oder Stammbetäubung* zur Anwendung kommen.

Für eine schmerzlose Zahnentfernung ist die Anästhesie der vestibulären und oralen Gingiva, des Periosts und Knochens des Alveolarfortsatzes, des Zahnhalteapparates und gegebenenfalls auch der Pulpa erforderlich. Diese Strukturen können durch *Leitungsbetäubung* in gewisser Entfernung vom Operationsfeld anästhesiert werden. Da eine intraneurale Injektion nicht wünschenswert ist, wird das Anästhetikum in der unmittelbaren Nähe der Nerven deponiert. Das Mittel muß bis zum Zentrum des Nervenkabels diffundieren. Somit ist für die Leitungsanästhesie ein *hochwirksames Lokalanästhetikum mit gutem Diffusionsvermögen* erforderlich.

Bei der herkömmlichen *terminalen Anästhesie* wird ein submuköses Anästhesiedepot vestibulär in der Umschlagfalte und oral des zu entfernenden Zahnes gesetzt. Das Anästhetikum muß also durch Periost, Alveolarkompakta und -spongiosa bis zum Zahnhalteapparat diffundieren und verdünnt sich dabei. Die terminale Anästhesie verlangt deshalb ein effizientes Anästhetikum guter Diffusionsfähigkeit. Es muß *ausreichend hoch konzentriert* angewandt und möglichst nahe an den Wirkungsort herangebracht werden. Stärkere kompakte Knochenschichten wie im seitlichen Unterkiefer des Erwachsenen können leider von den meisten Lokalanästhetika nicht in ausreichender Konzentration durchdrungen werden. Eine moderne Form der terminalen Lokalanästhesie ist die *intraligamentäre Anästhesie*. Dabei wird das Anästhetikum über eine dünne Kanüle und unter Druck in den Desmondontalspalt injiziert, umspült den Zahn und dringt in die benachbarten Anteile des Alveolarknochens ein. Kurze Zeit später ist das Anästhetikum auch in den arteriellen Gefäßen der Umgebung nachweisbar (Müller und Henne 1990). Es handelt sich also eigentlich um eine *intraossäre Anästhesie* mit allen Nachteilen und Risiken. Allerdings kommt die intraligamentäre Anästhesie mit minimalen Mengen an Anästhetikum aus, das aber ausreichend hoch konzentriert sein muß, um wirksam zu sein. Inzwischen hat sich die intraligamentäre Anästhesie als Alternative zu den herkömmlichen Verfahren der örtlichen Schmerzausschaltung einen festen Platz auch vor der Zahnextraktion gesichert (Erlemeier 1991, Frenkel 1990, Mayer 1989).

Die *Wirkungsdauer der Anästhesie* sollte nicht wesentlich über die Zeit der Zahnentfernung hinausreichen. Da aber Komplikationen oft nicht sicher vorauszusagen sind und der Eingriff sich dadurch erheblich verlängern kann, ist eine Wirkung des Lokalanästhetikums von 1–2 Stunden wünschenswert. Eine längere Anästhesie wäre nur bei Eingriffen mit erheblichen postoperativen Schmerzen wie nach schwieriger operativer Weisheitszahnentfernung angebracht (s. Abschnitt 8.3).

Die *Resorption* eines Lokalanästhetikums aus der *gut durchbluteten Mundschleimhaut* geschieht rasch. So führt die Resorption aus der Schleimhaut der Umschlagfalte oder der Zunge zu vergleichsweise steilen Konzentrationsanstiegen im strömenden Blut, die unter Umständen an die toxischen Konzentrationen heranreichen können, aber auch rasch wieder abklingen. (Die gute Resorption von Pharmaka aus der Mundschleimhaut macht man sich bei Glyceroltrinitrat oder Nifedipin zunutze, das beim pektanginösen Anfall aufgesprüht bzw. gelutscht wird.)

Die Gefahren rascher Resorption sind besonders groß bei entzündlich veränderter und hyperämischer Schleimhaut. Der Zusatz des Vasokonstriktors bremst diesen Konzentrationsanstieg im Blut nach submuköser Injektion. Eine versehentliche intravasale Injektion führt dagegen zu raschem, wenn auch kurzzeitigem Anstieg der Konzentration des Lokalanästhetikums an lebenswichtigen Zentren des Gehirns und kann deletäre Folgen haben.

Die toxischen Wirkungen des Anästhetikums und des vasokonstringierenden Zusatzes ergänzen sich bei intravasaler Injektion ungünstig.

Ein Anästhesiedepot im Weichgewebe breitet sich nach allen Seiten aus und verdünnt sich dabei. Die Ausbreitung erfolgt jedoch nicht in idealen Kugelschalen, sondern recht unterschiedlich entsprechend den anatomischen Strukturen. Ein *Anästhesiedepot sinkt der Schwere nach* ab und gleitet dabei etwa an Faszien oder Muskeloberflächen vorbei. Auch führt die Muskeltätigkeit selbst zu einer Pumpwirkung, die Anteile des Anästhetikums vom Injektionsort wegtransportieren kann. Grundsätzlich ist daher das Anästhetikum immer etwas oberhalb des Bereichs zu applizieren, wo die Hauptwirkung sein soll.

4.2.2.1 Oberflächenanästhetika

Durch Besprühen oder Bestreichen der Schleimhautoberfläche mit einem geeigneten Anästetikum kann diese betäubt werden, während eine Tiefenwirkung weitgehend fehlt. Bewährt haben sich dafür u. a. Lidocain, Mepivacain, Tetracain und Piperocain. Die Anwendung in Sprayflaschen hat sich durchgesetzt. Je Sprühstoß wird nur eine begrenzte Menge des Anästhetikums freigesetzt; 2–3 Sprühstöße gelten als unbedenklich. Während des Sprühens soll der Patient nicht einatmen wegen der Gefahr rascher und unkontrollierter Resorption über das Bronchialsystem. Ein langer Sprayansatz gestattet die gezielte Applikation in allen Teilen der Mundhöhle.

Ein diffuses Aussprayen oder Auspinseln großer Teile der Mundhöhle ist unsinnig und gefährlich; die Resorption erfolgt unkontrolliert.

Die Oberflächenanästhesie ist nur geeignet zur Anästhesierung (und Keimreduktion) der Einstichstelle vor der Injektion eines Anästhetikums. Sie schafft allenfalls

Schmerzfreiheit zur Extraktion lockerer Milchzahnscherben. Die Dosis des applizierten Oberflächenanästhetikums muß bei der nachfolgenden Injektionsanästhesie berücksichtigt werden.

4.2.2.2 Lokalanästhetika zur Injektion

Grundsätzlich verwenden wir gebrauchsfertige Ampullenlösungen. Sie enthalten neben dem eigentlichen Anästhetikum den vasokonstringierenden Zusatz, Stabilisatoren und teilweise auch Konservierungsmittel. Nachdem in der ersten Hälfte des Jahrhunderts Procain und seine Derivate nahezu ausschließlich Verwendung fanden, haben sich in den letzten Jahrzehnten weiterentwickelte und bessere Lokalanästhetika zur Injektion durchgesetzt. Hiervon seien erwähnt:

Lidocain (Xylocain®, Xylestesin®). Lidocain ist ein zuverlässiges und bewährtes Lokalanästhetikum. Im Millionenexperiment der täglichen Praxis haben sich seine guten Eigenschaften bestätigt. Es ruft kaum lokale Gewebsreizungen hervor und wird überwiegend in der Leber abgebaut. Bei schwerer Leberschädigung ist dieser Abbau verzögert. Die üblicherweise zur Zahnextraktion gebräuchlichen Mengen dürften aber auch hier unbedenklich sein. Auch die allgemeine Verträglichkeit ist gut, wobei die toxische Dosis weit über der für zahnärztliche Zwecke notwendigen liegt. Allerdings kann ein rascher Anstieg der Serumkonzentration bei versehentlicher intravasaler Injektion zu bedrohlicher, wenn auch rasch abklingender Anreicherung an lebenswichtigen Zentren des Gehirns führen. Die anästhetische Wirkung sowohl bei Oberflächenanästhesie als auch nach Injektion ist zuverlässig und tritt rasch ein. Zum Zwecke der Zahnextraktion ist eine zweiprozentige Lösung mit Vasokonstriktor angebracht. Zur Leitungsbetäubung und zur Extraktion eines einzelnen Zahnes sind selten mehr als 2 ml dieser Lösung erforderlich. *Lidocain mit Vasokonstriktor* ist also ein *empfehlenswertes, zuverlässig wirkendes und gut verträgliches Anästhetikum*, das kaum Wünsche offen läßt. Die chemisch ähnlichen Präparate Bupivacain (z. B. Carbostesin®), Mepivacain (z. B. Meaverin®, Scandicain®) und Prilocain (z. B. Xylonest®) besitzen gegenüber Lidocain kaum echte Vorteile, haben jedoch auch ihre Freunde. Die Wirkung von Bupivacain ist deutlich länger, was zum Zwecke der Zahnextraktion nicht notwendig, in besonderen Situationen aber erwünscht ist (s. Abschnitt 8.3).

Articain (Ultracain®, Ubistesin®). Das Thiophenderivat Articain scheint in mancher Hinsicht noch besser als Lidocain und die anderen Präparate der Anilidreihe zu sein. Sein Diffusionsvermögen ist hoch, der Wirkungseintritt rasch und zuverlässig, die lokale und allgemeine Verträglichkeit sind gut, kardiodepressive Wirkungen gering. Es wird nach der Resorption zu 95% an Plasmaproteine gebunden. Die Eigenschaft starker Proteinbindung an Nervenmembranen ist auch ein Grund für die hohe Effektivität der Lokalanästhesie mit Articain. Der Abbau erfolgt im Gegensatz zu den Anilidpräparaten bereits durch unspezifische Esterasen des Gewebes oder Blutes. Die dabei entstehenden Spaltprodukte sind nicht mehr toxisch oder lokalanästhetisch wirksam. Die Halbwertzeit von Articain ist daher wesentlich geringer als die von Lidocain. So sind auch höhere Konzentrationen biologisch unbedenklich und ein Grund für die hervorragende Anästhesiequalität. Wir wenden Articain für zahnärztliche Zwecke in 2%iger und 4%iger Lösung an, wobei die überwiegend verwendete 4%ige Lösung auch mit einem sehr geringen Vasokonstriktorzusatz noch ausreichend wirksam ist (BORCHARD 1990).

4.2.2.3 Vasokonstringentien

Da die modernen Lokalanästhetika selbst keine gefäßverengernde Wirkung haben, verbessert der Zusatz eines Vasokonstriktors Wirkung und Verträglichkeit. Auch in unserer Untersuchungsreihe war eine deutlich bessere Anästhesiequalität bei Verwendung von Vasokonstriktoren nachweisbar (Abb. 4.4). Eine vasokonstriktorfreie Lokalanästhesie mit Lidocain können wir demnach keinem Patienten zumuten und verwenden grundsätzlich den gefäßverengenden Zusatz. Wir bezwecken mit der Minderdurchblutung einen langsameren Abstrom des Anästhetikums und halten damit eine höhere lokale Konzentration länger am Wirkungsort aufrecht. Zugleich wird die Anflutung des Lokalanästhetikums im übrigen Organismus verzögert. Damit wird toxischen Reaktionen vorgebeugt, Entgiftung und Ausscheidung können über längere Zeit bei vergleichsweise geringer Belastung des Körpers erfolgen. Bekanntlich haben die Vasokonstriktoren aber auch Allgemeinwirkungen auf vegetative Funktionen. Diese und deren Gefahren sind aus der Pharmakologie bekannt. In der Vergangenheit wurden daher oftmals die Vasokonstriktoren allein für Zwischenfälle verantwortlich gemacht. Das mit dem Lokalanästhetikum zugeführte Vasokonstringens verhindert aber auch seine eigene Resorption und wird nur sehr langsam in die Blutbahn abgegeben. Im strömenden Blut werden diese mit der Lokalanästhesie zugeführten Katecholamine mit subtilen Methoden nachweisbar (Salonen und Mitarb. 1988), deutlicher sind aber ihre biologischen Wirkungen (Meyer 1983). Sie überschreiten jedoch meist nicht den physiologischen Rahmen. Die bei *Angst und Schmerz* aus dem Nebennierenmark in die Blutbahn abgegebenen *endogenen Katecholamine* haben demgegenüber eine *größere biologische Bedeutung und gefährden den Patienten* mehr.

Dagegen kommen die unerwünschten allgemeinen Wirkungen des vasokonstringierenden Zusatzes voll bei *versehentlicher intravasaler Injektion* zur Geltung. Es ist dann mit raschem Puls- und Blutdruckanstieg und eventueller überschießender Gegenregulation (»Adrenalinkollaps«) zu rechnen. Ähnlich wirkt eine intraossäre Injektion (Lilienthal 1976), die übrigens völlig entbehrlich ist. Auch bei der intraligamentären Anästhesie gelangt das Anästhetikum rasch in die Blutbahn (Müller und Henne 1990), was zu gewisser Vorsicht raten läßt. Während die Frage nach Art und Konzentration des Vasokonstriktors bei Gesunden in den üblichen Mengen unerheblich ist, sind bei Risikopatienten besondere Überlegungen angebracht (s. Abschnitt 4.2.5.5).
Infolge der Vasokonstriktion im Operationsgebiet werden alle Eingriffe übersicht-

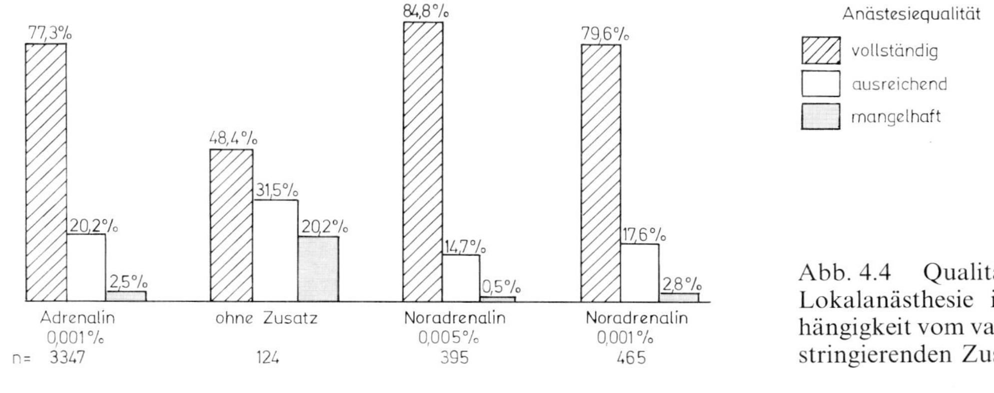

Abb. 4.4 Qualität der Lokalanästhesie in Abhängigkeit vom vasokonstringierenden Zusatz

licher und kürzer. So ist der Blutverlust bei Kieferoperationen ohne Vasokonstriktor etwa doppelt so hoch wie ohne (SVEEN 1979). Die Gefahr postoperativer Blutungen infolge reaktiver Hyperämie nach Abklingen der Vasokonstriktorwirkung ist bei den heute verwendeten geringen Mengen zu vernachlässigen.

Als *Vasokonstriktor* verwenden wir heute *nur noch Adrenalin*. Längere Zeit wurde kontrovers diskutiert, ob nicht Noradrenalin gerade bei Risikopatienten – weshalb dann auch nicht bei Gesunden – der Vorzug zu geben sei. Wir wissen heute, daß auch Noradrenalin eine Reihe unerwünschter Wirkungen hat und in den gebotenen geringen Konzentrationen nur eine unbefriedigende lokale Vasokonstriktion herbeiführt. Die Verwendung von Noradrenalin als Vasokonstriktor ist kein Fehler, bietet aber mehr Nachteile als Vorteile gegenüber dem Adrenalin. Beide Vasokonstriktoren können schaden, wenn sie unrichtig angewendet werden.

Adrenalin verwenden wir als Vasokonstriktor heute nicht höher konzentriert als 1 : 100000. Aus anästhesiologischer Sicht sollte eine Gesamtmenge von 0,25 mg beim Gesunden nicht überschritten werden, die dann in 25 ml der Lösung enthalten wäre (BENAD 1979). Zum Zwecke der Zahnextraktion wird also ein kritischer Wert nicht erreicht.

Bei Lidocain ist ein geringerer Adrenalinzusatz als 1 : 100000 für zahnärztliche Zwecke nicht zu empfehlen, bei Articain aber gut möglich.

Ein Noradrenalinzusatz 1 : 100000 ist zum Zwecke der Zahnextraktion eben ausreichend, nicht aber für operative Eingriffe geeignet. Hier stört die stärkere Blutung, Anästhesiedauer und -tiefe sind unbefriedigend. Wird Noradrenalin in stärkerer Konzentration angewandt, sind auch die Nebenwirkungen wie Blutdruckanstieg oder Hinterkopfschmerzen stärker. Wir empfehlen als Standard-Anästhetika Lidocain 2% mit Adrenalin 1 : 100000 oder Articain 4% mit Adrenalin 1 : 200000. Die Auswirkungen der Unterschiede in der Adrenalinkonzentration dürften zumindestens beim Gesunden unerheblich sein.

Da Adrenalin und Noradrenalin nur in saurem Milieu beständig sind, wird das pH der Anästhetika-Lösungen vom Hersteller auf leicht saure Werte eingestellt und ein Stabilisator (Natriumdisulfit) gegen Oxidation zugesetzt. Dennoch zersetzen sich die beigefügten Katecholamine unter dem Einfluß von Licht und Wärme, so daß die Lösungen mitunter nicht mehr die deklarierten, sondern geringere Konzentrationen enthalten (GERKE und Mitarb. 1978, STUMPF und STUMPF 1988). Eine Aufbewahrung der Anästhesielösungen unter Schutz vor Licht und Hitze ist deshalb grundsätzlich zu empfehlen. Vor der Anwendung sollten die Anästhesielösungen jedoch auf Zimmertemperatur gebracht werden. Der Zusatz von antibakteriell wirksamen Parahydroxybenzoesäure-Ester ist heute nur noch in Durchstichflaschen üblich, die in der zahnärztlichen Praxis nicht verwendet werden. Disulfit und Paraben haben Bedeutung als mögliche Allergene.

Gegenüber den Katecholaminen Adrenalin und Noradrenalin haben sich andere Vasokonstriktoren nicht durchsetzen können. Halbsynthetische Derivate von Hypophysenhinterlappenhormonen (Ornipressin, POR 8®) haben eine lokal ausreichende Vasokonstriktorwirkung und rufen geringere vegetative Allgemeinreaktionen hervor als die Katecholamine. Anfangs wurden sie deshalb gerade bei Risikopatienten angeraten. Auch sollte ihre Anwendung bei gleichzeitiger Halothane-Narkose unbedenklich sein. Leider sind auch diese Präparate nicht völlig harmlos und frei von unerwünschten vegetativen Allgemeinwirkungen. Ihre Verwendung während der Halothan-Narkose kann, ebenso wie die von Katecholaminen, heute nicht mehr empfohlen werden (Kleemann und Mitarb. 1986).

Schlußsätze

- Oberflächenanästhetika sind in ihrer Wirkung auf die Schleimhaut begrenzt. Sie dürfen nur gezielt auf kleine Schleimhautpartien und in definierter Menge aufgebracht werden. Eine diffuse großflächige Anwendung ist gefährlich.
- Als Anästhetika zur Injektion haben sich Lidocain und Articain bestens bewährt. Sie sind zuverlässig in der Wirkung und wenig toxisch.
- Die Resorption aus der gut durchbluteten Mundschleimhaut kann zu raschen, unter Umständen gefährlichen Anstiegen der Blutspiegel führen. Diese Gefahr besteht vor allem bei Oberflächenanästhetika und vasokonstriktorfreien Lösungen.
- Die Verwendung eines vasokonstringierenden Zusatzes ist immer vorteilhaft. Er verbessert Wirkung und Verträglichkeit, sofern nicht eine versehentliche intravasale Injektion erfolgt. In diesem Falle können trotz geringer Gesamtmengen toxische Reaktionen eintreten. Die Toxizität des Anästhetikums wird dann durch den Vasokonstriktor verstärkt.
- Die heute gebräuchlichen Lokalanästhetika erfordern nur noch geringe vasokonstringierende Zusätze, von denen kaum unerwünschte Allgemeinwirkungen ausgehen. Dafür sind eher die bei Angst und Schmerz aus den Nebennieren ausgeschütteten endogenen Katecholamine verantwortlich.
- Bei schonender Anästhesie ist die Frage nach der Art des Vasokonstriktors, wenigstens beim Gesunden, von untergeordneter Bedeutung. Wir verwenden routinemäßig Adrenalinzusätze in einer Konzentration von 1 : 100000 bei Lidocain, auch 1 : 200000 bei Articain. Noradrenalin hat gegenüber Adrenalin gewisse Vorteile und auch erhebliche Nachteile. Wir empfehlen es nicht.
- Vasokonstriktoren sollten auch bei Risikopatienten Verwendung finden, jedoch sind hier gezielte Überlegungen und Vorsichtsmaßnahmen angebracht.

4.2.3 Instrumentarium zur zahnärztlichen Lokalanästhesie

Für die Injektion eines Lokalanästhetikums in die Mundhöhle zum Zwecke der Zahnentfernung benötigen wir eine Spritze von 2–5 ml Fassungsvermögen, welche eine Aspiration gestattet und scharfe, flexible, verhältnismäßig dünne und nicht zu kurze Kanülen besitzt. Wir benutzen für die Leitungsbetäubung und terminale Anästhesie eine einheitliche Kanülenlänge und -stärke von 0,50/40 oder 0,50/42 mm, auch die geringere Stärke 0,40/40 oder 0,40/42 mm ist durchaus geeignet. Die intraligamentäre Anästhesie erfordert die noch dünnere und kurze Kanüle von 0,3/12 mm. Die Spritze muß dicht sein, da gerade am Gaumen die Injektion unter gewissem Druck erfolgt. Die Injektionslösung und das gesamte Spritzensystem sind selbstverständlich sterilisiert. Eine Keimfreiheit ist am leichtesten bei *Einmalgebrauchsspritzen* aus Kunststoff und *Einmalkanülen* zu gewährleisten. Aber auch mit der herkömmlichen Aufbereitung und mehrfachen Verwendung der Instrumente ist eine einwandfreie Asepsis möglich. Besonderer Wert ist dann auf die Schärfe der Kanülen zu legen, denn durch das unvermeidliche Aufstoßen auf Knochen verbiegen sich die Kanülenspitzen und bekommen Widerhaken. Diese verursachen vermehrten Einstichschmerz und ein größeres Gewebstrauma (Muskelverletzung, Hämatome). Wenn Kanülen noch mehrfach verwendet werden müssen, sollte daher die Helferin systematisch die Kanülenspitzen vor der Sterilisation mit der Lupe prüfen. Überhaupt ist die korrekte Aufbereitung benutzter Kanülen ziemlich aufwendig; *Einmalkanülen sind ökonomischer und in jeder Hinsicht besser*. Auf die einwandfreie Entsorgung benutzter Kanülen ist besonders zu achten; Abwerfbehälter sind vorgeschrieben. Achtung: Wegen der Verletzungs- und Infektionsgefahr besonders mit HIV dürfen die Kunststoffkappen nach der Benutzung der Einmalkanülen nicht mehr aufgesteckt werden!

In der Praxis haben sich folgende Spritzensysteme bewährt:

Spritze mit Konus zum Aufstecken der Kanüle (LUER-Ansatz). Der Spritzenkörper besteht bei den herkömmlichen Systemen aus Glas mit Metallkonus, der Spritzenstempel aus Glas. Spritzen aus Metallrahmen und Glaseinsatz sowie Metallstempel (Rekordspritzen) werden wohl nicht mehr verwendet. Inzwischen haben sich Einmalspritzen aus Kunststoff weitgehend durchgesetzt. Die Kanüle wird aufgesteckt und haftet durch Friktion auf dem Konus des Spritzenkörpers. Kunststoffspritzen sind nur zum einmaligen Gebrauch geeignet, Glas- und Glas-Metall-Spritzen wiederverwendbar. Bei guten wiederverwendbaren Systemen sind die Stempel austauschbar. Sterilisierte Spritzen werden entweder nach steriler Einzelverpackung (eingeschweißt) gelagert oder in einem ebenfalls sterilisierten Spritzenkasten. Sterile wiederverwendbare Kanülen werden in einer Petrischale mit Deckel aufbewahrt. Wenn der Spritzen- oder Kanülenbehälter einmal geöffnet ist, gilt er als kontaminiert; er darf nur noch am gleichen Tage ohne erneute Sterilisation benutzt werden. Die Entnahme von Spritzen und Kanülen geschieht mittels steriler Kornzange oder Pinzette, die zusammen mit dem Standgefäß ebenfalls täglich sterilisert werden müssen. Insgesamt ist dieses Spritzensystem unkompliziert und zuverlässig. Seine Schwäche liegt in der häufigen Undichtigkeit zwischen Stempel und Spritzenkörper bei Glasspritzen sowie in der lockeren Verbindung von Spritze und Kanüle; gelegentlich löst sich die Kanüle während der Injektion. Umständlich und vergleichsweise aufwendig sind Aufbereitung und Sterilhaltung der wiederverwendbaren Systeme.

Das Aufziehen der Lösung erfolgt aus Ampullen und am besten mit einer dicken »Aufziehkanüle«, mit der nicht injiziert wird. Man kann auch den Spritzenkonus in die umgekehrt gehaltene geöffnete Ampulle einführen und dann das Anästhetikum ansaugen. Hierbei können unter Umständen Glassplitter in die Spritze gelangen. Später wird mit einer Pinzette oder Kornzange die Injektionskanüle aufgesteckt und mit dem Instrument oder den Fingern leicht aufgedreht. Dieses Spritzensystem ist vorteilhaft für den Operationssaal, wo größere Mengen des Lokalanästhetikums unterschiedlicher Konzentration benötigt werden. Nur dann kommen auch Durchstichflaschen zur Anwendung, die für die zahnärztliche Praxis nicht geeignet sind. Wenn sie Verwendung finden, muß die Oberfläche des Gummistopfens vor dem Durchstoßen desinfiziert werden. Die »Aufziehkanüle« sollte nicht im Stopfen stecken bleiben, da sich der Vasokonstriktor unter der Einwirkung von Luft (und Licht) zersetzt. Angebrochene Durchstichflaschen dürfen nur unter bestimmten Bedingungen und am gleichen Tag weiterverwendet werden und sind dann zu verwerfen.

Zylinderampullensysteme (Carpule®, Aspira plus®, Uniject®, Applimatic®). Diese Spritzensysteme bestehen aus einem Rahmen aus Metall oder Kunststoff, in den eine zylinderförmige, an beiden Seiten durch Gummistopfen verschlossene Ampulle mit dem Anästhetikum eingelegt wird. Sie enthält 1,7 oder 1,8 ml Anästhesielösung. Eine doppelendige Einmalkanüle wird aufgeschraubt, wobei deren kürzeres Ende den vorderen Gummistopfen der Zylinderampulle durchbohrt. Bei der Injektion drückt der Spritzenstempel den hinteren Gummistopfen in die Ampulle und entleert sie dadurch. Moderne Zylinderampullenspritzen gestatten die Aspiration, die ja unerläßlich ist. Es sind dafür verschiedene technische Lösungen im Gebrauch bis hin zu selbstaspirierenden Systemen. Diese bieten zwar noch Probleme und sind mit Vorbehalten zu empfehlen (MEECHAN und BLAIR 1989), jedoch bahnen sich zuverlässige und praktikable Lösungen an (Abb. 4.5). Zylinderampullensysteme haben sich in der Praxis des Zahnarztes wegen ihrer leichten Handhabung durchgesetzt. Ihr Schwachpunkt liegt in gewissen Unsicherheiten bei der Aspirationsprobe. Auch sind hygienische Probleme nicht völlig beseitigt (LILLEY und RUSSEL 1975). Selbstverständlich wird jede Zylinderampulle nur einmal benutzt und dann verworfen. Wir empfehlen die Zylinderampullensysteme für die Praxis, halten aber, wie erwähnt, im Operationsbetrieb die Kunststoffspritzen für geeigneter.

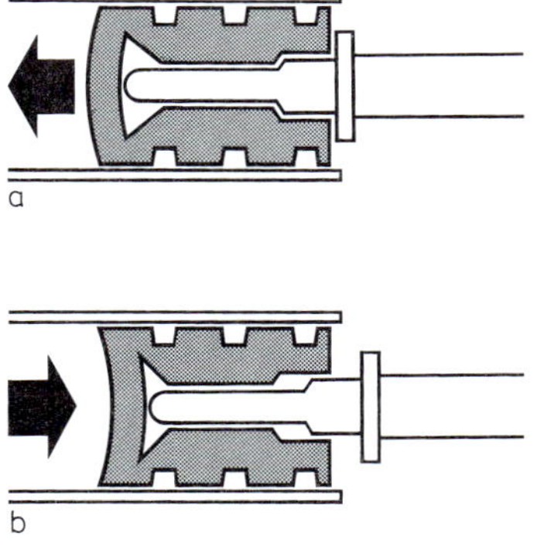

Abb. 4.5 *a* Beim »selbstaspirierenden Lochstopfen« drückt die Kolbenstange während der Injektion eine dünne Gummimembran vor. *b* Beim Nachlassen des Drucks auf den Spritzenstempel schnellt die Membran zurück und erzeugt einen geringen Unterdruck. Bei intravasaler Kanülenlage wird dann Blut in die Ampulle gesaugt (ASTRA Applimatic®-System)

Spritzensysteme für die intraligamentäre Anästhesie (Peri-Press®, Ligmaject®, Citoject®, Ultraject®). Die intraligamentäre Anästhesie erfordert kurze und sehr dünne Kanülen und die Möglichkeit der Injektion unter erheblichem Druck. Deshalb sind pistolenähnliche Formen in Gebrauch. Um durch unkontrollierte Drücke nicht Schäden im Gewebe zu setzen, wurden Druckkraftbegrenzungen entwickelt. Die Spritzen für die intraligamentäre Anästhesie werden mit Zylinderampullen geladen.

4.2.4 Vorbereitung des Patienten auf Lokalanästhesie und Eingriff

Eine ambulante Behandlung bietet besondere Probleme. Der Patient ist dem Behandler oft nicht näher bekannt, exakte Daten zur medizinischen Vorgeschichte fehlen. Nicht selten steht der Kranke unter einer Selbstmedikation mit irgendwelchen »Tabletten«, von denen er sich Schmerzfreiheit oder Beruhigung erwartet hat. Auch verläßt er noch unter der Einwirkung der Lokalanästhesie und des mit dem Eingriff verbundenen Stresses sowie mit einer frischen Wunde das Sprechzimmer und entgleitet so unserer Kontrolle. Der Zahnarzt muß daher wenigstens versuchen, sich in kurzer Zeit ein Bild vom Zustand des Patienten zu machen und hierüber Eintragungen in die Krankenunterlagen vornehmen.

4.2.4.1 Anamnese

Die gezielte Erhebung einer kurzen Anamnese ist unbedingt erforderlich.

Sie liefert dem Arzt nicht nur notwendige Informationen über den aktuellen Gesundheitszustand des Patienten, sondern bietet diesem auch Gelegenheit, seine gesundheitlichen Probleme darzulegen. Er rechnet dann damit, daß der Arzt auf seine spezifischen Schwierigkeiten gebührend reagiert und ist beruhigt. Dieses einleitende *ärztliche Gespräch* gibt auch dem Zahnarzt die Möglichkeit, auf den Patienten einzuwirken; sind doch mangelnde Kommunikation und unzureichendes Wissen über die bevorstehende Behandlung die Hauptursachen der Angst (Gatchel 1980). Ein Hinweis auf die zuverlässige Wirkung und gute Verträglichkeit der modernen Lokalanästhesie und ständige Informationen über die nächsten Schritte sind daher immer angebracht. Der mit der Erhebung einer Anamnese beginnende *verbale Kontakt* zum Patienten darf während der gesamten Behandlung nicht abreißen. Ebenso wichtig, jedoch schwerer zu fassen sind *nonverbale Signale*, die vom Zahnarzt und der Helferin ausgehen. Sie sollten den Patienten Zuwendung, Hilfsbereitschaft, Verständnis und Sachkenntnis erkennen lassen. Überlegene Ruhe, gleichbleibende Freundlichkeit und zielgerichtetes Handeln sind so Kennzeichen eines guten Arztes. Unsicherheit und Angst des Zahnarztes übertragen sich auf den Patienten, der auch Ablehnung und Desinteresse sofort spürt. Die Erhebung einer Anamnese schlägt also eine Brücke zwischen Arzt und Patienten und ist zum *Aufbau eines Vertrauensverhältnisses* unverzichtbar. Kurze Hinweise zur Vorgeschichte müssen auch in ambulanten Krankenunterlagen notiert werden; selbst bei »leerer« Anamnese wird so dokumentiert, daß die entsprechenden Fragen gestellt wurden. Das kann von forensischer Bedeutung sein (s. Kap. 13). Bei kleinen Kindern sind die wichtigen Fragen an die begleitenden Erwachsenen zu richten, jedoch muß auch mit dem kindlichen Patienten das Gespräch gesucht werden. Auch ein Kind will als Partner ernst genommen werden.

Nach unserer Auffassung sollten als Kurzform einer Anamnese wenigstens die folgenden Fragen gestellt werden:

1. Fühlen Sie sich zur Zeit, abgesehen von der Kiefererkrankung, gesund oder stehen Sie in ärztlicher Behandlung?
2. Nehmen Sie irgendwelche Medikamente ein?
3. Haben Sie einmal die örtliche Betäubung oder andere Medikamente nicht vertragen? Sind Sie Allergiker?
4. Bluten Ihre Wunden auffallend lange?

Selbstverständlich muß bei Anhaltspunkten für ernstere Erkrankungen nachgefragt werden. Viele Patienten können die ihnen verordneten Medikamente vorweisen und wissen über ihren Blutdruck Bescheid. Der Name des behandelnden Hausarztes oder Spezialisten sollte bei Risikopatienten immer in den Unterlagen vermerkt werden.

Die Anamnese liefert meist alle wichtigen Informationen über den Gesundheitszustand unserer Patienten. Wir müssen davon ausgehen, daß ein großer Teil davon in ärztlicher Behandlung steht. Raetzke (1984) wertete 715 Anamnesen zahnärztlicher Patienten aus und fand immerhin in 40,7% der Fälle Angaben, die eine Einstufung als Risikopatient nahelegten.

4.2.4.2 Voruntersuchung

Naturgemäß sind einer Voruntersuchung in der zahnärztlichen Praxis Grenzen gesetzt. Schwerwiegende Veränderungen können aber auch ohne gezielte Untersuchung erkannt werden, zumal wenn die Anamnese Hinweise darauf liefert. So werden wir Ikterus, Blässe, Zyanose, Kachexie, Adipositas, Dyspnoe, Lähmungen und Bewegungsstörungen, eine Schwangerschaft in deren zweiter Hälfte, hochgradige Erregung oder Apathie bereits bemerken, wenn der Patient den Behandlungsraum betritt. Eine Voruntersuchung im eigentlichen Sinne muß aber entfallen, oder sie erstreckt sich nur auf die Prüfung des Radialispulses und die Messung des Blutdrucks. Wenn aus der Anamnese eine Kollapsneigung bekannt

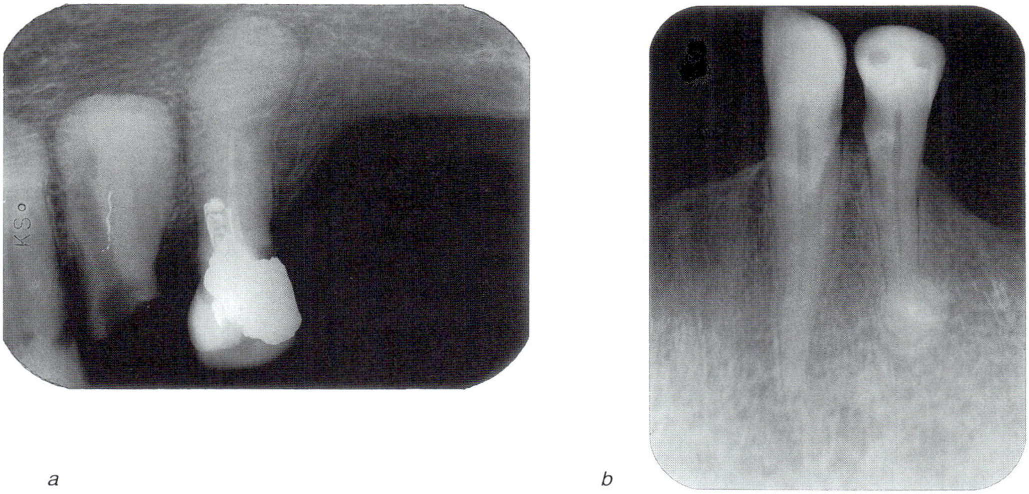

a b

Abb. 4.6 *a* Die massive Hyperzementose erschwert die Extraktion und ist nur durch Röntgenuntersuchung zu erkennen. *b* Die tumorartige Hyperzementose an der Wurzelspitze des 34 kann ein Extraktionshindernis sein

ist oder über auffallende Blutdruckwerte berichtet wird, sollte man öfter einmal messen. Diese Blutdruckmessung hat dann nicht nur juristische Bedeutung, sondern kann auch wesentlich zur Beruhigung des Patienten beitragen. Selbstredend werden Auffälligkeiten bei dieser verkürzten Voruntersuchung in den Unterlagen vermerkt.

Die *Voruntersuchungen der Mundhöhle* geht selbstverständlich jedem Eingriff voraus und mündet in einen Behandlungsplan ein. Hierfür sind Röntgenaufnahmen meist unerläßlich.

Eine Röntgenuntersuchung des zu extrahierenden Zahnes ist immer wünschenswert.

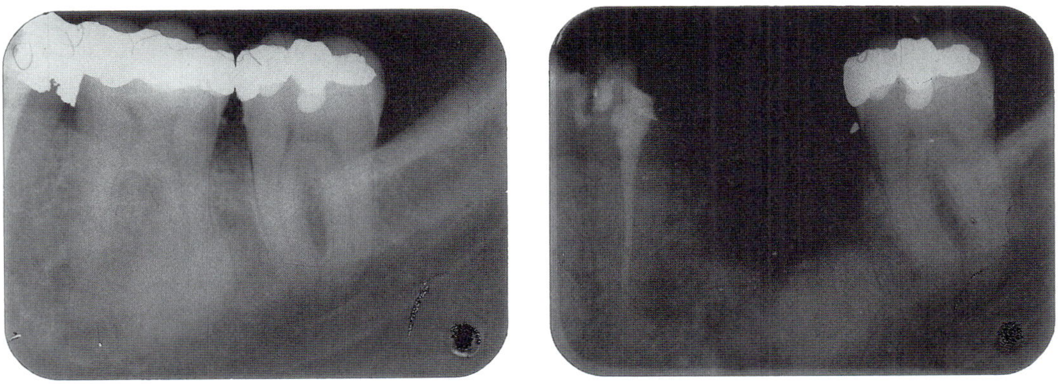

a b

Abb. 4.7 *a* Eine Osteosklerose kann im Röntgenbild als Extraktionshindernis erscheinen. *b* Wider Erwarten ist die Extraktion ohne Schwierigkeiten verlaufen; die Osteosklerose ist im Kiefer verblieben

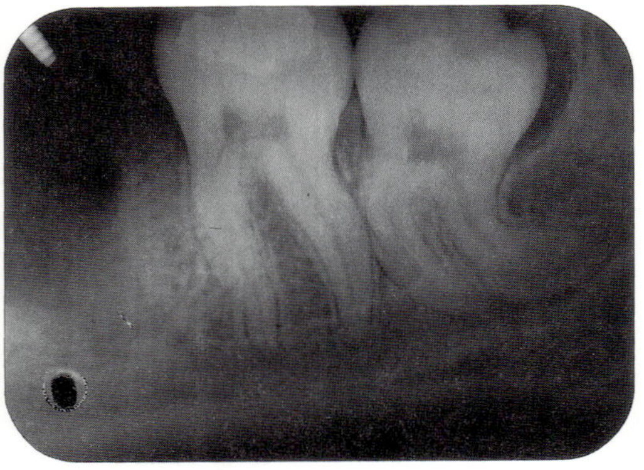

Abb. 4.8 Die stark nach distal abgekrümmten Wurzeln des 38 erfordern eine operative Zahnentfernung, wobei besonders auf den Mandibularkanal zu achten ist

Wir raten dringend zur Röntgenuntersuchung vor der Extraktion von mehrwurzligen Zähnen. Eine juristische Pflicht zur Röntgenaufnahme besteht jedoch nicht. Andererseits können Extraktionshindernisse oder Erschwernisse und andere pathologische Befunde in der Umgebung des Zahnes ohne Röntgenaufnahmen nicht erkannt werden. So wird eine massive Hyperzementose die Extraktion erheblich erschweren und von vornherein eine operative Zahnentfernung erforderlich machen (Abb. 4.6 und 4.7). Ähnlich kann eine radikuläre Zyste, die ohne Röntgendiagnostik unerkannt bliebe, einen anderen Behandlungsplan erfordern. Wichtig ist die Röntgendiagnostik auch für die Beurteilung der anatomischen Beziehungen des fraglichen Zahnes zu Nachbarstrukturen wie Kieferhöhle, Mandibularkanal und Nachbarzähnen (SEMPER und Mitarb. 1980). Schließlich soll uns die Röntgenaufnahme über die Form und Lage der Wurzeln des zu extrahierenden Zahnes informieren (Abb. 4.8). Wir möchten eindringlich davor warnen, verlagerte Zähne und insbesondere Weisheitszähne ohne ausreichende Röntgendiagnostik entfernen zu wollen (Abb. 4.9). Oftmals sind auch Röntgenaufnahmen in 2 Ebenen erforderlich, um Klarheit zu gewinnen (Abb. 4.10). Die exakte Röntgenuntersuchung vor der Zahnentfernung ist also immer richtig und wichtig. Sie sollte nur in Ausnahmefällen unterlassen werden.

Der zu entfernende Zahn muß immer vollständig auf dem Röntgenbild dargestellt sein.

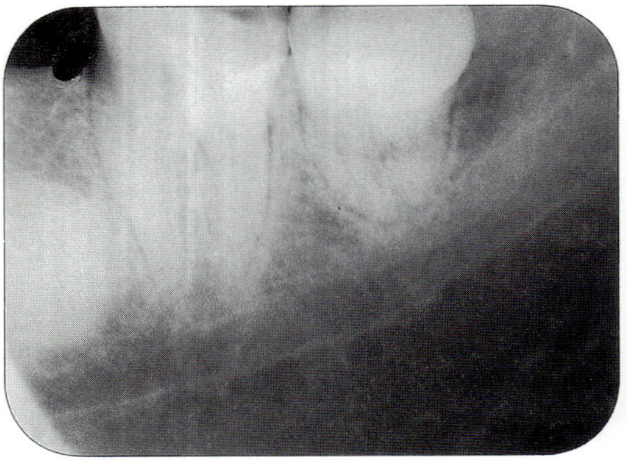

a

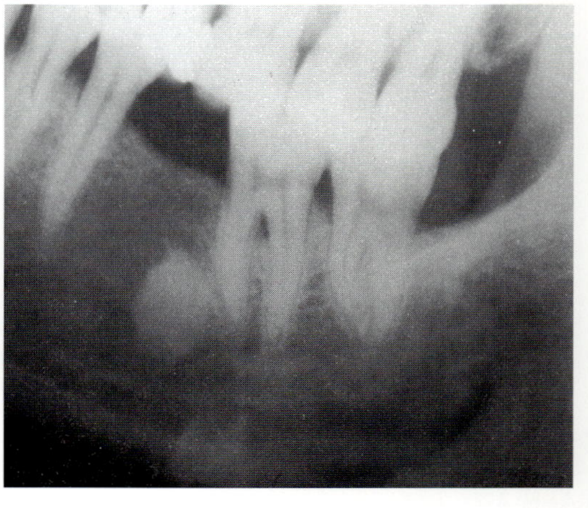

b

Abb. 4.9 *a* Die Zahnfilmaufnahme läßt einen verlagerten Zahn vermuten. *b* Auf der Halbseitenaufnahme des Unterkiefers stellt sich der Prozeß als Osteosklerose heraus

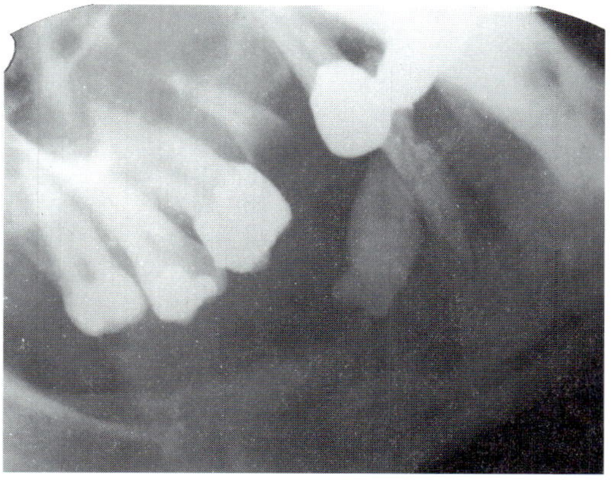

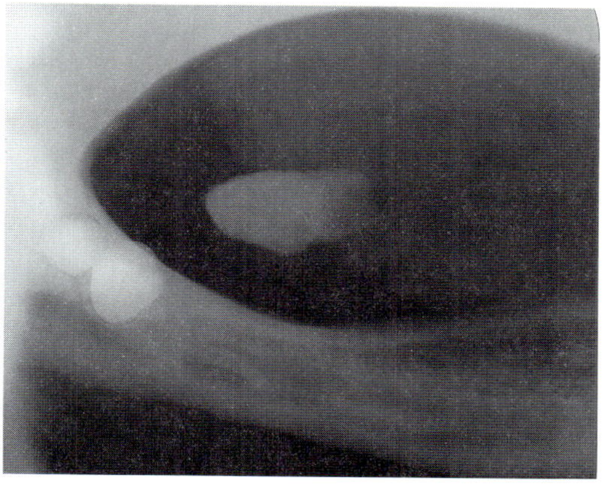

a b

Abb. 4.10 *a* Auf der Halbseitenaufnahme des Unterkiefers scheint sich ein verlagerter Zahn darzustellen. *b* Die Aufnahme in einer zweiten Ebene (Mundbodenaufnahme) zeigt, daß es sich um einen Speichelstein handelt

4.2.4.3 Prämedikation

Die medikamentöse Vorbereitung des Patienten auf Lokalanästhesie und Eingriff ist meist entbehrlich, manchmal hilfreich und nur selten wirklich erforderlich. Der sonst gesunde Patient bedarf der gezielten psychischen Vorbereitung und Führung, die durch kein Medikament ersetzt werden können.

Kein Medikament kann fehlendes Vertrauen ersetzen.

Bei Patienten mit Verhaltensstörungen oder krankhaft gesteigerter Angst kann jedoch eine Prämedikation mit Sedativa oder Psychopharmaka nützlich sein. Damit diese voll zur Wirkung kommt, sollte sie bereits mehrere Tage vor dem Eingriff, wenigstens aber am Vorabend einsetzen. Bewährt hat sich die Gabe von Diazepam (Valium®) am Vorabend als Zäpfchen (10 mg beim Erwachsenen), zusätzlich eine Stunde vor Behandlungsbeginn nochmals von 5 – 10 mg als Tablette. Ähnliche Medikamente werden in großer Zahl angeraten. Schäfer und Lipp (1989) empfehlen aus der Gruppe der Benzodiazepine vor allem die Anwendung des Lormetazepam (Noctamid®), das bei einer oralen Dosis von 1 – 2 mg eine gute Anxiolyse und Sedierung bewirken soll. Recht gut wirken auch 7,5 mg Midazolam (Erwachsenendosis) als Tablette eine halbe Stunde vor dem Eingriff. Eine derartige Prämedikation setzt den Patienten im allgemeinen außerstande, ohne Begleitung die Sprechstunde aufzusuchen, zu verlassen oder am gleichen Tage beruflich zu arbeiten. Diazepam hat auch eine recht lange Halbwertszeit im Körper. Es mag offen bleiben, ob diese Form der Vorbereitung wirklich eine wesentliche pharmakologisch nachweisbare angstlösende Wirkung hat. Auf jeden Fall ist aber eine Placebo-Wirkung vorhanden. Der Patient fühlt sich gezielt behandelt und seine Angst verringert sich.

Die Placebo-Wirkung einer »Tablette« kann sehr nützlich sein.

Der Placebo-Effekt ist auch mit einfacheren Mitteln zu erreichen. So kann die Gabe einer »Tablette« oder einiger stark riechender Tropfen die Wirkungen der verbalen Beeinflussung deutlich unterstützen.

Vor Eingriffen an stationären Patienten ist die Prämedikation immer günstig.

Operationen an stationären Patienten sind ohnehin meist umfangreicher, und manche Nachteile der ambulanten Prämedikation entfallen. Durch Verabreichung eines Tranquillizers am Vorabend (z. B. 10 mg Diazepam) ist der Nachtschlaf gesichert. Eine halbe Stunde vor dem Eingriff geben wir ein starkes Analgetikum wie Pethidin oder Pentazocin und nochmals einen Tranquillizer (z. B. 5 – 10 mg Diazepam i. m.) oder verabreichen 2,5 mg Midazolam (Dormicum®) intravenös kurz vor der Operation bzw. 7,5 mg Midazolam als Tablette eine halbe Stunde vor dem Eingriff.

Eine routinemäßige Prämedikation mit Atropin vor der Lokalanästhesie ist unbegründet.

Der Wert einer vagolytischen Prämedikation war lange Zeit umstritten. Man erwartete sich davon vor allem einen Schutz vor gefährlichen vago-vasalen Reflexen. Wenn diese nach der Anamnese zu befürchten sind oder in reflexogenen Zonen operiert werden muß, sollte eine voll wirksame Atropinisierung unmittelbar vor dem Eingriff durch intravenöse Gabe erfolgen. Die Mundhöhle gilt nicht als Gefahrenzone, von der aus Vagusreflexe ausgelöst werden. Eine routinemäßige Atropin-Prämedikation vor jedem Eingriff schadet wohl mehr, als sie nutzt; eine unerwünschte synergistische Wirkung des Vagolytikums und der endogenen und zugeführten Sympathikomimetika (Adrenalin!) wäre unvermeidlich (Gmyrek und Mitarb. 1977, Klammt 1973). Die Atropin-Prämedikation bleibt also einer kleinen Gruppe von Risikopatienten vorbehalten, die ohnehin nur in Zusammenarbeit mit dem Anästhesisten behandelt werden sollte. Zur Verminderung des Speichelflusses kann allerdings manchmal die Atropingabe nützlich sein.

Zur gezielten Prämedikation von Risikopatienten s. Abschnitt 4.2.5.5.

Die Prämedikation von Kindern ist schwierig.

Kinder protestieren häufig gegen die Lokalanästhesie. Es liegt nahe zu versuchen, sie durch Medikamente zu beruhigen und umzustimmen. Das gelingt fast nie. Zur Erzielung einer pharmakologisch nachweisbaren Wirkung sind vergleichsweise hohe Dosen an Medikamenten erforderlich, die das Kind fast an die Schlafgrenze bringen, oftmals ohne ihre Abwehrhaltung zu durchbrechen. Es gilt hier in vermehrtem Maße, daß die psychische Führung Vorrang hat. Ein »behandlungsunwilliges Kind« wird durch die Prämedikation nicht gefügig; vielleicht wirkt diese Prämedikation aber auf Behandler und Begleitpersonen günstig und hilft so doch. Möglicherweise werden moderne Psychopharmaka wie Midazolam hier eine entscheidende Verbesserung bringen.

4.2.4.4 Lagerung des Patienten

Die entspannte, möglichst horizontale Lage ist vorteilhaft.

Die Operation am liegenden Patienten oder in »halbeuphorischer« Lage bietet viele Vorteile und setzt sich zunehmend durch. Das betrifft auch die einfache Zahnextraktion. Diese Position gestattet es dem Patienten, sich zu entspannen und beugt dem Kollaps vor. So zeigt die Erfahrung, daß orthostatische Dysregulationen bei liegenden Patienten extrem selten sind. Die chirurgische Arbeit in der Mundhöhle am liegenden Patienten ist nicht schwieriger, erfordert aber eine Umstellung. Auch müssen Beleuchtung und Absaugung auf diese Position eingestellt sein. Wir empfehlen, operative Eingriffe wo immer möglich am liegenden Patienten vorzu-

nehmen. Einzige Ausnahme sind Schwangere im letzten Trimenon. Hier könnte in Rückenlage durch Druck des Uterus auf die untere Hohlvene das Vena-cava-Kompressionssyndrom ausgelöst werden.
Die horizontale Körperlage erfordert eine veränderte Technik der Lokalanästhesie. Da sich das Anästhesiedepot der Schwere nach im Gewebe ausbreitet, muß es z. B. für die Leitungsanästhesie des N. alveolaris inferior weiter anterior als beim sitzenden Patienten gesetzt werden, also in der Nähe der Crista terminalis.

4.2.4.5 Vorbereitung des Operationsfeldes

Auch für einfache operative Eingriffe wie die Zahnextraktion muß das Operationsfeld vorbereitet werden.

Es ist ein weitverbreiteter Irrtum, daß infolge des biologischen Gleichgewichts in der Mundhöhle Infektionen kaum vorkommen. So ist auch die Spritzeninfektion bei der Lokalanästhesie nur scheinbar selten. Nicht alle Keimverschleppungen mit der Injektion führen zum Vollbild des Abszesses, der zweifellos selten Folge einer Lokalanästhesie ist. Viele »Nachschmerzen« sind aber wohl auf eine Infektion zu beziehen, die von der körpereigenen Abwehr schließlich beherrscht wird. Auch ist oftmals nicht eindeutig zu entscheiden, ob ein entzündliches Infiltrat Folge der Injektion, einer Alveolitis oder einer vorbestehenden odontogenen Infektion ist.

Die gezielte Keimreduktion in der Mundhöhle vor Lokalanästhesie und Eingriff ist heute selbstverständlich.

Bereits ältere mikrobiologische Untersuchungen haben nachgewiesen, daß mit einem Einstich durch die nicht vorbehandelte Schleimhaut Hunderte von Keimen in die Tiefe verimpft werden. Die Gefahr einer Keimverschleppung durch eine Injektion in die Mundschleimhaut ist 1000mal größer als bei einem Einstich durch die Haut (Gräf 1965). Mit den verbesserten Nachweismöglichkeiten für Anaerobier wären diese Untersuchungen heute wahrscheinlich noch überzeugender. Zudem wird bei der Injektion meist ein feiner Gewebszylinder aus der Schleimhautoberfläche ausgestanzt und die Tiefe »gespritzt«. Hier sind sogar histologisch Bakterienhaufen nachweisbar (Cawson 1959/60). Besondere *Gefahren drohen beim Einstich durch den keimbeladenen Sulcus gingivae* bei der intraligamentären Anästhesie. Es werden zwar überwiegend apathogene oder fakultativ pathogene Keime in die Tiefe verimpft, die von der körpereigenen Abwehr wirksam beseitigt werden. Bei allgemeiner oder lokaler Abwehrschwäche können aber auch sonst harmlose Keime zu manifesten Infektionen führen. So werden ein Hämatom, eine Muskelnekrose und die starke lokale Ischämie (Vasokonstriktor!) das »Angehen« einer Infektion ebenso begünstigen wie immunsuppressive Behandlung, schwere Stoffwechselleiden, Blutkrankheiten oder AIDS (s. Abschnitt 2.1). Um möglichst jede Schädigung des Patienten zu vermeiden, muß also die Einstichstelle vor der Lokalanästhesie präpariert werden (Beese und Mitarb. 1978). Daß eine Keimreduktion in der Mundhöhle auch postoperativen entzündlichen Komplikationen vorbeugt, ist inzwischen erwiesen (s. Abschnitt 10.1). So fordern heute die meisten Autoren eine präoperative Anwendung von Antiseptika in der Mundhöhle; ist eine korrekte Desinfektion ist nicht zu erreichen, unsinnig und unbiologisch.
Bereits das einfache Ausspülen verringert die Keimzahlen in der Mundhöhle. Die Einstichstelle kann durch Abwischen mit einem Tupfer mechanisch gesäubert werden, wobei auch der keimbeladene Speichelfilm vorübergehend entfernt wird. Ein erneutes Bespülen mit Speichel ist aber unvermeidbar. Die *antiseptische Maßnahme* muß also zu einer *Keimreduktion in der ganzen Mundhöhle* und im Speichel führen

oder lokal an der *Einstichstelle eine rapide kurzzeitige Keimverarmung* herbeiführen. Bewährt haben sich einmalige präoperative Mundbäder mit 0,2% Chlorhexidinlösung (s. Abschnitt 4.1.2).

4.2.5 Durchführung einer Lokalanästhesie zur Zahnentfernung

4.2.5.1 Allgemeine Injektionstechnik

Es ist unser Ziel, in unmittelbarer Nähe des zu betäubenden Nervenabschnitts ein Anästhesiedepot zu setzen. Da wir mit möglichst geringen Mengen des Anästhetikums eine sichere Schmerzausschaltung erreichen wollen, muß dieses Depot exakt plaziert werden. Die sachgerechte Injektionstechnik ist daher für den Erfolg ausschlaggebend. Der *Schliff der Kanüle zeigt* beim Einstich *zum Knochen*, anderenfalls hakt die Kanülenspitze auf dem Periost. Unmittelbar nach Durchstoßen der Schleimhaut können einige Tropfen des Anästhetikums abgegeben werden; die weitere Injektion ist dann schmerzärmer, und das Mittel flutet im Organismus langsamer an.

Jede Injektion muß ganz langsam erfolgen.

Bei rascher Injektion selbst kleiner Mengen entsteht erheblicher Druck im Gewebe, der zu kleinen Gewebszerreißungen und Schmerzen führt. Dieser Druck und auch die Schmerzen sind um so größer, je straffer das Gewebe ist. Auch deshalb sollte eine subperiostale Injektion stets vermieden werden. Auch Einspritzungen am Gaumen sind recht schmerzhaft. Nur durch betont langsame Injektion lassen sich Beschwerden und Schäden verhindern. So sollte man sich für die Injektion von 2 ml Lösung etwa 30 Sekunden Zeit lassen!

Die Aspirationsprobe ist unbedingte Pflicht

Eine *versehentliche intravasale Injektion* kann zu toxischen Reaktionen führen und für den Patienten *lebensgefährlich* sein (s. Abschnitt 4.2.2.2). Sie muß mit ausreichender Sicherheit vermieden werden. Die Gefahr einer Gefäßpunktion ist im blutreichen Gebiet der Mundhöhle insgesamt nicht gering und an den einzelnen Injektionsorten unterschiedlich groß. Große Versuchsreihen aus früheren Untersuchungen erbrachten positive Blutaspirationen bei 2,7% bis 4,8% aller Einspritzungen zur zahnärztlichen Anästhesie (Bartlett 1972, Rost 1959, Schiano und Strambi 1964). In jüngeren Arbeiten wurden noch höhere Prozentwerte gefunden (Meechan und Blair 1989). Bei den eigenen Erhebungen wurden bei 4333 enoralen Anästhesien unter Praxisbedingungen 2% Gefäßpunktionen registriert. Die Gefahr einer intravasalen Injektion ist naturgemäß bei den Leitungsanästhesien am höchsten, weil die Nervenstämme sich in unmittelbarer Nähe größerer Gefäße befinden. So werden für die Leitungsanästhesie des N. alveolaris inferior von mehreren Untersuchern übereinstimmend etwa 11% Gefäßpunktionen berichtet (Bartlett 1972, Danielsson und Mitarb. 1984). Bei mehr als jeder 10. Leitungsanästhesie ist also die Gefahr intravasaler Injektion unmittelbar gegeben!

Mehrmals, möglichst auch nach Spritzendrehung, aspirieren.

Die Aspirationsprobe wird durch langsames und nicht zu starkes Zurückziehen des Spritzenstempels vorgenommen. Ein forsches Zurückziehen könnte zum ventilartigen Ansaugen einer Venenwand und zu einem falsch negativen Ergebnis der Probe führen. Um diesen Fehler zu vermeiden, kann die Spritze nach der ersten Aspirationsprobe um 90° oder 180° in der

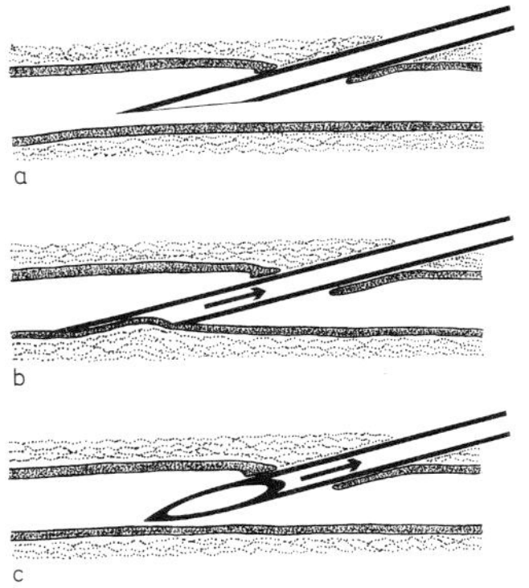

Abb. 4.11 Trotz Lage der Kanülenspitze im Venenlumen (*a*) kann die Aspirationsprobe »falsch« negativ sein, wenn die Venenwand angesaugt wird und ventilartig die Kanülenöffnung verschließt (*b*). Durch Drehung der Spritze um 90° oder 180° in Längsachse läßt sich der Ventilmechanismus ausschalten (*c*)

Längsachse gedreht werden. Wenn jetzt ebenfalls kein Blut angesaugt wird, liegt die Kanülenspitze mit ausreichender Sicherheit nicht in einem Gefäß (Abb. 4.11). Die einfache und einmalige Aspirationsprobe ist also nicht ausreichend. So fanden Meyer und Böttcher (1982) die Hälfte der positiven Blutaspirationen in ihrer Untersuchungsreihe erst nach Spritzendrehung!

Da die Lage der Kanülenspitze während des Injektionsvorgangs mehrfach geändert wird, sollte man auch die *Aspirationsprobe mehrfach* vornehmen. Das trifft für die Leitungsanästhesie und die vestibuläre terminale Anästhesie zu. Bei der palatinalen Injektion reicht die einfache Aspirationsprobe aus. Wenn Blut in die Spritze aspiriert wurde, ist die *Injektion sofort abzubrechen und mit neuem Instrumentarium neu zu beginnen.*

Während der Injektion wird der Patient gut beobachtet; der Gesprächskontakt wird nach der Einspritzung wieder aufgenommen. Eine längere Wartezeit auf den Eintritt der Anästhesie erübrigt sich. Der Eingriff kann sich unmittelbar anschließen. Wir versichern dem Patienten, daß wir erst nach vollständiger Betäubung zu operieren beginnen und fordern ihn auf, bei eventuell noch vorhandenen Schmerzen ein Zeichen zu geben.

4.2.5.2 Anästhesietechniken zur einfachen Zahnextraktion beim Erwachsenen

Anästhesie zur Zahnextraktion im Oberkiefer

Terminale Anästhesie. Sie schafft ausreichende Schmerzfreiheit zur einfachen Zahnextraktion in allen Oberkieferabschnitten. Die nur wenig starke Kompakta des Alveolarfortsatzes gestattet eine gute Diffusion des Anästhetikums von einem vestibulären submukösen Depot aus. Erforderlich ist meist die zusätzliche Anästhesierung der palatinalen Schleimhaut, die bei Verwendung von Articain entbehrlich sein kann. Sie schadet aber auch hier nicht und dient der Sicherheit der Schmerzausschaltung. Die palatinale Injektion kann durch Einstich neben dem zu extrahierenden Zahn oder durch Leitungsbetäubung des N. palatinus anterior bzw. N. nasopalatinus erfolgen. Wir empfehlen zur Zahnentfernung folgendes Vorgehen:

Obere Frontzähne. Abhalten der Oberlippe mit Mundspiegel oder den Fingern der linken Hand, Einstich in den vestibulären Anteil der Umschlagfalte etwa in Richtung der Längsachse des Zahnes; einige Tropfen injizieren, Kanüle etwa 5 mm weiter vorschieben, Aspirationsprobe, Anästhesiedepot von etwa 1 ml abgeben. Dazu Leitungsanästhesie des N. nasopalatinus am Foramen incisivum: Einstich etwa 5 mm hinter den mittleren oberen Schneidezähnen in den lateralen Anteil der Papilla incisiva. Ein Eindringen in den Kanal ist nicht erforderlich; nach Aspirationsprobe sehr langsame Injektion von etwa 0,2 ml Anästhetikum. Zur Extraktion des Eckzahnes wäre die Anästhe-

sierung des N. nasopalatinus sinnlos. Wir setzen dazu ein palatinales Depot neben dem Zahn etwa 1 cm medial des palatinalen Gingivalsaumes.
Zur Extraktion mehrerer nebeneinander stehender Frontzähne wird das Anästhesiedepot durch eine mehr horizontal geführte Spritze flächenhaft vestibulär der zu entfernenden Zähne gesetzt. Je Zahn sind etwa 0,5 ml der Lösung erforderlich.

Obere Seitenzähne.
Vestibuläres Depot: Einstich in die obere Umschlagfalte mesial des zu extrahierenden Zahnes, Abgeben einiger Tropfen Anästhesielösung, dann Vorschieben der Kanüle bis über die Wurzelspitze hinaus, hier Aspirationsprobe, Abgeben des eigentlichen Anästhesiedepots von 1–2 ml Lösung. Die größere Menge ist im Bereich der Sechsjahrmolaren notwendig, da hier die Crista zygomatico-alveolaris mit starker Kortikalis einstrahlt und die Diffusion beeinträchtigt.
Palatinales Depot: Anästhesie der palatinalen Schleimhaut und des Periosts durch Leitungsanästhesie des N. palatinus anterior am Foramen palatinum majus, dazu Einstich palatinal des 2. Molaren knapp 1 cm medial der marginalen Gingiva in die hier weiche Schleimhaut. Kein Eindringen in den Kanal. Das Anästhesiedepot von etwa 0,2 ml wird nach sorgfältiger Aspirationsprobe betont langsam abgegeben. Eine ausreichende Anästhesie tritt auch ein, wenn das Foramen nicht getroffen wurde. Zur Extraktion der Prämolaren kommt auch die einfache Injektion palatinal des zu entfernenden Zahnes in Frage.
Zur *Reihenextraktion* wird ähnlich wie im Frontzahngebiet das Anästhetikum über der Außenfläche des Alveolarfortsatzes in Höhe der Wurzelspitzen entleert; horizontale Spritzenhaltung bei Einstich mesial des vorderen der zu entfernenden Zähne. Nach Setzen eines kleinen Depots Vorschieben der Kanüle unter weiterer Abgabe von Injektionslösung (»spritzendes Vorschieben«) in unmittelbarer Nähe des Knochens, jedoch nicht unter dem Periost. Nach Aspirationsprobe Entleerung von etwa 1 ml Anästhetikum je Zahn. Gegebenenfalls ist, um zu starke Schwenkung der Kanüle zu vermeiden, ein zweiter Einstich weiter posterior angebracht.
Im posterioren Oberkiefer *(Extraktion des 2. und 3. Molaren)* wird die Kanüle entsprechend der Krümmung der Außenfläche des Alveolarfortsatzes mehr vom Mundwinkel aus eingeführt; Abhalten der Wange mit Spiegel oder Finger. Das Anästhesiedepot wird also mehr an der posterioren Fläche des oberen Alveolarfortsatzes gesetzt. Da hier besonders gute Diffusionsbedingungen vorliegen (poröser Knochen), ist die Anästhesiequalität sehr gut. Die eigentliche Tuberanästhesie bringt das Anästhetikum noch weiter posterior und kranial ein und ist zum Zwecke der Zahnextraktion völlig entbehrlich. Die palatinale Injektion wird für Extraktionen im posterioren Oberkiefer grundsätzlich am Foramen palatinum majus vorgenommen, wo durch Diffusion auch die Nn. palatini posteriores blockiert werden, die den posterioren harten Gaumen versorgen. Die anästhetischen Bezirke nach Leitungsanästhesie im Oberkieferbereich sind in Abb. 4.12 dargestellt.

Anästhesie zur Zahnextraktion im Unterkiefer

Zur schmerzlosen Zahnentfernung im Unterkiefer ist eine Blockierung des N. alveolaris inferior (Parodont, Endodont, Spongiosa des Alveolarfortsatzes), des N. lingualis (linguale Schleimhaut) und des N. buccalis (bukkale Schleimhaut des posterioren Alveolarfortsatzes) erforderlich. Sie wird zweckmäßigerweise durch gleichzeitige Leitungsbetäubung aller drei Nerven im Spatium pterygomandibulare erreicht. Zusätzlich hat sich eine terminale Anästhesie bukkal des zu entfernenden Zahnes bewährt. Wir wissen, daß sich an der Bildung des Plexus dentalis inferior

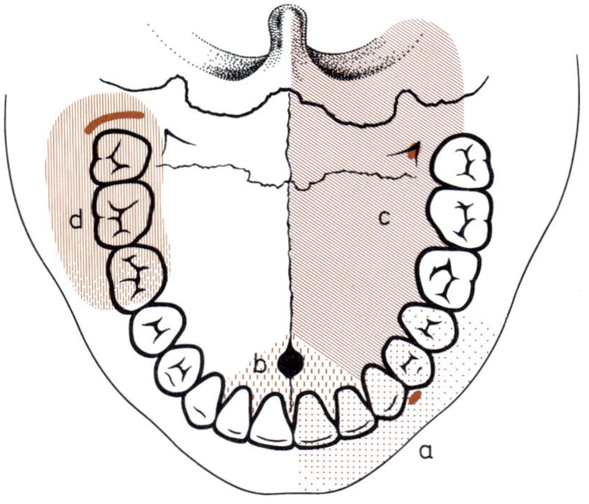

Abb. 4.12 Anästhetische Bezirke nach Leitungsblockaden im Oberkieferbereich. *a* Leitungsunterbrechung am Foramen infraorbitale (nicht immer ausreichende Anästhesie der Zähne), *b* Leitungsunterbrechung am Foramen incisivum (nur Anästhesie der Schleimhaut), *c* Leitungsunterbrechung am Foramen palatinum majus (Anästhesie auch der Schleimhaut des weichen Gaumens), *d* Tuberanästhesie (Wirkung im Bereich des 1. Molaren ist unsicher)

auch Äste des N. mylohyoideus, des N. buccalis und sogar Hautnerven aus dem Plexus cervicalis beteiligen können (FROMMER und Mitarb. 1972, ROOD 1976). Auch wird eine zusätzliche Schmerzleitung über den vegetativen Gefäßplexus diskutiert. Die *Leitungsbetäubung am Foramen mandibulae* ist also *nicht immer ausreichend*, zumal der N. buccalis dabei häufig nicht vollständig erfaßt wird. Die *zusätzliche terminale Anästhesie* ist somit auch wissenschaftlich begründet. Sie kann in Form der Injektion in die vestibuläre und orale Schleimhaut oder in Form der intraligamentären Anästhesie erfolgen.

Im Gebiet der mittleren unteren Schneidezähne ist die einseitige Leitungsbetäubung ohnehin ungenügend, da hier Fasern aus der Gegenseite einstrahlen. Es wäre dann eine doppelseitige Leitungsunterbrechung erforderlich, die aber unsinnig ist. Vielmehr reicht zur *Extraktion der unteren Schneidezähne* die *terminale Anästhesie* meist aus. Erforderlich ist dann ein vestibuläres Depot von 0,5 – 1 ml Anästhetikum und die zusätzliche Betäubung der lingualen Schleimhaut durch einen zweiten Einstich am vorderen Mundboden unmittelbar hinter dem Alveolarfortsatz. Hier liegt auch eine der Hauptindikationen für die *intraligamentäre Anästhesie*. Die isolierte Leitungsbetäubung des N. mentalis, an die man hier denken könnte, hat sich nicht bewährt. Es gilt also:

Im Unterkiefer wird in der Regel die Leitungsbetäubung mit einer terminalen Anästhesie kombiniert. Ausnahme: untere Schneidezähne.

Techniken der Leitungsbetäubung im Unterkiefer

Es ist unser Ziel, ein Anästhesiedepot an der medialen Fläche des Unterkieferastes zu plazieren, wo N. alveolaris inferior und N. lingualis eng beieinander liegen. Das *Depot* muß also *superior des Foramen mandibulae* gesetzt werden, da es sich der Schwere nach absenkt. Dabei wird eine Leitungsbetäubung des noch weiter superior und anterior verlaufenden N. buccalis nicht immer erreicht (– wir schalten ihn auch durch zusätzliche terminale Anästhesie aus).

1. Klassische »direkte« Technik

Wir empfehlen nicht mehr die Techniken mit Schwenkung der Spritze (1; 2; 3-Technik, FISCHER-Technik), sondern bevorzugen die »direkte« Methode. Dabei wird die Nadel von der Eckzahn-Prämolarengegend der Gegenseite kommend direkt zum *Zielpunkt* vorgeschoben. Dieser liegt 0,5 – 1 cm superior des Foramen mandibulae, wenige Millimeter medial des Knochens (Abb. 4.13, 4.14).

Die *Einstichstelle* kann durch optische Orientierungshilfen oder durch Tasten, am besten durch Kombination beider Ver-

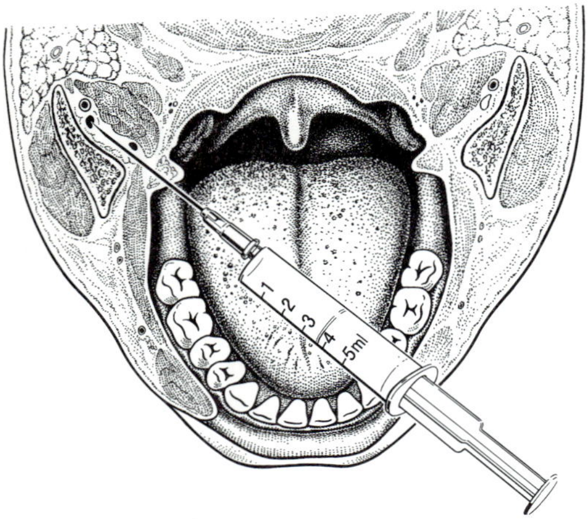

Abb. 4.13 Weg und Lage der Kanüle bei der direkten Technik der Leitungsanästhesie am Foramen mandibulae. Die Kanüle liegt immer medial des M. pterygoideus medialis und sollte ihn nicht durchstechen

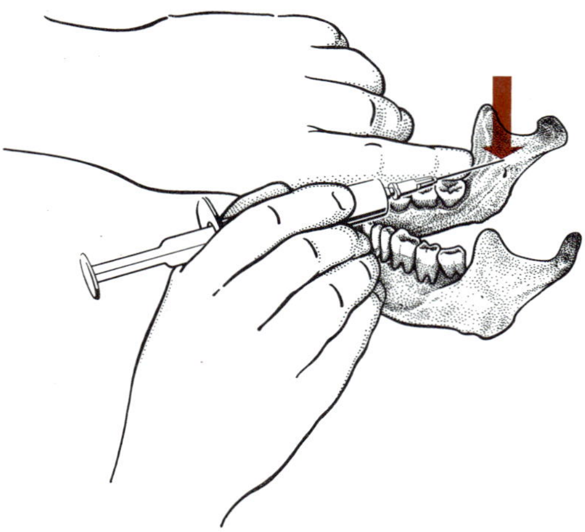

Abb. 4.14 Höhe der Einstichstelle nach Fingermarkierung

fahren ermittelt werden. Sie liegt immer etwas lateral der Plica pterygomandibularis, die sich bei weiter Mundöffnung sichtbar anspannt. Dadurch entsteht manchmal auch eine kleine trichterförmige Schleimhauteinziehung, in welche eingestochen wird. Bei Einstich zu weit medial muß der M. pterygoideus medialis durchstoßen werden; dabei drohen Komplikationen. Das Foramen mandibulae liegt beim Erwachsenen in Höhe der Molarenkauflächen. Wenn der Zeigefinger der nicht injizierenden Hand auf die Molarenkauflächen aufgelegt und so gedreht wird, daß der Fingernagel nach medial zeigt, ist die Höhe des Einstichpunktes etwa in der Mitte der Nagelfläche oder etwas darüber (s. Abb. 4.14). Die Fingerspitze tastet die Vorderkante des Unterkieferastes ab und ruht am tiefsten Punkt einer flachen Einbuchtung, der sogenannten Koronoid-Kerbe (Abb. 4.15). Diese markiert die Höhe des Einstichpunktes. Das Abtasten der Koronoidkerbe ist besonders beim zahnlosen Unterkiefer eine wichtige Orientierungshilfe. Schließlich kann auch die »Spitze des Wangenfettpolsters« die richtige Höhe des Einstichpunktes angeben: Kegelförmig schieben sich bei manchen Menschen Wangenweichteile unmittelbar vor die Vorderkante des Unterkieferastes; die Spitze des Kegels markiert die Höhe des richtigen Einstichpunktes.

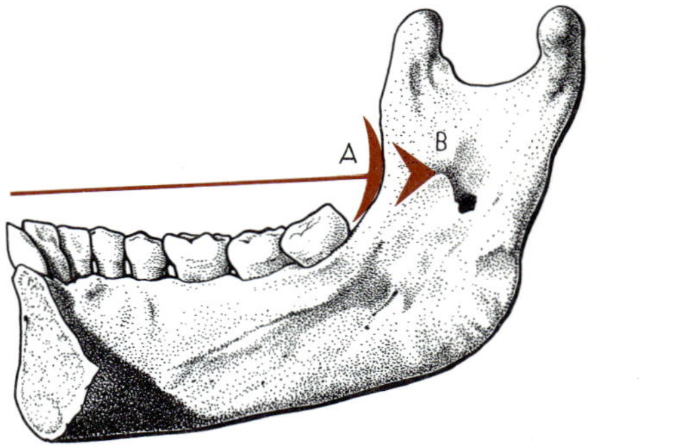

Abb. 4.15 Sogenannte »Koronoidkerbe« (A) und Höhe des Foramen mandibulae (B)

Manche Praktiker tasten mit dem Daumen die Vorderkante des Unterkieferastes ab und legen Zeige- und Mittelfinger (extraoral) um die Hinterkante des Astes. Das sieht nicht elegant aus, ermöglicht aber ein gutes Abschätzen der Breite des Astes und hilft damit, den Zielpunkt besser zu finden (Menke und Gowgiel 1979).

Die Kanüle wird nun parallel zur Kauebene bis auf Knochenkontakt vorgeschoben. Dieser sollte etwas superior der Lingula, also oberhalb der Mitte des Unterkieferastes erreicht werden. Die Spritze wird dann etwa 2 mm zurückgezogen, und nach sorgfältiger Aspirationsprobe werden mindestens 1,5 ml des Anästhetikums entleert. Wir injizieren betont langsam und wiederholen möglichst noch einmal die Aspirationsprobe. Die in der Spritze verbliebenen 0,3 – 0,5 ml des Anästhetikums reichen dann für die terminale Anästhesie neben dem zu entfernenden Zahn aus. Größere Mengen des Anästhetikums sind nur in besonderen Fällen (akute apikale Parodontitis, operative Zahnentfernung) notwendig, andererseits schadet wenig mehr Anästhesielösung nicht und verbessert die Sicherheit der Schmerzausschaltung.

Wird kein Knochenkontakt erreicht, liegt die Kanüle falsch. Die Spritze wird weiter zurückgezogen und stärker von der Gegenseite nochmals vorgeschoben. Wenn auch dann kein Knochenkontakt zustande kommt, sollte die Injektion abgebrochen und völlig neu begonnen werden.

Zur Anästhesierung des *rechten Unterkiefers* injizieren wir mit der *rechten Hand*, im *linken Unterkiefer* mit der *linken Hand*. Das »kreuzweise« Injizieren mit der rechten Hand im linken Unterkiefer ist unzweckmäßig.

Häufigster Fehler bei dieser sehr zuverlässigen Anästhesietechnik ist der Einstich zu weit medial und dorsal und die Plazierung des Anästhesiedepots zu weit interior und posterior. Es gilt also:

Anästhesiedepot besser höher und in Richtung Vorderkante des Unterkieferastes plazieren.

Die Ausbreitungswege des Anästhetikums sind nicht sicher vorhersehbar. Das Anästhesiedepot in der Nähe des Foramen mandibulae erhöht die Wahrscheinlichkeit einer guten Anästhesie, eine Garantie dafür ist es leider nicht (GALBREATH und EKLUND 1970).

Bei erfolgreicher Nervenblockade tritt nach spätestens 2 Minuten eine Taubheit der halben Unterlippe ein. Aber:

Die Mentalisanästhesie ist kein Beweis völliger Schmerzfreiheit.

Sie zeigt nur die mehr oder weniger vollständige Blockierung des N. alveolaris inferior an und sagt nichts aus über die Anästhesierung des N. lingualis oder N. buccalis.

Wenn der Patient trotz tauber Unterlippe Schmerzen angibt, hat er diese auch. Die Ursache dafür muß gefunden und beseitigt werden.

Die Anästhesiebezirke nach erfolgreicher Leitungsbetäubung im Unterkieferbereich zeigt Abb. 4.16.

Bei der klassischen Methode sollte wie folgt vorgegangen werden:

- Abtasten der Vorderkante des Unterkieferastes, wobei der Finger den tiefsten Punkt der Ausmuldung markiert;

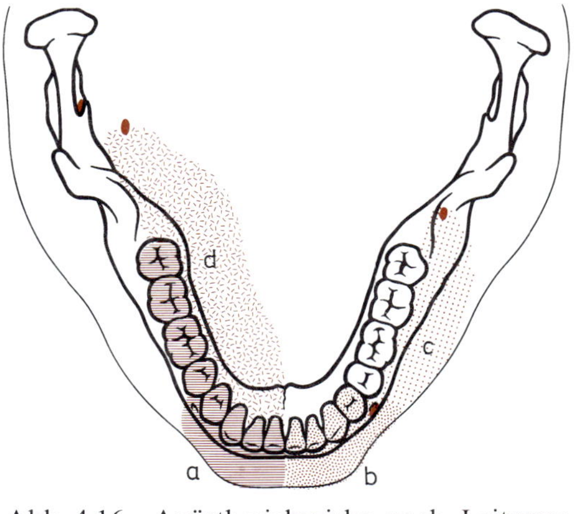

Abb. 4.16 Anästhesiebezirke nach Leitungsbetäubung im Unterkieferbereich. *a* Nach Blockierung des N. alveolaris inferior, *b* nach isolierter Blockierung des N. mentalis, *c* nach Blockierung des N. buccalis, *d* nach Blockierung des N. lingualis

- Einstich von der Gegenseite in einer Ebene etwas oberhalb der Kauflächen;
- Einstichpunkt lateral der Plica pterygomandibularis;
- Vorschieben bis auf Knochenkontakt, geringfügig zurückziehen;
- sorgfältig aspirieren;
- Anästhesiedepot langsam abgeben, dabei nochmals Aspirationsprobe.

2. Technik nach Gow-Gates

Die Technik nach Gow-Gates (1973) bezweckt, das Anästhesiedepot weiter superior und posterior als bei der klassischen »direkten« Technik zu setzen, also mehr in Höhe der Basis des Gelenkfortsatzes. Hier liegen N. alveolaris inferior, N. lingualis und N. buccalis noch enger zusammen und können gemeinsam blokkiert werden. Die Nadel wird von der Gegenseite kommend bei etwas höherem Einstichpunkt als bei der klassischen Technik eingestochen, dann aber mit Zielrichtung Tragus vorgeschoben. Nach etwa 25 mm erreicht sie Knochenkontakt, wird etwas zurückgezogen, und nach sorgfältiger Aspiration wird das Anästhesiedepot gesetzt. Das Verfahren soll die folgenden Vorteile haben, die wir zum großen Teil bestätigen können (Coleman und Smith 1982, Grimm 1979, Malamed 1981):

- leicht erlernbar;
- konstante (extraorale) Orientierungspunkte;
- gute Treffsicherheit, wobei meist der N. buccalis und aberrierende Äste des N. alveolaris inferior mit erfaßt sind;
- geringere Gefahr der Gefäßpunktion;
- kaum Gefahr einer Muskelverletzung.

3. Technik nach Laguardia

Laguardia beschrieb 1940 eine Technik, bei welcher das Anästhetikum an ähnlicher Stelle wie bei jener von Gow-Gates deponiert wird, jedoch bei geschlossener Zahnreihe. In Höhe des Gingivalsaumes

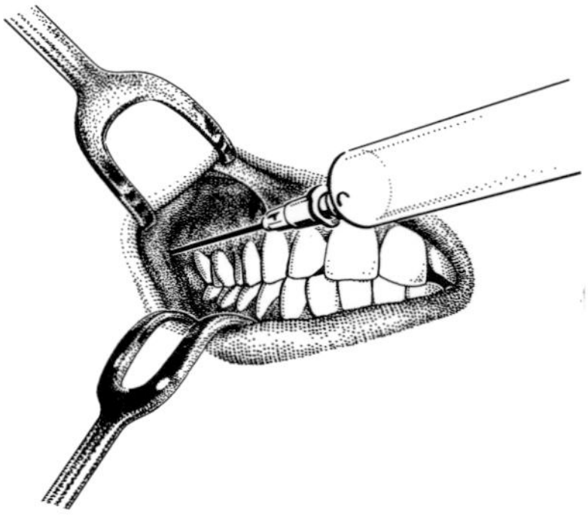

Abb. 4.17 Injektion zur Leitungsbetäubung am Foramen mandibulae bei geschlossener Zahnreihe

der oberen Molaren wird unmittelbar medial neben der Vorderkante des Unterkieferastes eingestochen. Die Nadel wird parallel zur Kaufläche der oberen Molaren 15 mm vorgeschoben, wo nach sorgfältiger Aspiration das Anästhetikum entleert wird. Ein Knochenkontakt am Zielpunkt wird also nicht erreicht; das Anästhesiedepot liegt 0,5–1 cm medial des Kieferastes neben dessen posteriorem Bereich (Abb. 4.17). Das Verfahren läßt sich auch bei Kieferklemme anwenden (wichtig zur operativen Weisheitszahnentfernung!), ist aber nicht so treffsicher wie die zuvor erwähnten Techniken.

4.2.5.3 Anästhesie zur operativen Zahnentfernung

Für eine operative Zahnentfernung muß der anästhetische Bezirk größer sein als zur einfachen Extraktion. Auch an Dauer und Tiefe der Anästhesie werden höhere Anforderungen gestellt. Wünschenswert ist eine deutliche Blutleere im Operationsgebiet. Wir benötigen deshalb eine größere Menge des Lokalanästhetikums. Immer sind die Verfahren der *Leitungsbetäubung* indiziert, die dann *mit einer terminalen Anästhesie im Operationsfeld* in Form eines vestibulären Anästhetikum-Depots verbunden werden; die intraligamentäre Anästhesie ist hierfür nicht geeignet. Insofern unterscheidet sich die Anästhesie im Unterkiefer nicht grundlegend von jener zur einfachen Extraktion. Im Oberkiefer sind einige Besonderheiten zu beachten.

Im *anterioren Oberkiefer* wird immer die *Leitungsbetäubung des N. infraorbitalis* bei intraoralem Zugang günstig sein. Der Daumen der nicht injizierenden Hand hält die Oberlippe ab, die Spitze des Zeigefingers liegt auf dem Infraorbitalrand. Der Einstich erfolgt in der oberen Umschlagfalte parallel der Achse des 1. oder 2. Prämolaren. Nach Vorschieben in Richtung auf das Foramen infraorbitale erreicht die Kanüle dort Knochenkontakt. Das Foramen liegt beim Erwachsenen 5–7 mm unterhalb des tastbaren Infraorbitalrandes unter der geradeaus blickenden Pupille. Das Anästhesiedepot von knapp 1 ml wird langsam nach sorgfältiger Aspiration entleert, wobei der Zeigefinger am Infraorbitalrand den Druck der austretenden Flüssigkeit spürt. Zugleich kontrolliert er, daß die Kanülenspitze nicht über den Knochenrand hinausgleitet. Das Anästhetikum diffundiert in den Infraorbitalkanal und anästhesiert die hier abgehenden Äste zum Plexus dentalis anterior superior. Dieses Eingehen entlang der Achse des 2. Prämolaren ist wohl günstiger als die bislang geübte Technik, wo der Einstich etwa beim seitlichen Schneidezahn nach oben außen in Richtung auf das Foramen infraorbitale erfolgte. Nach erfolgreicher Anästhesie des N. infraorbitalis ergibt sich folgender Anästhesiebezirk: Anteile der Wange und halbe Oberlippe, halbseitige Nasenhaut, Gingiva, Alveolarknochen und Parodontium vom mittleren Schneidezahn bis zum 1. oder 2. Prämolaren. Zusätzlich erforderlich ist die Leitungsbetäubung am Foramen incisivum und Foramen palatinum majus und, wie erwähnt, die terminale Anästhesie vestibulär des Operationsfeldes (s. Abb. 4.12).

Im *posterioren Oberkiefer* sind zwar auch Leitungsbetäubungen möglich (basale Stammanästhesie des 2. Trigeminusastes), aber für die zahnärztliche Praxis ungeeignet. Zu empfehlen ist jedoch die *Tuberanästhesie*, eine Methode zwischen Leitungs- und Terminalanästhesie. Dabei wird der Mundwinkel mit Spiegel oder den Fingern gut abgezogen und von lateral kommend neben dem letzten Molaren in die Umschlagfalte eingestochen. Die Kanüle wird unter Knochenkontakt (Richtung hinten – oben) bis in den retromaxillären Raum vorgeschoben, wo an der posterioren Fläche des Oberkiefers nach sorgfältiger Aspirationsprobe (Achtung: venöser Plexus pterygoideus!) das Depot von etwa 1 ml Anästhetikum abgegeben wird. Es werden dadurch die in den posterioren Oberkiefer einstrahlenden Äste des Plexus dentalis superior posterior betäubt; das Anästhetikum diffundiert auch gut durch den porösen Knochen in den Alveolarfortsatz hinein. Es ergibt sich folgender Anästhesiebezirk: Knochen und Zähne bis zum 1. Molaren, der jedoch nicht immer ausreichend betäubt ist, Gingiva, Kieferhöhlenboden. Auch hier ist zur kompletten Anästhesie die Ausschaltung des N. palatinus anterior erforderlich (s. auch Abb. 4.12).

4.2.5.4 Anästhesie im Milchgebiß

Die psychischen und anatomischen Besonderheiten des Kindes erfordern spezielle Maßnahmen auch bei der Lokalanästhesie zur Zahnentfernung, denn:

Das Kind ist kein kleiner Erwachsener.

Die Vorbereitung des kleinen Patienten und der Eltern muß besonders sorgfältig erfolgen. Das Vertrauen des Kindes darf durch falsche Versprechungen oder Überrumpelungen nicht zerstört werden. Handlungen, die das Kind erschrecken oder verprellen könnten, müssen unterbleiben. So sollten Instrumente und Geräte nicht vor dem Patienten ausgebreitet werden. BIER-KATZ (1981) baute auf diese Überlegungen seine »Nicht-Sehen-Technik« auf, wobei nach entsprechender Aufklärung und Oberflächenanästhesie der Einstichstelle die Spritze so zugereicht wird, daß die Augen des Kindes verdeckt sind. Der kleine Patient weiß, daß er beim Einstich einen Druck verspüren wird, aber keine Schmerzen. Gerade beim Kind ist die vollständige Anästhesie die Voraussetzung für sauberes Arbeiten und ermöglicht bzw. erleichtert die nachfolgenden Behandlungen. Insgesamt ist die Erfolgsquote der Lokalanästhesie im Milchgebiß etwa vergleichbar jener beim Erwachsenen. Bemerkenswert ist die *gute Wirkung der terminalen Anästhesie beim Kind.*

Bei der lockeren Struktur des kindlichen Alveolarfortsatzes diffundiert das Anästhetikum besser als beim Erwachsenen bis an das apikale Parodontium. Die terminale Anästhesie wird also auch im Unterkiefer vielfach ausreichend sein, die zudem weniger belastend ist als eine Leistungsanästhesie. Zumal, wenn schon Wurzelresorptionen eingetreten sind, ist die terminale Anästhesie zu bevorzugen. Für die Extraktion eines Milchzahnes ist meist nicht mehr als 0,5 – 1 ml Anästhetikum erforderlich (KRAUSE und STÖHRING 1990). Gewisse Probleme ergeben sich nur bei der Extraktion von Milchmolaren, wo nach wie vor die Leitungsbetäubung ihre Berechtigung hat.

Die Injektion in die *distale Interdentalpapille* des zu extrahierenden Milchzahnes wird in der älteren Literatur immer wieder angeraten. Es handelt sich also um eine Technik, die zwischen üblicher terminaler und intraligamentärer Anästhesie steht. Eine Überprüfung der Zuverlässigkeit ergab, daß nur bei einwurzeligen oder bereits stärker resorbierten Milchzähnen gute Ergebnisse zu erzielen sind (KRAUSE und STÖHRING 1990). Dagegen wird die *intraligamentäre Anästhesie mit Articain* gerade im Kindesalter sehr empfohlen (EINWAG 1982, MAYER 1989, SCHNABEL 1982). Neben überzeugenden Vorteilen wird aber auch bemerkt, daß bei mehrwurzeligen Zähnen 2 – 4 langsame Injektionen erforderlich sind, welche die Geduld des kleinen Patienten deutlich strapazieren (SCHULTE 1990).

Die Leitungsbetäubung des N. alveolaris inferior sollte bei kleinen Kindern möglichst vermieden werden. Sie muß berücksichtigen, daß das Foramen mandibulae im Milchgebiß deutlich tiefer als im Erwachsenenalter, also unterhalb der Okklusionsebene gelegen ist. Zu einer vollständigen Leitungsanästhesie sind nicht mehr als 1,2 ml Anästhesielösung nötig.

Achtung: Kinder kauen oft verwundert auf der tauben Unterlippe herum und können sich so verletzen. Eltern und Kinder sollte man darauf hinweisen!

4.2.5.5 Lokalanästhesie bei Risikopatienten

Als Risikopatienten sind jene anzusehen, bei denen auf Grund *psychischer oder physischer Vorschädigung* in höherem Maße *Komplikationen drohen.* In unserer Bevölkerung sind Vorschäden häufig. So nehmen etwa 15% unserer Patienten regelmäßig Medikamente ein und halten sich nicht für ganz gesund; jeder 4. Patient ist in ständiger ärztlicher Behandlung (KUNKEL 1984). Mit der American Society of Anesthesiologists unterscheiden wir zweckmäßig folgende 4 Risikogruppen:

I. gesunder Patient;
II. leichte Systemerkrankung, die jedoch die Aktivitäten des Patienten nicht beeinflußt;
III. schwere Systemerkrankung, die auch die normalen Aktivitäten des Patienten beeinträchtigt;

IV. extreme Systemerkrankung, die unter Umständen das Leben des Patienten unmittelbar bedroht (inaktivierende Systemerkrankung).

Diese grobe Einteilung erfaßt nicht die Regulationsstörungen ohne organisches Substrat, die gerade dem Zahnarzt oft Probleme machen. Dennoch ist sie zur Gruppierung auch unserer Patienten geeignet. Dabei sind Lokalanästhesie und Zahnentfernung bei Patienten der Risikogruppen I und II ohne Besonderheiten möglich, während Kranke der Gruppen III und IV in der Klinik behandelt werden sollten. Hierbei ist die *Mitarbeit eines Anästhesisten* anzuraten, der unter »*Stand-by*«-*Bedingungen* die perioperative *Überwachung der Vitalfunktionen* übernimmt und, falls erforderlich, Maßnahmen zur Wiederbelebung einleitet (LIPP und DICK 1987). Der Narkosearzt schafft dazu präoperativ einen venösen Zugang, überwacht die Herzaktion auf einem EKG-Monitor und die Sauerstoffsättigung des Blutes durch Pulsoximetrie. Hierzu und zur Beherrschung etwaiger Komplikationen sind besondere Geräte erforderlich wie Defibrillator, Intubationsbesteck, Narkosegerät. Schon deshalb sind zahnärztliche Operationen unter »Stand-by«-Bedingungen nur an Kliniken möglich.

Nur die interdisziplinäre Betreuung von gefährdeten Patienten bietet maximale Sicherheit auch in forensischer Hinsicht. Auf Grund von Anamnese und Voruntersuchung muß der Zahnarzt das Behandlungsrisiko einschätzen. Es ist für die einfache Zahnextraktion im allgemeinen sehr gering.

Wir können davon ausgehen, daß Lokalanästhesie und Zahnextraktion in der Regel das physische und psychische Gleichgewicht der Patienten nicht wesentlich beeinflussen, sofern sie schonend ausgeführt werden. Der kleine Eingriff ist praktisch jedem Patienten der Risikogruppen I–III zumutbar. Überraschungen sind jedoch nicht auszuschließen und können folgenschwer sein. Es gilt deshalb hier besonders:

Jede Behandlung ist so schonend und so sicher wie möglich durchzuführen.

Alle Möglichkeiten zur Anwendung von Gefahren müssen genutzt werden: sorgfältig erhobene Anamnese, gegebenenfalls Rücksprache mit dem behandelnden Arzt und gezielte Prämedikation, Anästhesie und Eingriff am liegenden Patienten, besonders gute psychische Führung, betont langsame Injektion, mehrfache Aspirationsprobe, Verwendung eines geeigneten Anästhetikums, ausreichend lange und gute postoperative Überwachung, exakte Dokumentation in den Behandlungsunterlagen.

Herz-Kreislauf-Erkrankungen

Mehr als 15% der Patienten unserer Untersuchungsreihe hatten bekannte Schäden am Herz-Kreislauf-System und standen deshalb in Behandlung (KUNKEL 1984). Kardial gut eingestellte Kranke reagieren nur geringfügig auf Lokalanästhesie und Zahnentfernung, wie EKG-Langzeitkontrollen zeigen (HOLTHAUS und Mitarb. 1986); Schwankungen im Puls- und Blutdruckverhalten unter der Lokalanästhesie liegen im physiologischen Bereich (VOY 1978; s. Abb. 4.3). Die Anwendung von vasokonstriktorhaltigen Anästhetika ist auch hier zur sicheren Schmerzausschaltung angezeigt. Bereits 1955 stellte die New York Heart Association auf Anfrage der American Dental Association klar: Die Anwendung von Adrenalin in den üblichen Mengen und Konzentrationen zur zahnärztlichen Behandlung bietet auch bei Herzkranken keine speziellen Gefahren. Im arteriellen Blut sind jedoch mit empfindlichen Verfahren Spuren des zugeführten Adrenalins nachweisbar (TOLAS und Mitarb. 1982). Um jede Gefährdung des Patienten so gering wie möglich zu halten, sind also die *Menge des zugeführten* und das *Ausmaß der endogenen Ausschüttung von Adrenalin* auf ein Minimum zu reduzieren. Es gilt also auch hier:

- Sichere Schmerzausschaltung mit gering konzentriertem, aber wirksamen Vasokonstriktorzusatz,
- gute psychische Führung,
- gegebenenfalls Prämedikation,
- Behandlung am liegenden Patienten.

Zur Prämedikation haben sich neben den Psychopharmaka die Beta-Rezeptorenblocker bewährt, um überschießende und gefährliche Reaktionen des Herz-Kreislauf-Systems zu vermeiden (Janson und Mitarb. 1977, Neumann und Becher 1980, Schottke und Schauer 1983, Tetsch und Mitarb. 1973). Ihre Anwendung sollte durch den Internisten erfolgen.
Auch die Verfahren der Kombinationsanalgesie mit Lachgas oder zentral dämpfenden Medikamenten (Analgosedierung) können unerwünschte vegetative Reaktionen bei Risikopatienten dämpfen (Jakobs und Mitarb. 1986). Alle diese Maßnahmen sind aber selten notwendig; nur bei Patienten der Risikogruppe IV dürften sie erforderlich sein, wo ohnehin die Zusammenarbeit mit dem Anästhesisten anzuraten ist. Unter den Herz-Kreislauf-Erkrankungen seien folgende Krankheitsbilder erwähnt:

Herzinsuffizienz. Die Herzleistung ist vermindert, worauf vor allem Zyanose, Dyspnoe oder Ödeme hinweisen. Beta-Rezeptorenblocker sind *nicht* indiziert; eine schonende Lokalanästhesie ist möglich. Die vorherige Rücksprache mit dem behandelnden Internisten ist bei deutlichen Dekompensationszeichen anzuraten.

Ischämische Herzkrankheit (IHK): Bei der IHK ist die Durchblutung des Herzmuskels vor allem bei Belastung unzureichend (Koronarinsuffizienz), was sich meistens, jedoch nicht immer in Schmerzen äußert (Angina-pectoris-Syndrom). Die Patienten tragen die Mittel zur Anfallsbehandlung meist bei sich und kennen ihre Erkrankung. Sie sind oft auch auf eine Dauerbehandlung mit Beta-Rezeptorenblockern und Vasodilatatoren eingestellt. Die zahnärztliche Lokalanästhesie kann unter den erwähnten Bedingungen schonend durchgeführt werden. Kommt es unter der Behandlung zu einem pektanginösen Anfall, sollten 3–5 Tropfen Glyzeroltrinitrat auf die Zunge oder in den sublingualen Raum getropft werden; entsprechende Sprays sind auch in Gebrauch. Tritt danach keine entscheidende Besserung ein, muß der Notarzt gerufen werden (Verdacht auf Koronarinfarkt).
Unmittelbar nach einem ausgedehnten Koronarinfarkt sollte jegliche Belastung des Patienten unterbleiben, also auch jede Zahnextraktion. Wenn der Kranke aus der stationären Behandlung entlassen und auf geeignete Medikamente eingestellt ist, kann grundsätzlich auch die zahnärztliche Behandlung bei betonter Beachtung der psychischen und physischen Schonung erfolgen. Wenn der Patient nach dem Infarkt den Belastungen des täglichen Lebens (Gehen, Treppensteigen) nicht gewachsen ist, sollte jede zahnärztliche Behandlung nur nach Abstimmung mit dem Internisten, gegebenenfalls in der Klinik vorgenommen werden.

Hypertonie. Mindestens 20% unserer Bevölkerung entwickeln im Laufe des Lebens eine arterielle Hypertonie. In der Phase des labilen Hypertonus und bei jüngeren Patienten ist mit stark schwankenden Blutdruckwerten und deutlichem Anstieg der Pulsfrequenz zu rechnen. Mit längerem Bestehen der Hypertonie bleiben die Blutdruckwerte auf einem höheren Niveau fixiert und verändern sich unter der zahnärztlichen Behandlung kaum. Auch diese Patienten stehen häufig bereits unter einer Dauertherapie mit Beta-Rezeptorenblockern. Noradrenalinzusatz zum Lokalanästhetikum steigert die systolischen Blutdruckwerte deutlich und sollte gerade beim Hypertoniker gemieden werden. Ein geringer Adrenalinzusatz ist zweckmäßiger (s. Abschnitt 4.2.2.3). Wenn sich aus der Anamnese Hinweise auf einen Bluthochdruck ergeben, sollte vor der Behandlung der Blutdruck gemessen und notiert werden.

Hypotone Regulationsstörungen. Bei Patienten mit konstitutionell niedrigem Blutdruck drohen unter der Lokalanästhesie keine besonderen Gefahren; der Streß der Behandlung erhöht die Blutdruckwerte. Anders zu bewerten ist die Neigung zu vago-vasalen Dysregulationen. Diese Patienten berichten schon, daß sie »keine Spritze vertragen« und öfter kollabieren. Die Dysregulationen mit Überwiegen des Vagus-Tonus sind meist psychogen bedingt und verhältnismäßig einfach zu behandeln (s. Abschnitt 4.2.7.2).

Zustand nach rheumatischer Karditis, Herzklappenfehler und Herzoperationen. Nach rheumatischer Karditis kann ein neuer Schub der Erkrankung durch eine Bakteriämie ausgelöst werden, wie sie bei Operationen in der Mundhöhle unvermeidlich ist (s. Abschnitt 9.1.8). Ähnlich gefährdet sind Patienten nach Operationen an den Herzklappen. Die Bakteriämie wird nicht nur nach blutigen Eingriffen wie der Zahnentfernung, sondern schon nach der Lokalanästhesie beobachtet. So fanden RAHN und Mitarb. (1988) nach 10% der Lokalanästhesien eine kurzzeitige Bakteriämie. Besonders groß ist die Gefahr der Keiminvasion nach intraligamentärer Anästhesie, wo sie in 70% der Fälle aerobe und anaerobe Bakterien in der Blutbahn nachweisen konnten; der Einstich durch den keimbeladenen Sulcus gingivae ist besonders problematisch. Jede blutige Maßnahme einschließlich der Lokalanästhesie muß daher bei dieser Patientengruppe unter einem wirksamen antibiotischen Schutz vorgenommen werden, der mit dem behandelnden Internisten abzustimmen ist. Von einer intraligamentären Anästhesie sollte grundsätzlich Abstand genommen werden. Patienten nach Klappenersatz stehen in der Regel unter Antikoagulantien und erfordern eine besondere Wundversorgung (s. Abschnitt 12.2).

Herzrhythmusstörungen. Störungen der Reizbildung und Reizleitung im Herzen sind oft Folge von Durchblutungsstörungen. Es gelten also gleiche Behandlungsgrundsätze wie bei der ischämischen Herzkrankheit. Bei schonender Anästhesie sind schmerzfreie Extraktionen bei Risikogruppe II und III zumutbar.
Patienten mit implantierten *Herzschrittmachern* haben eine stabilisierte und garantierte Herzaktion; es drohen also seitens des Herzrhythmus keine besonderen Gefahren. Die meist zugrunde liegende ischämische Herzkrankheit erfordert aber besonders schonendes Vorgehen. Die Anwendung des elektrischen Messers (Hochfrequenz-Diathermie) sollte unterbleiben.

Stoffwechselerkrankungen

3–5% unserer Patienten leiden unter einem Diabetes mellitus. Die zahnärztliche Lokalanästhesie beeinflußt nicht unmittelbar den Zuckerstoffwechsel (KLAMMT und Mitarb. 1978). Die Lokalanästhesie erfolgt also in der üblichen Weise mit Vasokonstriktorzusatz. Es ist aber zu bedenken, daß insulinpflichtige Diabetiker den Rhythmus ihrer Injektionen und der Nahrungsaufnahme einhalten müssen.
Schwere dekompensierte Nieren- und Lebererkrankungen setzen die Leistungsbreite des Patienten erheblich herab; vermeidbare Eingriffe werden unterlassen. Andererseits ist die Beseitigung von

odontogenen Entzündungen gerade hier eine Notwendigkeit. Patienten mit *dekompensierter Niereninsuffizienz* stehen oft in einem chronischen Dialyseprogramm. Kleinere Eingriffe können unter Lokalanästhesie am Tag nach der Dialyse vorgenommen werden. Die Gefahr einer Nachblutung während der nächsten Dialyse ist nicht groß, obwohl das Blut dazu erneut heparinisiert wird.
Bei *schwerer Leberfunktionsstörung* wird man auf Articain zur Lokalanästhesie zurückgreifen, das im Gegensatz zum Lidocain nicht über die Leber abgebaut wird. Auf die meist bestehende Gerinnungsstörung ist besonders zu achten, gegebenenfalls sind die aktuellen Gerinnungswerte vom Internisten zu erfragen und gezielte Maßnahmen einzuleiten (s. Abschnitt 12.2).

Neurologische Leiden

Patienten mit Lähmungen der Extremitäten bedürfen zwar besonderer Fürsorge, es drohen aber keine speziellen Gefahren durch die zahnärztliche Behandlung. Epileptiker könnten unter Lokalanästhesie und Extraktion einen Anfall erleiden. Wenn eine erhebliche Krampfneigung besteht, sollte mit dem behandelnden Neurologen eine kurzzeitige Erhöhung der antiepileptischen Medikation im Sinne einer Prämedikation abgesprochen werden. Derartige Kranke befinden sich ohnehin meist in stationärer oder Heimbehandlung. Die Lokalanästhesie kann aber grundsätzlich unter den sonst üblichen Bedingungen vorgenommen werden. Tritt ein großer Anfall auf, sollte er durch intravenöse Injektion von Diazepam (Valium®) kupiert werden. Ist das nicht möglich, wird der Patient nur in geeigneter Weise gelagert, vor Selbstverletzung (Zungenbiß) geschützt, und das Ende des Krampfanfalls wird abgewartet.

Störungen der Lungenfuktion

Schwere Störungen der Lungenfunktion wie Emphysem mit starker chronischer Bronchitis, Asthma bronchiale oder Verlust von Lungenteilen (nach Lungenresektion) beeinträchtigen die Lebensqualität und Leistungsfähigkeit erheblich. Dennoch sind Lokalanästhesien und Zahnentfernung meist ohne Probleme möglich. Das endogene und zugeführte Adrenalin löst beim Asthmatiker eher den Bronchospasmus, als daß es stört. Die meisten Asthmatiker haben einen Inhalator zur Spray-Applikation wirksamer Gegenmittel bei sich. Schwerste Ventilationsstörungen erfordern die Mitarbeit des Internisten und Anästhesisten sowie die klinische Behandlung.

Immunsuppressive Behandlung

Nach allogener Organtransplantation (Nieren-, Herz-, Lebertransplantation) und zur Behandlung von Autoimmunkrankheiten werden Mittel eingesetzt, welche die Immunreaktionen des Organismus hemmen oder ausschalten. Es entsteht so ein Zustand der Schutzlosigkeit gegenüber Infektionen und Entzündungen ähnlich wie bei der virusbedingten Immunschwäche AIDS. Der Zahnarzt wird alles tun, um Bakterienherde zu beseitigen und Keimverschleppungen zu vermeiden (Keimreduktion in der Mundhöhle, Antibiotikum, schonendes Operieren, gute postoperative Kontrolle). Auch hier ist immer die Abstimmung mit dem zuständigen Spezialisten oder der Fachklinik angebracht (s. Abschnitt 3.7.2).

Schwangerschaft und menstrueller Zyklus

Die ungestörte Schwangerschaft ist keine Krankheit, dennoch drohen Gefahren für Mutter und Kind.

So können zwar alle notwendigen zahnärztlichen Maßnahmen in der üblichen

Weise vorgenommen werden, jedoch muß auf die psychische Situation der Schwangeren gebührend Rücksicht genommen und eine mögliche Schädigung des Kindes kalkuliert werden (Stech 1979, Siedentopf 1990). Daß Lokalanästhetikum über die Planzenta in den kindlichen Kreislauf gelangt, ist bei Präparaten wie Articain mit hoher Bindung an die Plasma-Eiweiße nicht zu befürchten (Siedentopf 1990). Bei pathologischer oder Risikoschwangerschaft ist immer die Rücksprache mit dem behandelnden Gynäkologen angebracht. Notwendige planbare Eingriffe sollten möglichst in das 2. Trimenon gelegt werden. Noch besser wäre es, aufschiebbare Operationen erst nach der Schwangerschaft vorzunehmen. Wenn auch nicht wahrscheinlich, so sind doch Störungen der Schwangerschaft ausgelöst durch zahnärztliche Eingriffe denkbar. Ein Zusammenhang ist kaum beweisbar, aber auch schwer zu widerlegen. Um langwierige Rechtsstreitigkeiten zu vermeiden, wird man also *während der Schwangerschaft nur dringliche Operationen* vornehmen. Die einfache Extraktion eines schmerzenden und nicht erhaltenswerten Zahnes kann wohl immer bedenkenlos erfolgen.

Der menstruelle Zyklus geht mit gewissen psychischen und physischen Veränderungen einher. Diese sind aber nicht so schwerwiegend, daß zahnärztliche Operationen grundsätzlich nicht in jeder Zyklusphase vorgenommen werden könnten. So ist auch die Befürchtung nicht begründet, daß während der Regelblutung eine vermehrte Blutungsgefahr aus Operationswunden oder wesentlich schlechtere Heilungsbedingungen bestünden (s. Abschnitt 10.1). Dennoch kann es angebracht sein, Patientinnen in dieser Zeit zu schonen.

Schlußsätze

- Lokalanästhesie und Zahnentfernung belasten den Risikopatienten mehr, als den Gesunden. So hat der vorgeschädigte Patient auch mehr Angst vor Komplikationen. Er bedarf daher besonders guter psychischer Führung.
- Jegliche vermeidbare Belastung des Risikopatienten muß unterbleiben.
- Die sichere Ausschaltung des Schmerzes ist Voraussetzung für eine schonende operative Behandlung. Deshalb wird die Lokalanästhesie mit Zusatz eines Vasokonstriktors vorgenommen.
- Eine Prämedikation ist auch bei Risikopatienten nicht grundsätzlich erforderlich, kann aber sinnvoll sein.
- Die Abstimmung des Vorgehens mit dem behandelnden Arzt bietet vermehrte Sicherheit auch in forensischer Hinsicht.
- Die versehentliche intravasale Injektion des Anästhetikums muß mit Sicherheit ausgeschlossen sein.
- Lokalanästhesie und Eingriff werden am liegenden Patienten vorgenommen.
- Bei Beachtung aller Maßnahmen zur psychischen und physischen Schonung stellen Lokalanästhesie und einfache Zahnextraktion auf für Risikopatienten eine geringfügige Belastung dar und sind den meisten Kranken zumutbar.
- Wenn körperliche Schäden ein bedrohliches Ausmaß angenommen haben (Risikogruppe IV), werden alle operativen Maßnahmen in Zusammenarbeit mit dem Anästhesisten und am besten in einer Klinik vorgenommen.

4.2.6 Anästhesieversagen

Leider läßt sich mit der Lokalanästhesie nicht immer eine vollständige Schmerzfreiheit erzielen. Unter Praxisbedingungen müssen auch erfahrene Zahnärzte mit 2–3% völligen Anästhesieversagern rechnen, bei einem weiteren Teil der Patienten ist die Betäubung nicht ganz vollständig (s. Abschnitt 4.2.1, Abb. 4.1).

Wie eingangs erwähnt, ist der Schmerz immer zugleich Empfindung und Erlebnis.

Er ist in seiner Intensität von verschiedenen Faktoren, auch situativen Momenten abhängig.

Der Schmerz ist ein individuelles Erlebnis, dessen Intensität auch der Arzt nicht sicher abschätzen kann. Jede Schmerzäußerung des Patienten muß ernst genommen werden.

So ist der Zusammenhang von Angst und Schmerzen offensichtlich (s. Abschnitt 4.2.1). Auf Grund individueller Besonderheiten reagieren manche Menschen auf geringe Schmerzreize heftig, andere dagegen auf starke kaum. So ist auch bei der Lokalanästhesie ein recht unterschiedliches Ausmaß der Reaktionen auf eventuell verbliebene Schmerzreste zu erwarten. Es ist möglich, daß insbesondere kindliche Patienten über Schmerzen trotz vollständiger Anästhesie klagen, weil sie diese befürchten. Zudem werten einige Patienten auch eine *verbliebene Druckempfindung als Schmerz*. Andererseits müssen wir davon ausgehen, daß geringfügige Schmerzen mitunter trotz korrekter Anästhesie zurückbleiben (s. Abb. 4.1). Wie der Patient diese wertet, können wir durch *psychische Führung* beeinflussen. Er ist meist bereit, einen recht kurzen und angekündigten Schmerz zu tolerieren. Starke Schmerzreaktionen sind immer ernst zu nehmen und Ausdruck mangelhafter Anästhesie. Nur zu leicht geht mancher Zahnarzt davon aus, daß die Betäubung »sitzen muß« und der Patient nur übermäßig reagiert. So wird auch oft fälschlich aus der Taubheit der Unterlippe auf eine ausreichende Anästhesie zur Zahnextraktion im Unterkiefer geschlossen. Die Mentalisanästhesie zeigt allenfalls die Betäubung des N. alveolaris inferior an. Schmerzen unter der Extraktion können durch mangelnde Blockierung des N. lingualis oder buccalis bedingt sein.

Die Aufgliederung der echten Anästhesieversager auf die zur Extraktion anstehenden Zähne ergibt deutliche Unterschiede in den einzelnen Kieferregionen (Abb. 4.18). Demnach ist die Versagerquote im Unterkiefer höher als im Oberkiefer, wo die terminale Anästhesie offensichtlich problemlos ist. Obwohl im Unterkiefer fast ausschließlich die Leitungsbetäubung zur Anwendung kam, finden sich doch gewisse Unterschiede in den einzelnen Bereichen. So fällt die schlechtere An-

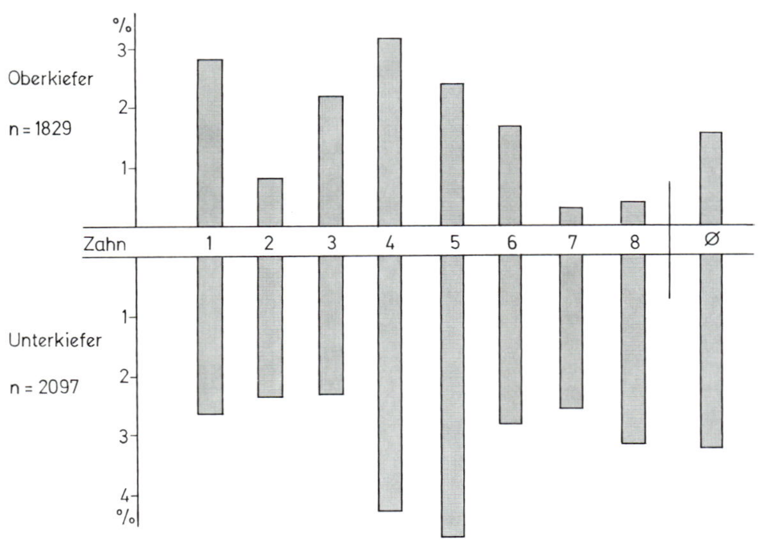

Abb. 4.18 Aufgliederung der Anästhesieversager auf die zur Extraktion anstehenden Zähne

ästhesiequalität im unteren Prämolarengebiet besonders auf. Die Gründe für diese Anästhesieversager können vielfältig sein. Zu denken ist an:

Fehlerhafte Injektionstechnik. Von Fehlern ist der Injektionstechnik sind auch versierte Kollegen nicht frei. Naturgemäß ist die versehentliche intravasale Injektion uneffektiv hinsichtlich der Anästhesie. Auch kann es vorkommen, daß gerade bei der Leitungsanästhesie des N. alveolaris inferior das Anästhesiedepot an falscher Stelle gesetzt wird und sich von hier aus in ungünstiger Richtung fortbewegt. Das »Nachspritzen« kann dann helfen. Mitunter ist aber auch durch erneute Injektion keine komplette Anästhesie zu erreichen. Es empfiehlt sich dann, den Eingriff zu verschieben und an einem anderen Tag neu zu beginnen. Überraschenderweise ist dann die Betäubung oft ohne Probleme möglich.

Ungeeignetes Anästhetikum. Die im Handel befindlichen Anästhesielösungen sind durchweg wirksam (Schargus 1990). Eine individuelle Unempfindlichkeit gegen bestimmte Lokalanästhetika gibt es nicht, wohl aber erhebliche Unterschiede im Ansprechen auf das Medikament. So sind bei einigen Patienten deutlich größere Mengen des Anästhetikums notwendig als bei anderen. Auch könnte die Qualität der Anästhesielösungen in gewissen Grenzen schwanken. Es ist bekannt, daß der Adrenalingehalt und damit die Anästhesiequalität unter der Einwirkung von Wärme und Licht sinken (s. Abschnitt 4.2.2.3).

Anatomische Besonderheiten. Eine überaus starke Kompakta kann die Diffusion des Anästhetikums beeinträchtigen. Deshalb ist zur Anästhesie im Gebiet des 1. oberen Molaren (Crista zygomatico-alveolaris) mehr Anästhetikum notwendig als etwa beim oberen Weisheitszahn.
Abweichungen im Nervenverlauf dürften die häufigsten Ursachen für Versager bei der Leitungsanästhesie im Unterkiefer sein. So sind bei manchen Menschen der N. mylohyoideus und buccalis, seltener sogar Äste zervikaler Hautnerven an der Bildung des Plexus dentalis inferior beteiligt (Frommer und Mitarb. 1972, Rood 1976, Schargus 1990, Sillanpää und Mitarb. 1988), die bei der alleinigen Leitungsunterbrechung am Foramen mandibulae nicht sicher ausgeschaltet werden (s. Abschnitt 4.5.2.1). Ebenso ist bekannt, daß im unteren Frontzahngebiet Nervenfasern die Mittellinie kreuzen. Hier hilft nur die zusätzliche terminale Anästhesie.
Besonders groß ist die Gefahr mangelhafer Anästhesie im unteren Weisheitszahngebiet. Bekanntlich gehen aus dem Stamm des N. alveolaris inferior vor dessen Eintritt in den Mandibularkanal oftmals *feine Nervenästchen* ab, die durch *akzessorische Foramina* in der Umgebung der Lingula in den Knochen eindringen. Sie werden überwiegend, aber nicht immer bei der herkömmlichen Leitungsanästhesie erfaßt. Aber auch an der Vorderfläche des Unterkieferastes (Fossa retromolaris) finden sich nicht selten akzessorische Kanäle, durch welche Nerven zur Versorgung der unteren Molaren ziehen (Inke und Ernst 1963). Um sie auszuschalten, muß entweder hier (retromolar) ein weiteres Anästhesiedepot gesetzt werden, oder die Leitungsbetäubung trifft den Nerven noch vor dem Abgang der akzessorischen Äste wie mit der Technik nach GOW-GATES. Durch terminale Anästhesie zusätzlich zur herkömmlichen Leitungsbetäubung werden die Probleme meist beseitigt.

Anästhesie im Entzündungsfeld. Die klinische Erfahrung zeigt, daß die Anästhesiequalität von der Erkrankung des zu extrahierenden Zahnes abhängt (Abb. 4.19). So ist deutlich, daß beste Ergebnisse bei »gesunden«, d. h. aus prothetischer oder kieferorthopädischer Indikation entfernten Zähnen, die schlechtesten bei akuter Entzündung anzutreffen sind. Man

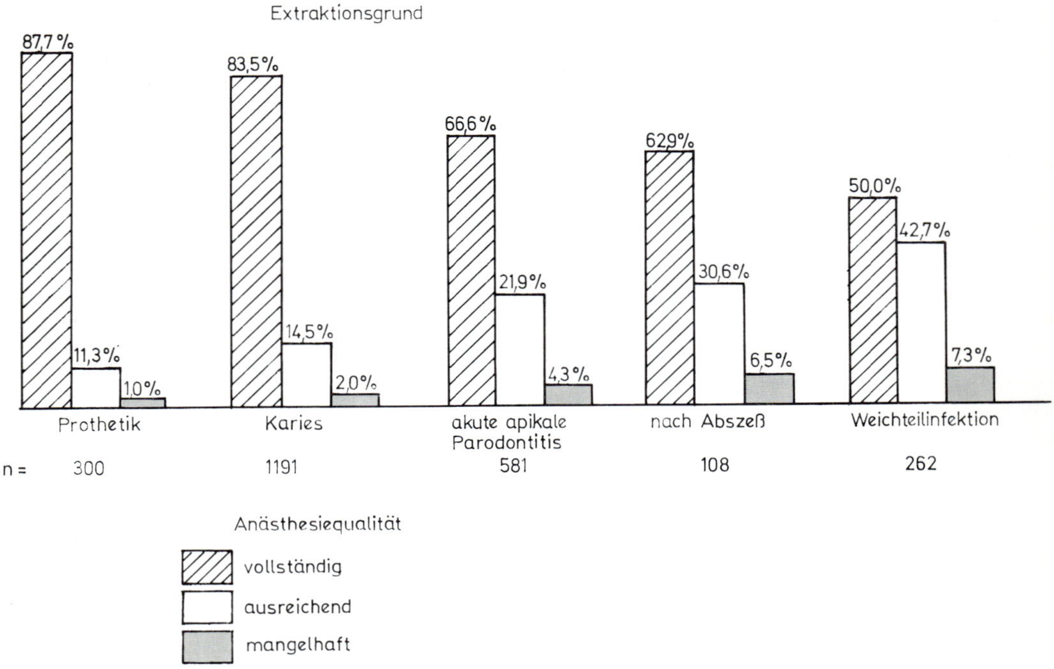

Abb. 4.19 Die Effektivität der Lokalanästhesie ist von der Erkrankung des zu betäubenden Bezirks abhängig. Bei und nach akuten Entzündungen ist die Anästhesiequalität deutlich schlechter

ging früher davon aus, daß Ionen- und pH-Verschiebungen im Entzündungsfeld die Wirksamkeit des Anästhetikums erschweren. Das erklärt jedoch nicht, daß oftmals auch die Leitungsanästhesie zur Extraktion von Zähnen mit akuter apikaler Parodontitis oder totaler Pulpitis unbefriedigend wirkt. Vermutlich sind also noch andere Faktoren für den mangelhaften Effekt der Lokalanästhesie verantwortlich, die wohl in entzündungsbedingten Veränderungen im Nerven selbst zu suchen sind (Brown 1981).
Wegen der Gefahr einer Keimverschleppung wird man bei Entzündungen die Verfahren der Leitungsanästhesie bevorzugen, wenn diese entfernt vom Entzündungsfeld vorgenommen werden kann.

Bei akuter Entzündung mehr Anästhetikum injizieren. Wo immer möglich, Leitungsanästhesie.

Je besser und höher konzentriert das Anästhetikum, desto geringer die Versagerquote auch bei akuten Entzündungen. Bei der terminalen Anästhesie im Entzündungsfeld sind auch die Diffusionsbedingungen schlechter als Folge der entzündlichen Durchblutungsstörung. Nach Abszeßinzision ist wegen der Narbenbildung im Gewebe ebenfalls mit schlechter Diffusion und mangelhafter Qualität der Anästhesie zu rechnen (Abb. 4.19). Der Zusatz von Hyaluronidase, welcher zur Verbesserung der Diffusion früher empfohlen wurde, verbietet sich bei Entzündungen. Er ist ohnehin bei unseren modernen Lokalanästhetika völlig entbehrlich.

Schlußsätze

- Anästhesieversager sind selten, aber nicht völlig vermeidbar,

- Die Auswirkungen nicht ganz vollständiger Anäthesien können durch gute psychische Führung geringer gehalten werden: Angst und Spannung begünstigen Anästhesieversager.
- Keinen Eingriff bei mangelhafter Anästhesie beginnen!
- Ursachen für unbefriedigende Anästhesie müssen gesucht und beseitigt werden.
- Wenn möglich, sollte bei Anästhesieversagen ein Eingriff aufgeschoben und an einem anderen Tag neu begonnen werden.
- »Nachspritzen« hilft meist nur, wenn zuvor grobe Fehler in der Technik gemacht wurden (Depot an falscher Stelle).
- Bei ungenügender Wirkung der Leitungsbetäubung kann die intraligamentäre Anästhesie zusätzlich angewandt werden.
- Die modernen Lokalanästhetika wirken bei jedem Patienten, aber unterschiedlich gut. Adrenalingehalt und Anästhesiequalität sind bei älteren Lösungen mitunter unbefriedigend infolge Zersetzung des Vasokonstriktors unter Einwirkung von Licht und Wärme.
- Anatomische Besonderheiten im Nervenverlauf können Ursache mangelhafter Wirkung von Leitungsanästhesien sein. Deshalb ist die zusätzliche terminale Anästhesie im Operationsgebiet immer günstig.

4.2.7 Komplikationen der Lokalanästhesie

Die zu erwartenden Komplikationen der zahnärztlichen Lokalanästhesie sind nicht schwerwiegend, vergleichsweise selten und fast alle vermeidbar. Über ihre Häufigkeit in unserem Untersuchungsgut orientiert Tabelle 4.1, wobei seltene Störungen nicht erfaßt sind. Eine Erhebung von Funk (1978) ergab, daß bei jeder 50. Lokalanästhesie Komplikationen irgendwelcher Art auftraten. Es handelte sich jedoch zumeist um leichte Störungen. Allerdings wird unter mehr als 42000 Anästhesien auch von 6 Herz- und Atemstillständen berichtet, die glücklicherweise nicht tödlich waren.

4.2.7.1 Örtliche Komplikationen

Die örtlichen Komplikationen betreffen lokale Schäden als Folge einer Lokalanästhesie. Von klinischer Bedeutung sind:

Nervenverletzungen

Motorische Lähmungen sind meist reversibel und harmlos. So kann eine vorübergehende Facialislähmung bei der Leitungsanästhesie des N. alveolaris inferior auftreten, wenn das Anästhetikum nach dorsal aus dem Spatium pterygomandibulare austritt. Langdauernde Funktionsstörungen sensibler Nerven kommen leider immer wieder vor. So wird über Ausfälle des N. alveolaris inferior und des N. lingualis berichtet (Vogel 1979), wobei oftmals nicht klar zu entscheiden ist, ob die Anästhesie oder der nachfolgende Eingriff Schäden gesetzt haben. Es ist unklar, wie diese entstehen. Eine mechanische Verletzung des Nerven beim Durchstechen ist als Ursache möglich, aber wenig wahrscheinlich. Eher wäre an ein Hämatom zu denken (Scheunemann und Hausamen 1980). Jedenfalls kann ein bleibender Nervenschaden nicht mit Sicherheit vermieden werden. Neben völligem Nervenausfall sind auch Funktionsstörungen wie Hypästhesie oder Parästhesie zu beobachten. Diese haben eine günstigere Prognose; Abwarten, Wärmeapplikation, evtl. aus psychologischen Gründen Vitamin-B-Präparate. Bei völligem Nervenausfall sollte der Patient einer Fachklinik zur Frage einer eventuellen mikrochirurgischen Rekonstuktion des Nerven vorgestellt werden (s. auch Abschnitt 9.1.7.3).

Kieferklemme

Eine Kieferklemme tritt als Folge einer Muskelschädigung mit Hämatombildung oder/und Infektion gelegentlich auf. Betroffen sind vor allem der M. pterygoideus medialis (Leitungsanästhesie), seltener der Bereich von M. masseter und der Wangenmuskulatur. Bereits bei ungestörter Lokalanästhesie sind histologisch sichtbare reversible Veränderungen an der Muskulatur erkennbar (Benoit 1978). Beim Durchstechen des M. pterygoideus medialis kann es hier besonders durch Widerhaken an der Kanüle zur Muskelzerreißung und Hämatombildung kommen. Dieses Hämatom kann bindegewebig organisiert werden und mit erheblicher Narbenbildung ausheilen. Auch stellen Hämatom und Muskelnekrose einen idealen Bakteriennährboden dar, der die Entwicklung von Abszessen und chronischen Entzündungen begünstigt. Zur Vermeidung einer Kieferklemme achten wir auf:

- Kein Durchstechen von Muskeln bei der Leitungsanästhesie (Einstich nicht zu weit medial)
- einwandfreie Kanülen;
- Schleimhautantiseptik.

Ist eine Kieferklemme nach Lokalanästhesie eingetreten, kommen aktive Dehnübungen und Wärmeanwendungen in jeder Form in Frage. Wenn keine Hinweise auf einen Abszeß vorliegen, haben wir mit Kurzwellendurchflutungen der betroffenen Muskulatur gute Erfolge gesehen. Oftmals ist nicht klar zu entscheiden, inwieweit entzündliche Prozesse mitbeteiligt sind. Dann klärt die intensive Wärmebehandlung im Sinne einer Provokation die Lage. Entweder wird dadurch die chronische Entzündung aktiviert, erkennbar und behandelt, oder die Kieferklemme bildet sich allein unter dieser Therapie zurück. Die Schneidekantendistanz ist bei jeder Konsultation zu messen und zu registrieren. Operative Maßnahmen wegen einer Kieferklemme nach Lokalanästhesie sind meist entbehrlich.

Durchblutungsstörungen

Gelegentlich treten sogenannte *anämische Zonen* der Gesichtshaut unmittelbar nach der Lokalanästhesie auf. Auch entfernt vom Ort der Einspritzung entstehen so bizarre weißliche Flecken der Haut, die wohl auf einen arteriellen Spasmus zu beziehen sind und spontan wieder verschwinden. Ähnliche Gefäßspasmen sind am Auge bedrohlich (Rood 1972). Bereits nach der sonst ungestörten Leitungsanästhesie im Foramen mandibulae sind Veränderungen am Augenhintergrund ohne klinische Ausfallerscheinungen zu beobachten (Goder und Mitarb. 1977). Vorwiegend in der älteren Literatur wird über vorübergehende Visuseinschränkung oder sogar *Erblindung* nach der zahnärztlichen Lokalanästhesie berichtet. Die rasche Vorstellung beim Augenarzt ist selbstverständlich, wenn sich die Sehstörung nicht in ganz kurzer Zeit zurückgebildet hat. Eine Möglichkeit zur Verhütung derartiger Schäden gibt es nicht.

Hämatome

Sehr selten schießen unmittelbar nach einer Injektion im retromaxillären Raum Hämatome auf, die als rasch sich vergrößernde Auftreibung unterhalb oder oberhalb des Jochbogens sichtbar werden. Ob eine Verletzung des venösen Plexus pterygoideus oder einer Arterie dafür verantwortlich ist, wird diskutiert. Die Blutung steht durch Selbsttamponade. Zur Behandlung kommt anfangs Kälte, später Wärme in Betracht; ein Infektionschutz durch ein wirksames Antibiotikum ist zu erwägen. Kleinere oberflächliche Hämatome im Anschluß an die Lokalanästhesie sind harmlos. Sie werden mitunter erst nach Tagen sichtbar, wenn sie die Haut erreicht haben. Auch Hämatome wandern der Schwere nach und entlang vorgeformter anatomischer Strukturen. Eine gezielte Behandlung erübrigt sich.

Schleimhautnekrosen

Besonders nach Injektion am Gaumen wurden früher gelegentlich Nekrosen der Schleimhaut gesehen. Bei ihrer Entstehung spielen wohl toxische Einflüsse und der bei der Injektion aufgewandte Druck eine Rolle. Bei Verwendung der modernen Anästhetika und langsamer Injektion kleiner Mengen sind sie nicht zu befürchten.

4.2.7.2 Allgemeine Komplikationen

Ernste und bedrohliche Zwischenfälle sind selten. Über ihre wirkliche Häufigkeit existieren keine zuverlässigen Angaben. So ging Killian noch 1972 davon aus, daß auf 100000 bis 200000 Anästhesien mit einem Todesfall gerechnet werden müsse. Entsprechend stellte Herrmann (1975) fest, daß »jährlich etwa 88 Todesfälle nach Lokalanästhesie« in der Bundesrepublik auftreten. Diese Zahlen scheinen selbst angesichts der Millionen von jährlich durchgeführten Lokalanästhesien sehr hoch und nicht mehr aktuell zu sein. Leider ist dennoch sicher, daß Todesfälle in Zusammenhang mit der zahnärztlichen Lokalanästhesie auftreten, wobei die Ursachen vielfältig sein und im unklaren bleiben können. Ein *lebensbedrohlicher Zwischenfall auf dem zahnärztlichen Stuhl muß nicht in ursächlichem Zusammenhang mit den Maßnahmen des Zahnarztes stehen.* So kann es sich um einen natürlichen Tod handeln, der nur zufällig im Behandlungszimmer eintritt. Dennoch müssen der Zahnarzt und sein Team alles tun, um eine Gefährdung für den Patienten zu verhindern oder einen bedrohlichen Zwischenfall sofort wirksam zu behandeln. Rechnen müssen wir in Zusammenhang mit der Lokalanästhesie mit

- Kreislaufdysregulationen,
- allergischen Reaktionen,
- toxischen Reaktionen.

Orthostatischer Kollaps, vaso-vagale Synkope

Infolge vegetativer Fehlsteuerung mit Überwiegen des Vagus-Tonus kommt es zu einer Weitstellung der Blutgefäße und »Versacken des Blutes« in abhängigen Körperteilen (Abdomen, Beine), zu Pulsverlangsamung, Blutdruckabfall und zur vorübergehenden Minderdurchblutung des Gehirns. Folge davon sind Bewußtseinsverlust, evtl. Krämpfe. Die Störung kündigt sich oft durch Unruhe, Übelkeit, kalten Schweiß, Blaßwerden der Nase an. Bereits bei den ersten Anzeichen:

- Behandlung unterbrechen,
- Patienten flach lagern, evtl. Beine in Taschenmesserposition,
- Pulskontrolle, evtl. Blutdruckmessung.

Fast immer läßt sich damit die Regulationsstörung beherrschen. Erholt sich der Patient nicht rasch, liegt keine einfache vasovagale Synkope vor. Es müssen dann schnellstens eine gezielte Diagnostik und Therapie veranlaßt werden: Notarzt rufen. Bis zum Eintreffen des Spezialisten müssen wir beim Bewußtlosen für freie Atemwege und eine minimale Kreislauffunktion sorgen (s. Abschnitt 4.2.7.3).

Die orthostatische Regulationsstörung ist fast immer psychogen.

In unserer Untersuchung wurden nach 1,1% aller Anästhesien Übelkeit, nach 0,4% Kollaps registriert (Tab. 4.1). Übelkeit und Kollaps traten 10mal häufiger

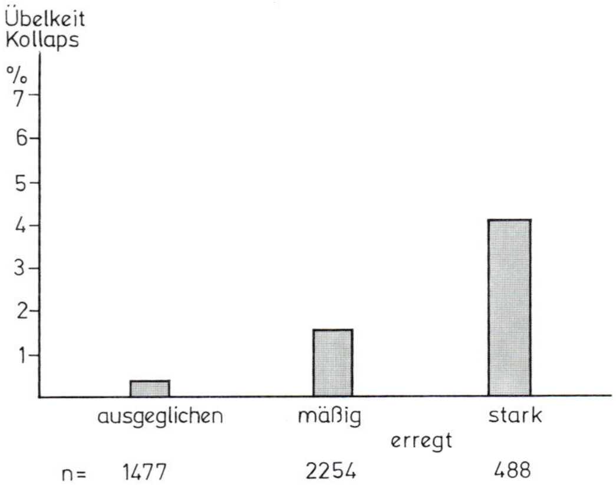

Abb. 4.20 Häufigkeit von Übelkeit und Kollaps in Abhängigkeit von der psychischen Ausgangslage: deutlich häufiger Komplikationen bei erregten Patienten

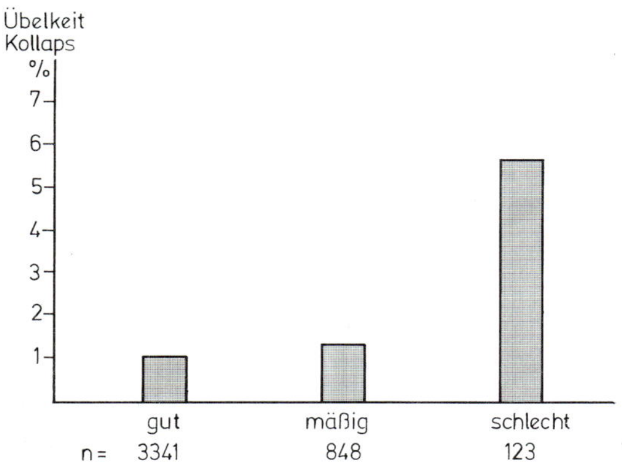

Abb. 4.21 Häufigkeit von Übelkeit und Kollaps in Abhängigkeit von der Qualität der Lokalanästhesie: mangelhafte Anästhesie begünstigt Komplikation

bei Patienten auf, die mit sichtbarer Erregung auf den Behandlungsstuhl kamen (Abb. 4.20). Ebenso wurden diese Störungen 10mal häufiger bei unvollständiger Anästhesie gefunden als bei vollständiger Schmerzausschaltung (Abb. 4.21). Wir schließen daraus:

Angst und Schmerzen provozieren Zwischenfälle.

Dagegen fanden wir keine eindeutige Abhängigkeit der Häufigkeit von Übelkeit und Kollaps von der Art des vasokonstringierenden Zusatzes. Bei Lokalanästhesie mit und ohne Vasokonstriktor traten gleich viele allgemeine Komplikationen auf (Abb. 4.22). Deshalb fordern wir zu

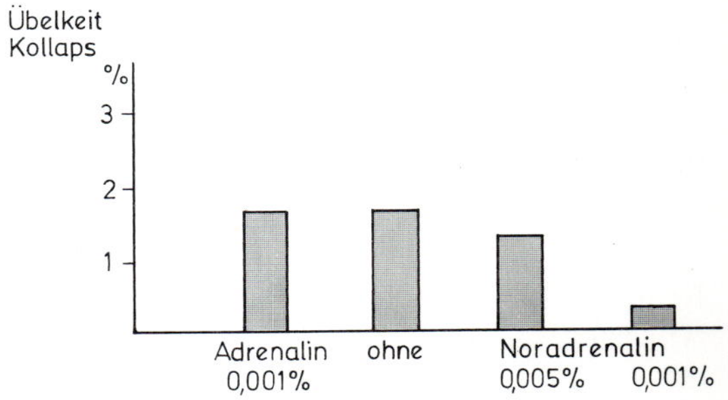

Abb. 4.22 Häufigkeit von Übelkeit und Kollaps in Abhängigkeit vom vasokonstringierenden Zusatz: Mit und ohne Adrenalin sind Kreislaufkomplikationen gleich häufig (Anzahl der Patienten = 4316)

Prophylaxe von Übelkeit und Kollaps:
- gutes Vertrauensverhältnis,
- schonende schmerzarme Behandlung,
- Behandlung am liegenden Patienten.

Toxische Wirkungen des Lokalanästhetikums

Toxische Reaktionen sind Folge hoher Konzentrationen des Anästhetikums an lebenswichtigen Zentren des Gehirns. Sie können bei versehentlicher intravasaler Injektion auch kleiner Mengen kurzzeitig auftreten und sind bald wieder verschwunden. Größer ist die Gefahr hoher Blutspiegel durch Injektion zu großer Mengen des Lokalanästhetikums und bei rascher Resorption und verzögerter Elimination. Die Resorption wird durch den Vasokonstriktor gebremst. Insofern verbessert dieser Zusatz die Verträglichkeit bei submuköser oder subkutaner Gabe. Bei *versehentlicher intravasaler Injektion verstärken und überlappen sich die toxischen Wirkungen des Lokalanästhetikums und des Vasokonstriktors.* Deshalb gilt vordringlich:

Intravasale Injektion sicher vermeiden.

Toxische Mengen des Lokalanästhetikums im Sinne einer Überschreitung von Maximaldosen werden im zahnärztlichen Bereich nicht benötigt und nicht erreicht. Eine gewisse Gefahr besteht jedoch bei mehrfachen Nachinjektionen. Auch muß eine zuvor applizierte Oberflächenanästhesie mitgerechnet werden. Bei untergewichtigen und geriatrischen Patienten kann die individuelle Grenzdosis herabgesetzt sein. Die Grenzdosis gibt an, ab welcher Konzentration des Lokalanästhetikums in mg/kg Körpergewicht mit toxischen Reaktionen gerechnet werden muß. Sie ist für jedes Anästhetikum unterschiedlich und beträgt z. B. für Ultracain DS® 7 mg/kg (SCHRAMM-SCHERER und Mitarb. 1988). Die Autoren empfehlen im Zweifelsfall die Berechnung nach folgender Formel:

$$\text{Grenzdosis in ml} = \frac{\text{Grenzdosis (mg(kg)} \times \text{Körpergewicht (kg)}}{\text{Konzentration der Lösung (\%)} \times 10}$$

Die in Tabelle 4.2 empfohlenen Höchstdosen dürfen nicht überschritten werden.

Im allgemeinen werden zu große Mengen des Lokalanästhetikums injiziert. Sie sind zur Erreichung des Anästhesieeffektes nicht nötig.
Art und Menge des Anästhetikums sind immer in den Patientenunterlagen zu protokollieren.

Eine toxische Reaktion äußert sich zunächst in einer Stimulation, später Depression des Zentralnervensystems. Zeichen der Stimulation können sein: Unruhe, Brechreiz, Zuckungen, Krämpfe, Anstieg von Pulsfrequenz und Blutdruck, rasche, unregelmäßige Atmung.
Zeichen der Depression sind: Blutdruckabfall, Bewußtseinsverlust, Atemstillstand, Herzstillstand. Die Erregungsphase kann sehr kurz sein und kaum bemerkt durchlaufen werden (SCHIJATSCHKY und SCHOTTKE 1982). Bei *Verdacht auf toxische Reaktion* sofort:

- Injektion abbrechen, Patienten flach lagern;
- Sauerstoffinsufflation;
- Notarzt rufen, Klinikeinweisung.

Tabelle 4.2 Empfohlene Höchstdosen der gebräuchlichsten Lokalanästhetika (BORCHARD 1990)

	Höchstdosis in mg	
	mit Vasokonstriktor	ohne Vasokonstriktor
Procain	1000	500
Prilocain	600	400
Lidocain	500	300
Mepivacain	500	300
Articain	600	400
Bupivacain	150	75
Etidocain	450	300

Tierexperimente und Beobachtungen am Menschen zeigen, daß unter Sauerstoffatmung viel höhere Dosen eines Anästhetikums vertragen werden. Auch ist in einer Phase verringerter Durchblutung lebenswichtiger Organe (Kollaps, Schock) die Anreicherung mit Sauerstoff besonders wichtig. Vor irgendwelchen anderen Maßnahmen gilt daher:

Bei Verdacht auf Intoxikation reinen Sauerstoff atmen lassen!

Die Insufflation von Sauerstoff ist bei einem Kollaps nie falsch. Lediglich bei einer Hyperventilationstetanie, die auch mit kurzem Bewußtseinsverlust einhergehen kann, wäre sie nicht angebracht. Die Hyperventilationstetanie ist Folge einer zu starken Abrauchung von CO_2. Deshalb versuchen wir bald ausreichende Blutspiegel von CO_2 zu erreichen, indem wir die Hyperventilation unterbinden – »Luft anhalten« – oder den Patienten in eine Tüte atmen lassen: Rückatmung sauerstoffarmer, kohlendioxidreicher Luft).

Allergische Reaktionen

Allergische Reaktionen gegen Lidocain und Articain sind extrem selten, aber möglich. Dagegen waren Allergien gegen das früher übliche Procain durchaus häufig. Eine Allergie gegen den Katecholaminzusatz ist nicht zu erwarten, jedoch sind Reaktionen gegen andere Zusätze zum Lokalanästhetikum (Parabene, Natriumsulfit) möglich. Inzwischen sind Parabene nur noch den Durchstichflaschen zugesetzt, die meisten Ampullenlösungen sind parabenfrei. Akute allergische Erscheinungen äußern sich als

- anaphylaktischer Schock,
- akute Haut- und Schleimhautveränderungen,
- Anfall von Asthma bronchiale.

Die genannten Veränderungen können gemeinsam auftreten. Der anaphylaktische Schock als bedrohlichste Form der allergischen Sofortreaktion ist ein Zusammenbruch des Kreislaufs im Anschluß an die Injektion des Lokalanästetikums. Das Vollbild kann sich sofort oder im Verlaufe von Stunden entwickeln und die Symptome der anderen allergischen Reaktionen einschließen. Wir unterscheiden bei dieser Symptomatik 4 Schweregrade (SCHILLING 1988)

1. Grad: Juckreiz, Hautrötung, Urtikaria,
2. Grad: wie 1. Grad, Quincke-Ödem, Dyspnoe, Übelkeit,
3. Grad: wie 1. Grad, zusätzliche Asthma, Zyanose, Erbrechen, Defäkation, Tachykardie, Hypotonie,
4. Grad: Atem- und Kreislaufstillstand.

Bei ausgeprägten allergischen Erscheinungen sollte sofort eine intravenöse Injektion von mindestens 100 mg eines wasserlöslichen Prednisolonpräparates erfolgen (z. B. Solu-Decortin H®, Ultraecorten-H®). Bessert sich der Zustand nicht sofort, müssen noch 1/2–1 Ampulle Adrenalin 1 : 1000 (verdünnt in Kochsalzlösung) intralingual oder ganz langsam intravenös gegeben werden. *Adrenalin ist das wirksamste Antiallergikum*, aber seine Anwendung kann gefährlich sein. Wenn die Diagnose des allergischen Zwischenfalls gesichert ist, sollte zuerst Adrenalin, danach eventuell Prednisolon verabreicht werden. Wenn die Diagnose nicht sicher und der Zustand des Patienten nicht sehr ernst ist, macht man mit der Gabe von 100 mg Prednisolon oder mehr keinen Fehler und kann dann weiter sehen. Die Entscheidung, ob eine anaphylaktische Reaktion oder eine vasovagale Synkope vorliegt, könnte schwer sein. Die intravenöse Injektion von Prednisolon schadet im Zweifelsfalle weniger als deren Unterlassung. Im übrigen gilt bei jedem schweren allergischen Zwischenfall:

- Sauerstoff,
- venösen Zugang schaffen,
- Notarzt rufen, Klinikeinweisung.

Selbst, wenn der akut lebensbedrohliche Zustand abgefangen werden konnte, sind stationäre Beobachtung und Weiterbehandlung unerläßlich.

Zu einer bedrohlichen allergischen Reaktion darf es nicht erst kommen. Durch eine gute Anamnese müssen Risikopatienten vorher erkannt und entsprechend behandelt werden.

Im Zweifelsfall müssen dann eine exakte Testung durch einen Dermatologen bzw. Allergologen oder die Überweisung an eine kieferchirurgische Fachklinik veranlaßt werden.

4.2.7.3 Notfallausrüstung

Die *zahnärztliche Praxis* ist *keine Intensivtherapie-Abteilung*. Nicht jeder mögliche Zwischenfall kann hier optimal behandelt werden. Es muß aber gewährleistet sein, daß die *vitalen Funktionen von Atmung und Kreislauf* bis zum Eintreffen qualifizierter Hilfe aufrecht erhalten werden. Hierfür sind meist ausreichend:

- Lagerung,
- Mund-zu-Mund- oder Mund-zu-Nase-Beatmung,
- externe Herzmassage.

In Übereinstimmung mit einer Empfehlung der American Heart Association von 1986 faßt Schijatschky (1988) den Ablauf der Notmaßnahmen wie folgt zusammen:

- Feststellen der Bewußtlosigkeit,
- Lagerung des Bewußtlosen auf den Rücken,
- Kontrolle der Spontanatmung des Patienten. Der Kopf wird nackenwärts überstreckt und die Thoraxbewegungen werden beobachtet. Außerdem kann die Ausatmung auch durch das Hören und Fühlen der entweichenden Luft kontrolliert werden.
- Atmet der Patient noch spontan, wird er in eine stabile Seitenlage gebracht und weiter beobachtet.
- Atmet der Patient trotz offener Atemwege nicht spontan, so wird unverzüglich mit der Mund-zu-Mund-Beatmung begonnen. Zuerst werden zwei Insufflationen durchgeführt (Beatmungsvolumen ca. 800 ml). Die zweite Insufflation wird erst begonnen, nachdem der Patient ganz ausgeatmet hat.
- Tasten des Carotis-Pulses.
- Wenn kein Puls mehr spürbar ist, sofort mit der Herzmassage beginnen und mit der Beatmung gleichzeitig fortfahren. Bei der Ein-Helfer-Methode ist das Kompressions-Ventilations-Verhältnis 15:2, bei der Zwei-Helfer-Methode 5:1 (bei einer Kompressionsfrequenz von 80–100/min).

Für die beschriebenen lebensrettenden Maßnahmen ist also keine besondere Ausrüstung erforderlich. Wünschenswert sind jedoch:

- Beutelbeatmungsgerät evtl. mit Festsauerstoffpatrone oder (besser)
- Sauerstoffinsufflations- und Beatmungsgerät
- Naso- und oropharyngeale Tuben (Wendl-, Guedel-Tuben), Masken verschiedener Größe.

Die Industrie bietet zweckmäßige Notfallkoffer an. Sie dürfen in keiner frequentierten Praxis fehlen. Diese Koffer sollten auch ein kleines Sortiment von Notfallmedikamenten enthalten, und zwar wenigstens:

- 5 Ampullen eines wasserlöslichen Prednisolon-Präparats (allergischer Zwischenfall)
- 5 Ampullen Diazepam (Krämpfe, extreme Unruhe)
- 5 Ampullen Adrenalin 1:1000 (allergischer Zwischenfall)
- 5 Ampullen 0,9% steriler Kochsalzlösung (Lösungsmittel)
- eventuell einige Amp. Orciprenalin (Alupent®)
- Glyceroltrinitrat (Nitrolingual®, Corangin®-Nitrokapseln oder Spray) zur Behandlung des Angina-pectoris-Anfalls.

Zu diesen Medikamenten gehören sterile Spritzen, Kanülen, Stauschlauch, Ampullensäge.

Abgesehen vom allergischen Zwischenfall, der extrem selten sein dürfte, spielt die *medikamentöse Therapie von Notfällen* in der zahnärztlichen Praxis *keine wesentliche Rolle*; der Zahnarzt ist auch kaum in der Lage, die Indikation für eine eingreifende Behandlung richtig zu stellen und die Mittel sachgerecht zu applizieren. Er sollte sich daher bei ernsten Zwischenfällen auf die Aufrechterhaltung von Atmung und Kreislauf beschränken und Hilfe rufen lassen.

Die beste Notfallausrüstung nutzt nichts, wenn sie

- infolge fehlender Pflege und Wartung nicht einsetzbar ist;
- nicht richtig gehandhabt wird.

Ein lebensbedrohlicher Zwischenfall in der zahnärztlichen Praxis ist eine Extremsituation, die an alle Anwesenden höchste Anforderungen stellt. Wenn das Verhalten in Notsituationen nicht geübt und trainiert ist, geht alles schief. Deshalb müssen alle Mitarbeiter vorbereitet sein. In regelmäßigem Abstand muß das Verhalten in Notsituationen trainiert werden. In das Training werden alle verfügbaren Mitarbeiter, also auch Zahntechniker, Bürokräfte usw. einbezogen. Auch wer nicht an der unmittelbaren Betreuung des Patienten beteiligt ist, hat dann wichtige Aufgaben (Telefon!).

Literatur

Bartlett, S. Z. Clinical observations on the effects of injections of local anesthetica preceded by aspiration Oral Surg., Oral Med., Oral Pathol. 33 (1972) 520–526

Beese, V., Heinrich, H., Klammt, J.: Untersuchungen zur Desinfektion der Mundschleimhaut vor intraoralen Injektionen. Stomatol. DDR 28 (1978) 688–691

Benad, G: Zu einigen aktuellen Fragen der in der DDR gebräuchlichen Lokalanästhetika. Zbl. Chir. 104 (1979) 1485–1488

Benoit, P. W.: Reversible skeletal muscle damage after administration of local anesthetics with and without epinephrine. J. Oral Surg. 36 (1978) 198–201

Bier-Katz, G.: Lokalanästhesie in der Kinderzahnheilkunde. Quintessenz 31 (1981) 57–63

Borchard, U.: Pharmakologie des Articain und der vasokonstriktorischen Zusätze. In: »Zahnärztliche Lokalanästhesie heute. Zwei Jahrzehnte Articain«, herausgeg. v. G. Frenkel, Aktuelles Wissen Hoechst, Hoechst AG Frankfurt/Main 1990

Brown, R. D.: The failure of local anaesthesia in acute inflammation. Brit. Dent. J. 151 (1981) 47–51

Busch, F.: Die Extraktion der Zähne. 1. Aufl. Berlin 1894

Cawson, R. A.: The implantation of cells from mucous membrane by injection needle. Arch. oral Biol. 1 (1959/60) 206

Coleman, R. D., Smith, R. A.: The anatomy of mandibular anesthesia: Review and analysis. Oral Surg., Oral Med., Oral Pathol. 54 (1982) 148–153

Danielsson, K., Evers, H., Nordenram, A.: Aspiration in oral local anesthesia. Swed. Dent. J. 8 (1984) 265–269

Eberhardt, B.: Zahnärztliche Lokalanästhesie bei Risikopatienten. In: »Zahnärztliche Lokalanästhesie heute. Zwei Jarhrzehnte Articain«, herausgeg. v. G. Frenkel, Aktuelles Wissen Hoechst, Hoechst AG Frankfurt/Main 1990

Einwag, J.: Die intraligamentäre Anästhesie im Kindes- und Jugendalter – Klinische Erfahrungen. Dtsch. zahnärztl. Z. 37 (1982) 874–876

Erlemeier, E.-M.: Aktuelle Aspekte der intraligamentären Anästhesie. Quintessenz 42 (1991) 471–481

Frenkel, G.: Möglichkeiten und Grenzen der intralligamentären Anästhesie. In: »Zahnärztliche Lokalanästhesie heute. Zwei Jahrzehnte Articain«. Aktuelles Wissen Hoechst. Hoechst AG Frankfurt/Main 1990

Frommer, J., Mele, F. A., Monroe, C. W.: The possible role of the mylohyoid nerve in mandibular posterior tooth sensation. J. Amer. dent. Ass. 85 (1972) 113–117

Funk, W. R.: Untersuchungen über Zwischenfälle bei Lokalanästhesie in der Zahnheilkunde. Med. Dissertation Saarbrücken 1978

GALBREATH, J. C., EKLUND, M. K.: Tracing the course of the mandibular block injection. Oral Surg., Oral Med., Oral Pathol. 30 (1970) 571–582

GATCHEL, R. J.: Effectiveness of two procedures for reducing dental fear: group administered desensitization and group education and discussion. J. Amer. dent. Ass. 101 (1980) 634–637

GERKE, D. C., CRABB, G. A., FREWIN, D. B.: The effect of irradiation and heat on the content of adrenaline in commercially manufactured local anaesthetic solutions – a pilot study. Austral. Dent. J. 23 (1978) 311–313

GMYREK, G., HARTMANN, H., LUDEWIG, R., MODERSOHN, D., SCHOTTKE, C.: Zur Vermeidung von Zwischenfällen bei der stomatologischen Lokalanästhesie. Stomatol. DDR 27 (1977) 772–779

GODER, G., REX, H., RÖDER, H., VELHAGEN, K. H.: Netzhautgefäßveränderungen bei Mandibularisanästhesie. Zahn-Mund-Kieferheilk. 65 (1977) 278–283

GOW-GATES, G. A.: Mandibular conduction anesthesia: A new technique using extraoral landmarks. Oral Surg., Oral Med., Oral Pathol. 36 (1973) 321–328

GRÄF, W.: Über die Desinfektion der Einstichstelle bei intraoralen Injektionen. Dtsch. Zahnärztebl. 19 (1965) 491–496

GRIMM, G.: Kritische Einschätzung einer neuen Mehode der Mandibularis-Leitungsanästhesie. Zahnärztl. Praxis 30 (1979) 440–444

HAUSMANN, D., WAHL, G. H., NADSTAWEK, J.: Analgosedierung als adjuvante Maßnahme bei Eingriffen in Lokalanästhesie. Dtsch. Z. Mund-Kiefer-GesichstChir. 13 (1989) 245–248

HERMANN, D.: Die Intoxikation durch Lokalanästhetika in der zahnärztlichen Praxis. Zahnärztl. Welt 84 (1975) 645–649

HOLTHAUS, V., LANGBEHN, A.-F., MARONGA, F.: Eine kontrollierte Studie über die Kreislaufbelastung von kardialen Risikopatienten während der zahnärztlichen Behandlung. Dtsch. zahnärztl. Z. 41 (1986) 365–368

INKE, G., ERNST, T.: Anatomische Variationen als mögliche Ursachen für Fehlschläge bei lege artis durchgeführter Leitungsanästhesie am N. alveolaris inferior. Dtsch. Zahn-Mund-Kieferheilk. 39 (1963) 298–308

JAKOBS, W., LIPP, M., DAUBLÄNDER, M.: Ambulante zahnärztlich-chirurgische Eingriffe bei Risikopatienten in kombinierter Lachgas-Analgesie-Lokalanästhesie. Dtsch. zahnärztl. Z. 41 (1986) 347–349

JANSON, M., JANSON, I., LYDTIN, H.: Lokalanästhesie und Beta-Rezeptorenblocker. Dtsch. zahnärztl. Z. 32 (1977) 898–902

KILLIAN, H.: Die Komplikationen der Lokalanästhesie. Anästhesist 10 (1961) 294–302

KLAMMT, J.: Zu einigen aktuellen Fragen der stomatologischen Lokalanästhesie. Dtsch. Stomatol. 23 (1973) 749–757

KLAMMT, J.: Zu Indikation und Durchführung der stomatologischen Lokalanästhesie. Stomatol. DDR 36 (1986) 166–171

KLAMMT, J., MÜLLER, U., PINGEL, G.: Lokalanästhesie und Psyche. Z. ärztl. Fortbild. 80 (1986) 807–809

KLAMMT, J., MÜLLER, U., PINGEL, G.: 100 Jahre zahnärztliche Lokalanästhesie. Rückblick – Standortbestimmung – Ausblick. Stomatol. DDR 36 (1986) 152–158

KLEEMANN, P. P., LAND, E., SCHMITT, B., v. DOMARUS, H.: Ist das Risiko einer Lokalinjektion von Ornipressin während der Vollnarkose vertretbar: Dtsch. Z. Mund-Kiefer-GesichtsChir. 10 (1986) 145–148

KNOLLE, G.: Unerwünschte Arzneimittelwirkungen (UAW) bei der zahnärztlichen Lokalanästhesie. In: »Zahnärztliche Lokalanästhesie heute«, herausgeg. v. G. FRENKEL, Aktuelles Wissen Hoechst, Hoechst AG Frankfurt/Main 1990

KRAUSE, B., STÖHRING, G.: Untersuchungen zur Effektivität verschiedener Formen der Lokalanästhesie zur Milchzahnextraktion. Med. Dissertation, Akad. f. Ärztl. Fortbildung Berlin 1990

KUNKEL, J.: Zum Einfluß von inneren Erkrankungen, Medikamenteneinnahme, Nikotin und Koffein auf die Wundheilung nach Zahnextraktion. Med. Dissertation; Akad. für Ärztl. Fortbildung Berlin 1984

LAGUARDIA, H. J.: Über die Leitungsanästhesie und eine neue Methode der Mandibularisanästhesie. Correspondenzbl. Zahnärzte 64 (1940) 283–291

LIEBANG, E.: Inhalationssedierung. Zahnärztl. Welt 96 (1987) 1064–1065

LILIENTHAL, B.: Cardiovascular responses to intraosseous injections of prilocaine containig vasocontrictors. Oral Surg., Oral Med., Oral Pathol. 42 (1976) 552–558

LILLEY, J. D., RUSSEL, C.: Contamination and sterilisation of local anaesthetic cartridges. Brit. Dent. J. 139 (1975) 391–397

LIPP, M.: Anästhesieverfahren für Behandlungen in der Zahn-, Mund- und Kieferheilkunde. Quintessenz 40 (1989) 117–121

LIPP, M., DICK, W.: Indikationen, Möglichkeiten und Grenzen eines anästhesiologischen Stand by bei kieferchirurgischen Eingriffen. Dtsch. Z. Mund-Kiefer-Gesichts-Chir. 11 (1987) 438–442

MALAMED, ST. F.: The Gow-Gates mandibular block. Oral Surg., Oral Med., Oral Pathol. 51 (1981) 463–467

MAYER, R.: Die intraligamentäre Anästhesie in der Zahnheilkunde. Z. Stomatol. 86 (1989) 323–339

MEECHAN, J. G., BLAIR, G. S.: Clinical experience in oral surgery with 2 different automatic aspirating syringes. Int. J. Oral Maxillofac. Surg. 18 (1989) 87–89

MENKE, R. A., GOWGIEL, J. M.: Short-needle block anesthesia at the mandibular foramen. J. Amer. Dent. Ass. 99 (1979) 27–30

MEYER, F. U.: Die Beeiflussung der Herzfrequenz und des Blutdrucks durch Lokalanästhetika ohne bzw. mit Vasokonstriktorzusatz. Dtsch. Gesundh.wes. 38 (1938) 1759 bis 1764

MEYER, F. U., BÖTTCHER, U.: Die Aspirationsprobe bei der Lokalanästhesie. Stomatol. DDR 32 (1982) 20–23

MÜLLER, W., HENNE, J.: Experimentelle Untersuchungen zur Effektivität der intraligamentären Anästhesie. In: »Zahnärztliche Lokalanästhesie heute. Zwei Jahrzehnte Articain« herausgeg. v. G. FRENKEL. Aktuelles Wissen Hoechst. Hoechst AG Frankfurt/Main 1990

NEUMANN, H. J., BECHER, G.: Zur Anwendung des beta-Rezeptorenblockers Propranolol (Obsidan®) in der chirurgischen Stomatologie. Stomatol. DDR 30 (1980) 908–912

PODLESCH, I., NERUDA, B., ALBERS, H. J.: Atmung und Hämodynamik unter verschiedenen Formen der Analgosedierung. Dtsch. Z. Mund-Kiefer-GesichtsChir. 7 (1983) 171 bis 176

RAETZKE, P.: Allgemeinerkrankungen bei Patienten in der zahnärztlichen Praxis. Dtsch. Z. Mund-Kiefer-GesichtsChir. 8 (1984) 305 bis 307

RAHN, R., FRENKEL, G., SHAH, P.-M., SCHÄFER, V.: Bakteriämie nach intraligamentärer Anästhesie. Dtsch. Z. Mund-Kiefer-Gesichts-Chir. 12 (1988) 272–275

ROOD, J. P.: Ocular complications of inferior dental nerve block. Brit. Dent. J. 132 (1972) 23–24

ROOD, J. P.: The analgesia and innervation of mandibular teeth. Brit. Dent. J., 140 (1976) 237–239

ROST, A.: Über die Häufigkeit intravasaler Injektionen und deren Vermeidung. Dtsch. zahnärztl. Z. 13 (1959) 699–702

SALONEN, M., FORSELL, H., SCHEININ, M.: Local dental anaesthesia with lidocaine and adrenaline. Int. J. Oral Maxillofac. Surg. 17 (1988) 392–394

SCHÄFER, M., LIPP, M.: Orale Prämedikation mit Benzodiazepinen. Quintessenz 40 (1989) 523–527

SCHARGUS, G.: Gibt es wirkunglose Lokalanästhetika? In: »Zahnärztliche Lokalanästhesie heute. Zwei Jahrzehnte Articain«, herausgeg. v. G. FRENKEL. Aktuelles Wissen Hoechst, Hoechst AG Frankfurt/Main 1990

SCHEUNEMANN, H., HAUSAMEN, J. E.: Gutachterliche Erfahrungen bei Verletzungen des Nervus lingualis in Verbindung mit zahnärztlich-chirurgischen Eingriffen. Dtsch. zahnärztl. Z. 35 (1980) 196–198

SCHIANO, A. M., STRAMBI, R. C.: Frequency of accidental intravascular injection of local anesthetics in dental practice. Oral Surg. 17 (1964) 178–184

SCHIJATSCHKY, M.: Kommentar zur Arbeit »Ein Mensch wird bewußtlos – was tun?« Quintessenz 39 (1988) 1759–1762

SCHIJATSCHKY, M., SCHOTTKE, C.: Lebensbedrohliche Zwischenfälle in der zahnärztlichen Praxis. J. A. Barth Leipzig 1982

SCHILLING, W.: Krisenasthma und anaphylaktischer Schock. Z. ärztl. Fortbild. 82 (1988) 719–722

SCHNABEL, S.: Kinderbehandlung in Lokalanästhesie. Quintessenz 33 (1982) 2001 bis 2004

SCHOTTKE, C.: Psychophysische Charakeristik emotionaler Beanspruchung im Verlauf des stomato-chirurgischen Eingriffs. Med. Dissertation B Leipzig 1982

SCHOTTKE, C., SCHAUER, J.: Zur Anwendung von Cordanum® zur Prämedikation bei stomatologischen und kieferchirurgischen Eingriffen. medicamentum 24 (1983) 39–43

SCHRAMM-SCHERER, E., DIETRICH, U., TETSCH, P.: Dosierung von Lokalanästhetika bei zahnärztlich-chirurgischen Eingriffen. Dtsch. zahnärztl. Z. 43 (1988) 797–801

SCHULTE, A.: Zahnärztliche Lokalanästhesie bei Kindern. In: »Zahnärztliche Lokalanästhesie heute. Zwei Jahrzehnte Articain«, herausgeg. v. G. FRENKEL, Aktuelles Wissen Hoechst, Hoechst AG Frankfurt/Main 1990

SEMPER, O., SELLE, G., OTTE, H.: Zur präoparativen Röntgendiagnostik bei zahnärztlich-chirurgischen Eingriffen. Dtsch. zahnärztl. Z. 35 (1980) 226–229

SHANNON, I. L., ISBELL, G. M.; Adrenocortical responses in patients receiving intraoral injections. Oral Surg. 16 (1963) 1145–1149

SILLANPÄÄ, M., VUORI, V., LEHTINEN, R.: The mylohyoid nerve and mandibular anesthesia. Int. J. Oral Maxillofac. Surg. 17 (1988) 206–207

STECH, E.: Zur Problematik stomatologisch-chirurgischer Eingriffe während der Schwangerschaft, Menstruation und unter der Einnahme hormoneller Kontrazeptiva. Stomatol. DDR 29 (1979) 298–303

STUMPF, G., STUMPF, M.: Veränderungen der Herzfrequenz und des Blutdrucks während einer Lokalanästhesie bei einer jüngeren und einer älteren Patientengruppe. Med. Dissertation Greifswald 1988

SVEEN, K.: Effect of the addititon of a vasocontrictor to local anaesthetic solution on operative and postoperative bleeding, analgesia and wound healing. Int. J. Oral Surg. 8 (1979) 301–306

TETSCH, P., BRISSE, B.: Vergleichende Untersuchungen über den Katecholaminspiegel im Blutplasma bei Lokalanästhetika mit und ohne Zusatz von Sympathikomimetika. Chirurg 43 (1972) 71–74

TOLAS, A. G., PFLUG, A. E., HALTER, J. B.: Arterial plasma epinephrine concentrations and hemodynamic responses after dental injections of local anesthetic with epinephrine. J. Amer. Dent. Ass. 104 (1982) 41–43

VOGEL, CHR.: Haftpflichtansprüche aus der zahnärztlichen Chirurgie. Dtsch. Z. Mund-Kiefer-GesichtsChir. 3 (1979) 3–14

VOY, E. D.: Die Lokalanästhesie in der Mund-Kiefer- und Gesichtschirurgie bei Patienten mit kardiovaskulären Risiken. Dtsch. Z. Mund-Kiefer-GesichtsChir. 2 (1978) Suppl. 365–405

WAHLMANN, U. W., KLEEMANN, P. P.: Optimierte Analgosedierung. Verbesserte Möglichkeiten bei Risikopatienten durch Anwendung der Pulsoximetrie. Dtsch. Z. Mund-Kiefer-GesichtsChir. 14 (1990) 210–212

Zusammenfassende Darstellung

BÖSSMANN, K., HEINENBERG, B.-J.: Kompendium der zahnärztlichen Hygiene. Quintessenz-Buchverlag Berlin 1990

EVERS, H., HAEGERSTAM, G.: Lokalanästhesie in der Zahnheilkunde. Springer Berlin Heidelberg New York 1983

KILLIAN, H.: Lokalanästhesie und Lokalanästhetika zu diagnostischen und therapeutischen Zwecken. 2. Aufl. Thieme Stuttgart 1973

KNOLL-KÖHLER, E.: Sicherheit bei der Lokalanästhesie. I. Pharmakologie lokalanästhetischer Substanzen. Phillip Journal 5 (1988) 33–41 II. Pharmakologie vasokonstriktorischer Zusätze. Phillip Journal 5 (1988) 79–88

SCHWENZER, N., SCHMELZLE, R., RIEDIGER, D., BÜRGER, E.: Notfallmedizin für Zahnärzte. 2. Aufl. Hanser München-Wien 1991

Instrumentarium

5

Die *Entfernung durchgebrochener Zähne* nehmen wir mit Zangen und/oder Hebeln vor. So wurden in unserer Untersuchungsreihe von mehr als 4000 Zähnen 2,7% allein mit dem Hebel, 22,9% nur mit der Zange und 69,8% in kombinierter Anwendung von Hebel und Zange entfernt. Die Extraktionsinstrumente sind hochspezialisierte Werkzeuge, die sich über viele Jahrzehnte bewährt haben und immer wieder nach individuellen Wünschen einzelner Operateure geringfügig verändert wurden. Das führte zu einem kaum noch überschaubaren Angebot an Zangenformen und Hebeln. Das ist unnötig. Es muß aber spezielle Instrumente für ganz bestimmte Aufgaben geben. Vor sog. Universalinstrumenten ist zu warnen; sie sind für jede Situation ein wenig brauchbar und für keine richtig. Dennoch zeigt sich, daß Zahnärzte mit zunehmender Erfahrung nur noch auf ein gewisses Grundsortiment zurückgreifen und zusätzlich einige wenige »Lieblings«-Instrumente benutzen. (Erinnert sei an das Goethe-Wort: »In der Beschränkung erst zeigt sich der Meister . . .«.) Im folgenden soll über dieses Grundinstrumentarium berichtet werden. Extraktionen mit anderen Instrumenten als Hebeln und Zangen sind möglich, spielen aber praktisch keine Rolle. So vermitteln Untersuchungen von Helke (1989) über die Anwendung des *Leistungsultraschalls zur Zahnextraktion* neue Denkansätze. Dabei wird der Zahn durch die Wirkungen des Ultraschalls aus dem Desmodont »losgerüttelt« und kann dann mühelos entfernt werden. Es bleibt abzuwarten, ob das Vorgehen klinische Bedeutung erlangen wird. Verlassen sind die nichtoperativen Methoden der Zahnentfernung mit Gummiringen, die sich apikalwärts vorarbeiten und den Zahn dann ausfallen lassen oder Extraktionsgeräte wie das von Öhmann, das einen Zahn langsam unter dem Zug von Gummiringen »herausreguliert« (Osvald und Öhmann 1957). Sie entstammen der Zeit, als bei Hämophilie ängstlich jede blutige Maßnahme vermieden werden mußte.

Die *operative Zahn- oder Wurzelentfernung* erfordert in jeder Hinsicht einen größeren Aufwand und auch eine größere Zahl von Instrumenten. Hierbei spielen jene zur Knochenabtragung eine besondere Rolle, die ja heute überwiegend mit rotierenden Instrumenten vorgenommen wird.

5.1 Extraktionszangen

Seit alters her werden Zangen zur Zahnextraktion benutzt (s. Kap. 1). Wir erwarten von einer Zange, daß sie den Zahn möglichst körperlich faßt und während der Luxationsbewegungen und der Extraktion festhält. Sie darf den Zahn dabei nicht zerdrücken oder wie eine Kneifzange wirken. Zugleich muß sie fest in der Hand des Operateurs liegen und diesem gestatten, mit der Zange »zu tasten«, Widerstände und auch das Nachgeben der Gewebe zu fühlen. Dabei muß die Zange insgesamt so gestaltet sein, daß sie in der Mundhöhle arbeiten kann, ohne andere

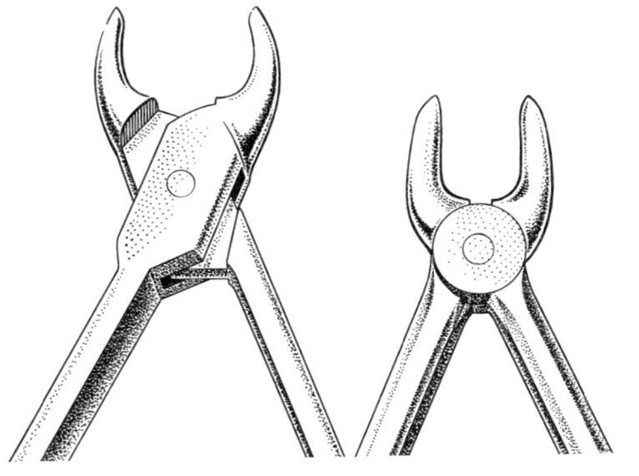

Abb. 5.1 »Deutsches« (links) und »englisches« Zangenschloß (rechts)

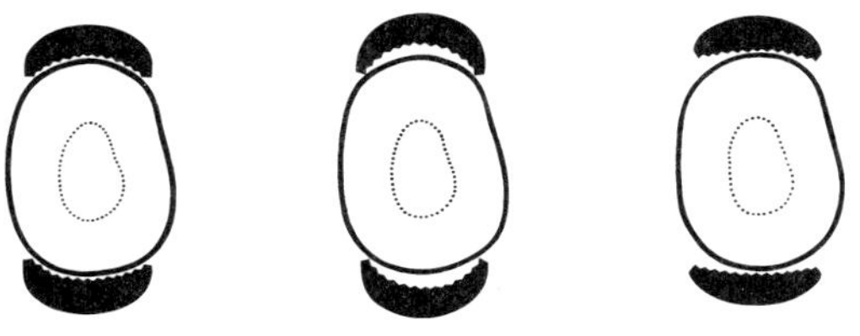

Abb. 5.2 Die Wölbung des Zangenmauls muß jener der Zahnoberfläche entsprechen

Strukturen zu beschädigen. Das stellt besonders hohe Anforderungen an die Konstruktion der Zangen zur Entfernung von Zähnen aus dem Bereich der posterioren Mundhöhle.
Die Zange besteht aus *Griff, Schloß und Maul mit den Lippen*. Das Schloß verbindet die beiden Zangenteile gelenkig, wobei ein »englisches« und »deutsches« Schloß in Gebrauch sind (Abb. 5.1). Ein Gleitschloß (HEIMANN 1974) hat sich offensichtlich trotz einer Reihe von Vorzügen nicht behaupten können. Das Zangenmaul, das von den Branchen gebildet wird und in die Lippen ausläuft, ist wohl der wichtigste Teil der Zange. Die Lippen sind dabei so grazil wie möglich, damit ein gewisses Eindringen in den Parodontalspalt ermöglicht wird. Ihre Innenfläche hat ein Profil, um das Abgleiten zu verhindern. Ein besonders gutes »Fassen« hat man sich von diamantbelegten Branchen versprochen (SCHATZMANN 1960), die sich aber nicht allgemein durchgesetzt haben. Die Wölbung der Lippen des Zangenmauls muß jener der Zahnoberfläche entsprechen, denn nur so ist eine flächige Anlagerung und ein körperliches Fassen möglich (Abb. 5.2).
Für die verschiedenen Anwendungsgebiete sind die Branchen gerade, d. h. in der Verlängerung der Längsachse der Zange oder »über die Fläche« bzw. »über die Kante« gebogen, um den zu entfernenden Zahn fassen zu können. Nur *bei Wurzelzangen schließen die Branchen*. Die Griffe sind so gestaltet, daß die Zange gut in der Hand liegt. Die Oberfläche der Griffe ist mit einem »griffigen« Profil versehen. Die amerikanischen Zangenformen zeichnen sich durch besonders geschwungene Griffe aus.

5.1.1 Extraktionszangen für den Oberkiefer

Zur Zahnextraktion im Oberkiefer verwenden wir Zangen für Schneidezähne, Eckzähne und Prämolaren ohne Berücksichtigung der Kieferseite und Extraktionszangen für Molaren der jeweiligen Seite.
Die *Zangen für die oberen Frontzähne* sind gerade und unterscheiden sich nur durch die Breite und Wölbung ihrer Branchen. So ist es zweckmäßig, für grazile seitliche Schneidezähne sehr schmale und für Eckzähne und mittlere Schneidezähne etwas breitere Branchen zu verwenden (Abb. 5.3).
Prämolarenzangen für den Oberkiefer haben leicht »über die Kante« gebogene Branchen, damit diese entsprechend der Zahnachse angelegt werden können (Abb. 5.4).
Die bukkalen Branchen der *Extraktionszangen für obere Molaren* laufen in eine typische Zacke aus und tragen an der Innenseite oft auch eine Längsleiste, damit diese in die Bifurkation der bukkalen Wurzel eindringen und somit den Zahn

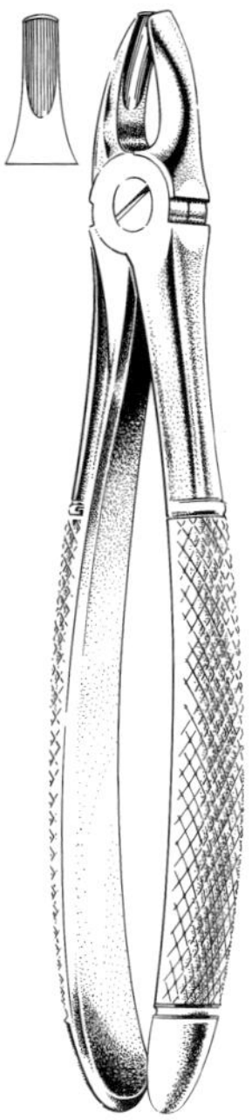

Abb. 5.3 Extraktionszange für obere Frontzähne

möglichst weit apikalwärts und körperlich fassen können. Gegenüber der Griffachse sind die Branchen ebenfalls leicht gebogen, die Griffe sind manchmal geschwungen (Abb. 5.5). Für jede Kieferseite muß deshalb die passende Zange verwendet werden. Eine Verwechslung würde dazu führen, daß die »Zacke« palatinal zu liegen kommt und unweigerlich an der palatinalen Wölbung des Zahnes abrutscht. Ge-

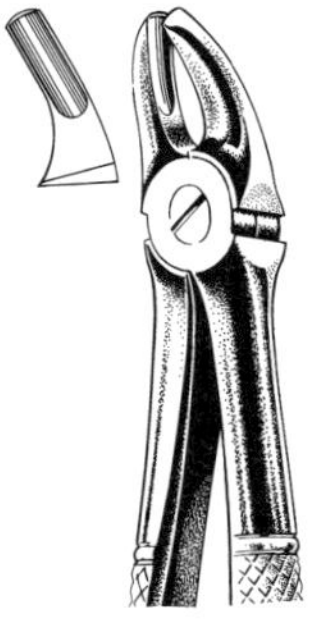

Abb. 5.4 Extraktionszange für obere Prämolaren

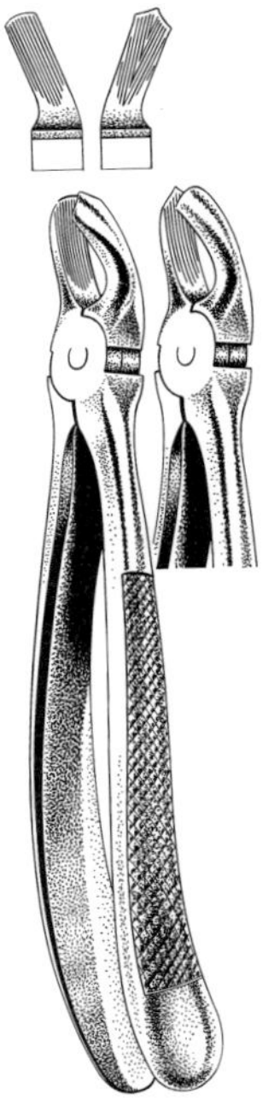

Abb. 5.5 Extraktionszangen für obere Molaren beider Seiten

nerationen von Studenten haben sich die Regel eingeprägt: »Zacke an die Backe«. Die sogenannte *Kuhhornzange* (Abb. 5.6) trägt an Stelle der Zangenlippe mit Zacke einen starken Dorn, der an ein Kuhhorn erinnert. Dieses »Horn« kann tief in die Bifurkation eindringen, und so den Zahn herausdrücken. Die Zange wird von eini-

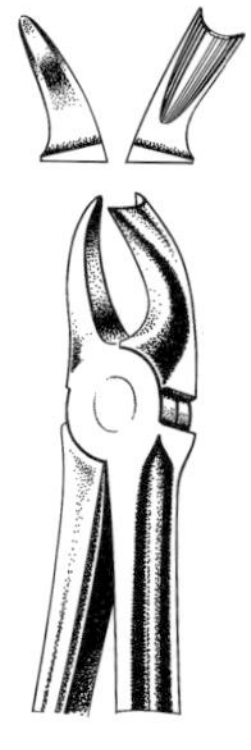

Abb. 5.6 »Kuhhornzange« zur Extraktion oberer Molaren; das »Kuhhorn« greift in die Bifurkation

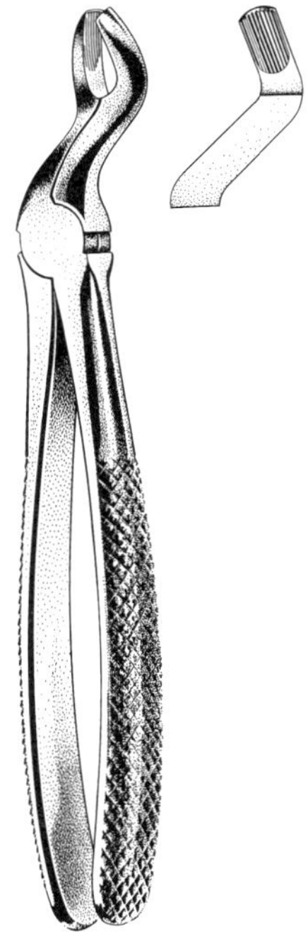

Abb. 5.7 Extraktionszange für obere Weisheitszähne

gen Autoren nachdrücklich zur Entfernung tiefzerstörter Molaren empfohlen (SCHROLL 1984). Zur Extraktion oberer dritter Molaren haben sich spezielle *Weisheitszahnzangen* bewährt. Sie sind bajonettförmig gestaltet und haben stark gewölbte Branchen, welche die meist rundliche Krone gut körperlich fassen (Abb. 5.7).

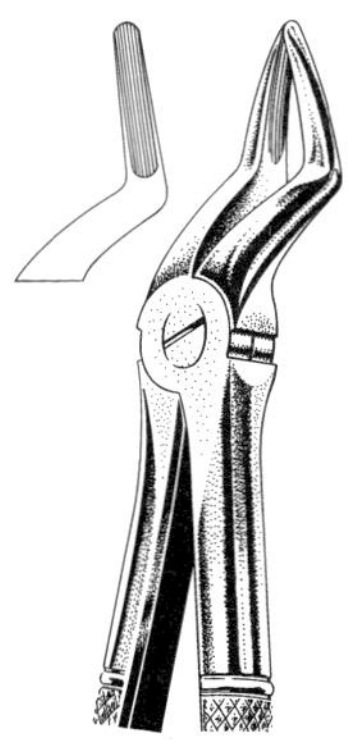

Abb. 5.8 Bajonettzange

Die sogenannten *Wurzelzangen* unterscheiden sich von den anderen Extraktionszangen dadurch, daß sie vergleichsweise grazile Branchen aufweisen, die völlig schließen können. Entsprechend gibt es Wurzelzangen zur Extraktion oberer Frontzähne und Prämolaren mit geraden oder leicht abgebogenen Branchen mit kurzem oder langem, schmalem oder breiterem Maul. Für den posterioren Oberkiefer bewährt sich als Wurzelzange die sog. *Bajonettzange*, die man mit langen und schmalen und auch mit breiteren Branchen griffbereit haben sollte (Abb. 5.8).

5.1.2 Extraktionszangen für den Unterkiefer

Alle Extraktionszangen für den Unterkiefer haben rechtwinklig gegenüber der Griffachse (»über die Fläche«) gebogene Branchen. Nur die Branchen einiger Spezialzangen für untere Weisheitszähne sind schwächer und »über die Kante« abgebogen. Die Zangen zur Extraktion im anterioren Unterkiefer bezeichnete man früher sehr bildhaft als *Raben- oder Habichtschnabelzangen.*
Die Extraktion der unteren Schneidezähne, Eckzähne und Prämolaren kann mit recht ähnlichen Zangen erfolgen, die sich nur durch die Wölbung und Breite ihrer Branchen unterscheiden (Abb. 5.9). Der

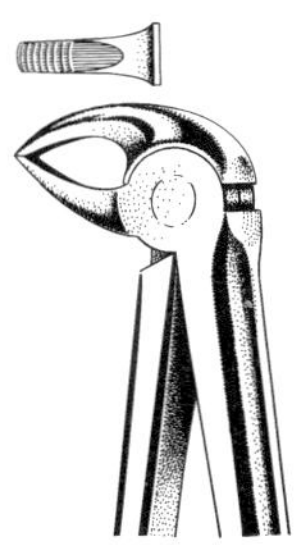

Abb. 5.9 Typische Extraktionszange für Zähne im vorderen Unterkiefer

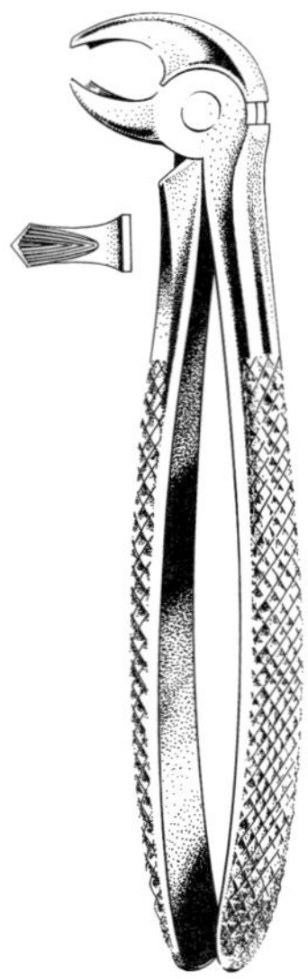

Abb. 5.10 Untere Molarenzange

Zahnarzt wählt also zur Entfernung unterer Schneidezähne eine Zange mit sehr grazilen, fast schließenden Branchen und für Prämolaren und Eckzähne eine etwas kompaktere Zange. *Molarenzangen für den Unterkiefer* können *auf beiden Kieferseiten* verwendet werden. Die Branchen laufen sowohl vestibulär als auch oral in Zacken aus, welche beide in die Bifurkation eindringen sollen (Abb. 5.10). Ebenfalls für den unteren Molarenbereich wird eine »Kuhhornzange« angeboten. Auch untere dritte Molaren können grundsätzlich mit diesen Zangen extrahiert werden. Meist sind jedoch spezielle *Weisheitszahnzangen* für den Unterkiefer geeigneter. Sie haben (»über die Kante«) abgebogene Branchen und ähneln so einer Zange für obere Prämolaren. Das Maul ist aber breiter und trägt bei einigen Formen die typische Zacke vestibulär und oral (Abb. 5.11). Die Luxationsbewegung wird mit diesen Zangen in mesio-distaler Richtung geführt und nicht wie bei den übrigen unteren Molarenzangen oral-vestibulär! (s. Abb. 6.8).
Untere Wurzelzangen ähneln denen zur Extraktion unterer Schneidezähne, nur schließen die Branchen.

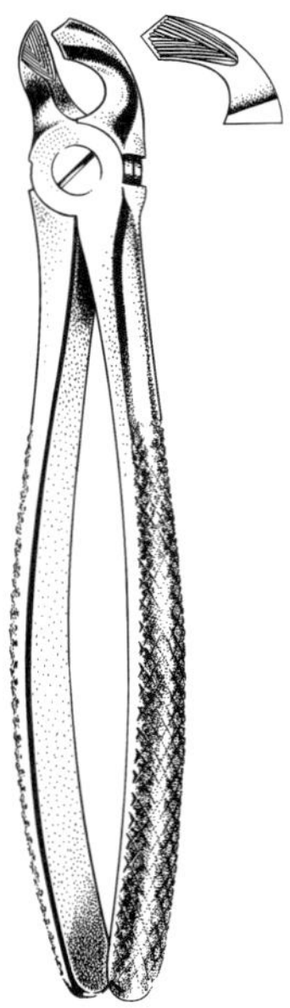

Abb. 5.11 Untere Weisheitszahnzange

5.1.3 Zangen zur Milchzahnextraktion

Entsprechend der anatomischen Form der Milchzähne und der Abmessungen im kindlichen Mund sind spezielle Milchzahnzangen entwickelt worden. Sie unterscheiden sich von den Zangen zur Entfernung bleibender Zähne vor allem durch kürzere Griffe und Branchen, die der Milchzahnkrone angepaßt sind. Da der Daumen des Zahnarztes nur noch schwer zwischen die kurzen Griffe gelegt werden kann, um diese zu dirigieren, werden Modelle mit Feder angeboten, welche die Griffe (und Branchen) auseinanderdrükken (Abb. 5.12). Es sind Milchzahnzangen für alle Zahngruppen im Handel. Während Milch-Frontzähne im Ober- und Unterkiefer auch mit entsprechenden Wurzelzangen (für bleibende Zähne) gut entfernt

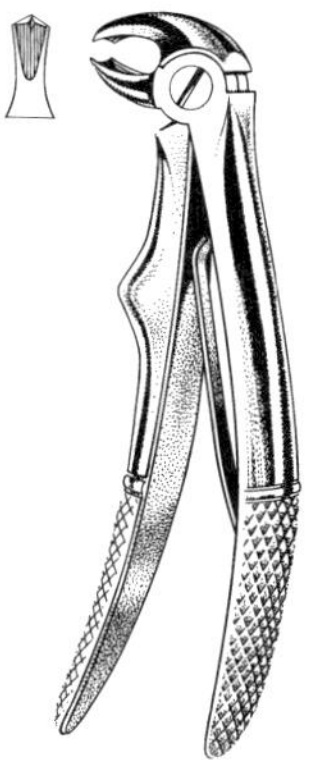

Abb. 5.12 Extraktionszange für Milchmolaren

werden können, sollten ein Zangenpaar für obere Milchmolaren und Zangen für untere Milchmolaren in der gut ausgerüsteten Praxis nicht fehlen. Besser ist selbstverständlich ein vollständiger Satz Milchzahnzangen für obere Frontzähne, obere Molaren rechts und links, untere ein- und zweiwurzlige Zähne.

5.2 Hebel zur Zahnentfernung

Im Laufe der Jahrhunderte wurden sehr viele Hebel bzw. Wurzelheber entwickelt und angewendet, von denen sich nur wenige Formen gehalten haben. Das heißt nicht, daß in der Hand des Geübten nicht auch andere als die wenigen hier dargestellten Hebel Hervorragendes leisten würden. Dennoch kommt man mit einem kleinen Grundsortiment an Hebeln aus. Dazu gehören:

– *Hohlmeißelhebel oder gerade Hebel nach Bein*

Sie sind die eigentlichen Universalhebel und können in jedem Kieferbereich angewendet werden. Sie bestehen aus einem Griff und in Längsachse dazu aus einem hohlmeißelförmigen Arbeitsende mit abgerundeter oder hohlmeißelförmiger Spitze

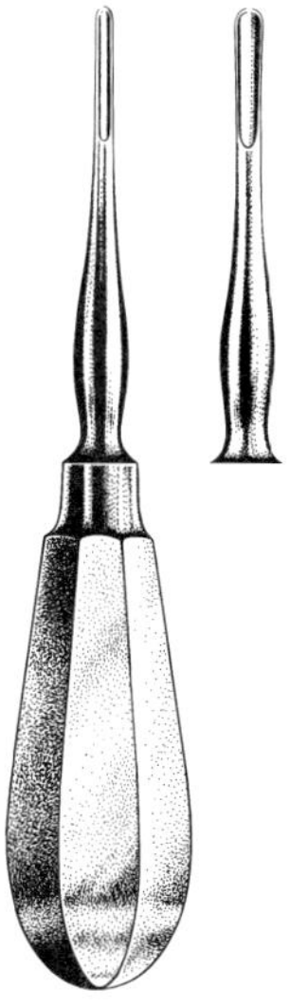

Abb. 5.13 Hohlmeißelhebel nach Bein mit breiterem und grazilerem Arbeitsende

(Abb. 5.13). Es ist erforderlich, Hebel mit breiter schaufelartiger und solche mit sehr graziler Spitze zur Verfügung zu haben.

Der gerade Hebel nach Bein kann auf verschiedene Weise wirken. Wenn er in den Parodontalspalt in Richtung der Zahnachse eingeführt wird, weitet er diesen zunächst auf. Der desmodontale Spalt ist auch am Limbus alveolaris anfangs viel schmaler als 1 mm. Um einzudringen, muß der Hebel also die elastischen dünnen Knochenlamellen und die deckenden Weichteile aufdehnen. Dabei wirkt er bei lockeren Wurzelresten auch als Keil und kann die konische Wurzel aus der Alveole treiben (Abb. 5.14a). Durch rüttelnde und leicht drehende Bewegungen des Hebels wird diese Wirkung verstärkt. Wenn die Hebelspitze in den Desmodontalspalt eingedrungen ist, kann auch die eigentliche Hebelwirkung einsetzen: Der Hebel stützt sich am knöchernen Alveolenrand ab (Hypomochlion) und greift mit seinem scharfen Arbeitsende am Wurzelzement bzw. an unter sich gehenden Stellen der

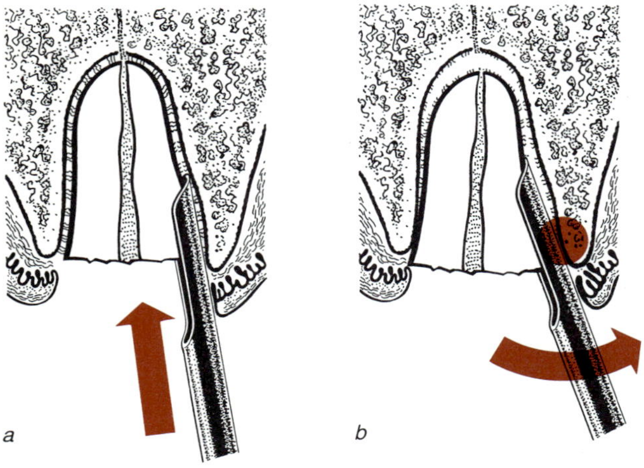

Abb. 5.14 Zwei Phasen der Wirkung des geraden Hebels nach Bein. *a* Axiales Einführen, Aufweiten des marginalen parodontalen Spaltraumes unter rüttelnden und leicht rotierenden Bewegungen, *b* hebelnde Bewegungen unter mehrfachem »Nachfassen«; der knöcherne Rand der Alveole wirkt dabei als Widerlager

Wurzeloberfläche an, um die Wurzel axial herauszuhebeln (Abb. 5.14b). Hierfür wird die Bewegung durch »Nachfassen« in mehrere Schritte zerlegt. So beruht die hervorragende Wirkung des geraden Hebels auf der Nutzung einer Reihe physikalischer Effekte. Zur Extraktion des endständigen Molaren kann der Beinsche Hebel auch als Drehhebel eingesetzt werden (Abb. 5.15). Dabei kommt es auch beim Beinschen Hebel zu einer ganz erheblichen Kraftverstärkung (Abb. 5.16) (s. Abschnitt 9.1.4). Manche Kollegen benutzen auch gern den abgewinkelten Hebel nach Bein zur Wurzelextraktion im posterioren Unterkiefer.

Bei jeder Hebelanwendung muß beachtet werden:

An der Hebelspitze wirken ganz erhebliche Kräfte.

– *Krallenhebel*

Sie bestehen aus einem unterschiedlich gestalteten Griff und einem winklig zur Längsachse angeordneten krallenartigen Arbeitsende, das in jedem Falle spitz und scharf ausläuft. Krallenhebel müssen immer paarig (Kralle nach vorn und nach hinten) bereit stehen. Empfehlenswert sind die sog. Pistolenkrallen (Abb. 5.17) und jene nach Winter bzw. Barry (Abb. 5.18).

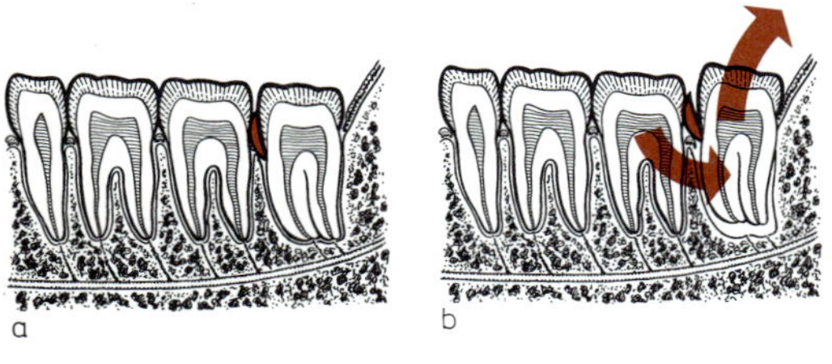

Abb. 5.15 Der Hohlmeißelhebel als Drehhebel. *a* Einsetzen in den Interdentalraum, *b* durch Drehen (im linken Unterkiefer entgegen dem Uhrzeigersinn) wird der letzte Molar nach distal oben herausgehebelt

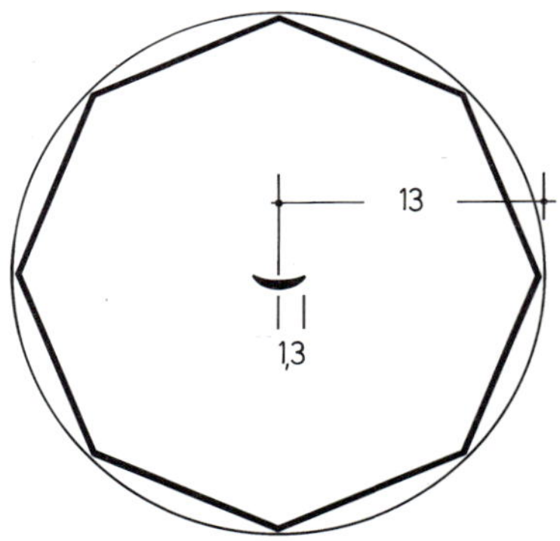

Abb. 5.16 Größenverhältnis von Breite der Hebelspitze und Durchmesser des Hebelgriffs

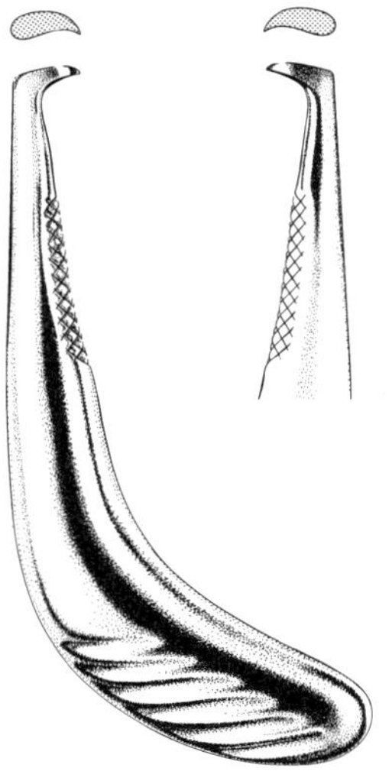

Abb. 5.17 Paar von »Pistolenkrallen«

Krallenhebel sind nur zur Anwendung im Unterkiefer geeignet.
Krallenhebel wirken immer dadurch, daß die Krallenspitze am Zahn angreift und diesen unter Ausnutzung eines Hypomochlions am Alveolarknochen heraushebelt. Der Krallenhebel stützt sich dazu in der Nähe seiner Drehachse an geeigneter Stelle ab. Die Abstützung sollte möglichst weit am Ende des Hebelschaftes liegen. Der Krallenhebel kann also nie ohne geeignetes

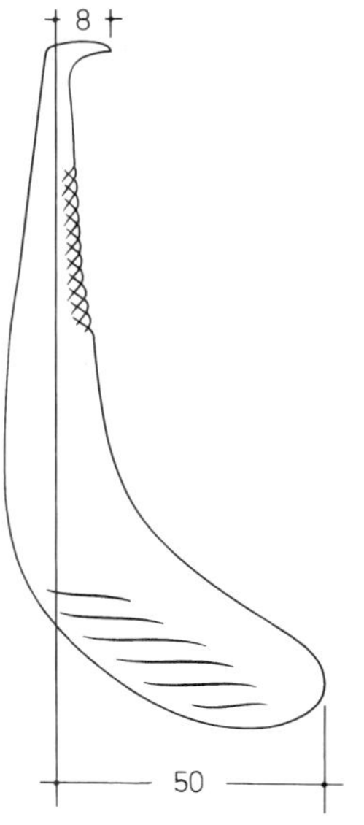

Abb. 5.19 Hebelverhältnisse beim »Pistolenhebel«

Widerlager angewendet werden. Das Verhältnis Lastarm : Kraftarm beträgt ja nach Länge der Kralle bzw. des Hebelgriffs 1 : 10 und mehr, so daß an der Krallenspitze ganz erhebliche Kräfte wirksam werden (Abb. 5.19). Mit jedem Hebel kann man daher auch Schaden anrichten.
Der immer noch anzutreffende Drehhebel nach LECLUSE (Abb. 5.20) sollte nicht mehr

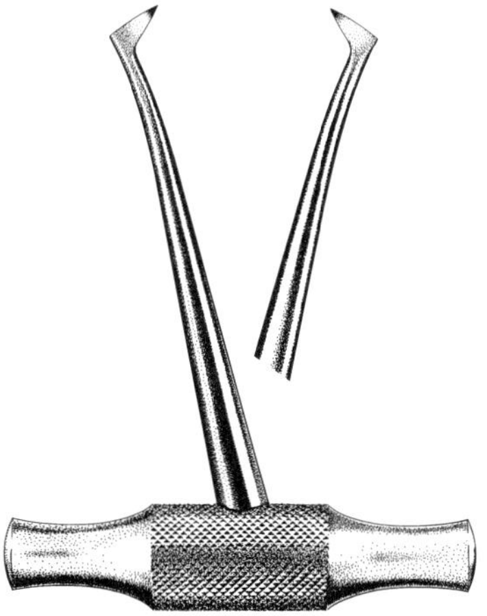

Abb. 5.18 Krallenförmige Wurzelheber nach BARRY

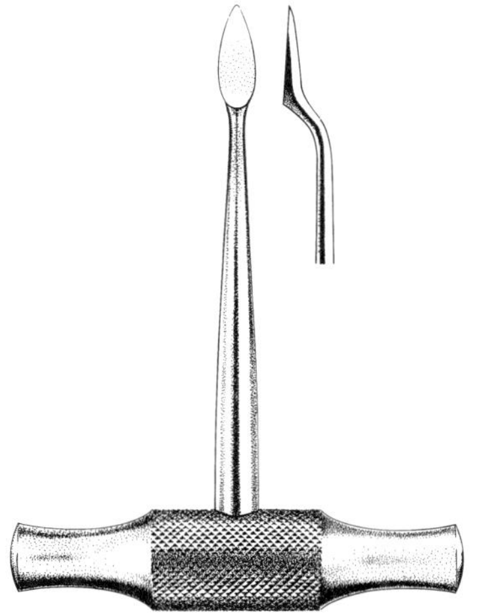

Abb. 5.20 Hebel nach LECLUSE

oder nur mit größter Vorsicht verwendet werden. Er besitzt im Gegensatz zum BEINschen Hebel ein myrtenblattförmiges Arbeitsteil, das leicht bajonettförmig gegenüber der Längsachse versetzt ist. Er wirkt ähnlich wie ein Hebel nach BEIN, wenn dieser als Drehhebel eingesetzt wird (s. Abb. 5.15), nur ist die Kraftentfaltung an der Hebelspitze noch größer. Ebenso wird vor dem Drehmeißel nach PARTSCH wegen der Gefahr einer Kieferfraktur unter der unkontrollierten Krafteinwirkung bei der Entfernung des unteren Weisheitszahnes gewarnt. Zu Unrecht fast vergessen ist der Wurzelheber nach VAYNA, mit dem manche untere Molarenwurzel gut entfernt werden kann. Für die tägliche Routine sind aber einige BEINsche Hebel und Krallenpaare ausreichend.
Der BERTENsche Hebel mit dem myrtenblattförmigen Arbeitsende ist trotz eindringlicher Empfehlung z. B. von FABER (1956) kaum noch in Gebrauch. Ebenso hat sich der seit Jahrhunderten gebrauchte Geißfuß zur Wurzelentfernung im Unterkiefer sehr bewährt (FABER 1956) und wird nur noch wenig verwendet.

5.3 Instrumentarium zur operativen Zahn- und Wurzelentfernung

Die operative Zahn- und Wurzelentfernung ist ein Eingriff, der auch seitens des Instrumentariums vorbereitet sein muß. Wir verwenden dazu sterile *fertige Trays* mit allen notwendigen Hilfsmitteln. Ein derartiges Tray sollte wenigstens enthalten:

Zahnärztliche Sonde, Mundspiegel, zahnärztliche Pinzette
1 chirurgische Pinzette
1 anatomische Pinzette
1 spitze (Zahnfleisch-)Schere
1 Raspatorium
1 BEINschen Hebel
1 kleinen doppelendigen scharfen Löffel
1 Nadelhalter
1 Hohlmeißelzange nach LUER
1 Tamponstopfer nach LUNIATSCHEK
1 Wangenhaken nach MIDDELDORPF
1 kleinen Wundhaken nach LANGENBECK
2 Gefäßklemmen
1 Handstück
1 Winkelstück
1 Wasserspritze, steriles Gefäß für Spüllösung
Fräser für Hand- und Winkelstück in verschiedenen Größen
Tuchklemmen.

Zusätzlich müssen entsprechenden Sterilbehältern oder -verpackungen entnommen werden:

1 Skalpell
Nahtmaterial zum Schleimhautverschluß
Nadeln gerade und gebogen
Tupfer
spezielle Extraktionsinstrumente (Zangen und Hebel).

Von besonderer Bedeutung sind die *rotierenden Instrumente zur Knochenabtragung.* Meißel haben auch ihre Vorzüge, werden aber ebenso wie Knochenraspeln nur noch wenig verwendet. Wir benutzen zur schonenden Knochenabtragung heute fast ausschließlich Fräser verschiedener Form. Es sind das eigentlich *spanabhebende Werkzeuge*, die nur bei langsamem Lauf effektiv arbeiten. Wenn sich der Hieb zwischen den Längsrillen mit Knochen zusetzt oder wenn mit hoher Umdrehungszahl gearbeitet wird, *wirken die Fräser als Schleifkörper* und erzeugen Hitze, statt Knochen abzutragen.

Fräser müssen immer sauber und scharf sein, sonst wirken sie als Schleifer.

Damit die Fräser nicht verschmieren und auch zur Vermeidung zu großer Hitzeentwicklung, verwenden wir grundsätzlich die »feuchte Fräse«, d. h. wir *fräsen nur unter Spülung mit einer isotonischen sterilen*

Lösung. Bei Arbeiten ohne Spülung entwickeln sich am Knochen in wenigen Sekunden Temperaturen über 50° und bis zu 300 °C, die zur Inaktivierung wichtiger Enzyme, Knochennekrose und entsprechenden Heilungsstörungen führen (Kirschner und Mitarb. 1984, Tetsch und Schneider 1977). Je höher die Tourenzahl, um so größer ist auch die Gewebeschädigung (Lentrodt und Bull 1974). Deshalb sind Turbineninstrumente grundsätzlich zur Knochenabtragung nicht geeignet.

Knochen ist ein sehr empfindliches vitales Gewebe.

Die äußerliche Berieselung des Operationsfeldes aus einer Spritze mit stumpfer Kanüle ist für Zwecke der operativen Zahnentfernung durchaus effektiv, vorausgesetzt es stehen ein Assistent und die Möglichkeit zur Absaugung zur Verfügung. Vereinfacht wird die Berieselung durch moderne Antriebssysteme mit integrierter Spülung (Kirschner 1985); wir »sparen« eine Hand. Zur Knochenbearbeitung in der Tiefe reicht auch diese Berieselung nicht aus (Bolz und Kalweit 1976). Es wurden daher geniale Frässysteme mit Innenkühlung entwickelt (Kirschner und Meyer 1975). Leider versetzen sich die Spülkanäle im Schaft des Fräsers leicht, so daß auch hier noch Probleme bestehen. Zur operativen Zahn- und Wurzelentfernung sollten bereit stehen:

- Lindemann-Fräser kurz und mittellang,
- kugelförmige Fräser mit Durchmesser 2–4 mm,
- Fissurenbohrer,
- birnenförmige Knochenfräser.

Literatur

Bolz, U., Kalweit, K.: Vergleichende Untersuchung zur Wärmeentwicklung mit innengekühlten und konventionellen Knochenbohrern und Fräsen. Dtsch. zahnärztl. Z. 31 (1976) 959

Faber, F.: Über die Anwendung des Geißfußes. Dtsch. zahnärztl. Z. 11 (1956) 1196–1202

Faber, F.: Über die Anwendung des geraden Hebels. Dtsch. zahnärztl. Z. 11 (1956) 1227–1232

Heimann, W.: Gleitschloß-Zahnzange. Zahnärztl. Welt/Rdsch. 83 (1974) 27–28

Helke, B.: Experimentelle Untersuchungen zur Zahnextraktion unter Einsatz des Leistungsultraschalls. Med. Dissertation Med. Akademie Magdeburg 1989

Kirschner, H.: Flüssigkeitskühlung und Hygiene beim Einsatz von Bohrern und Fräsern in der Oralchirurgie. Zahnärztl. Welt/Rdsch. 94 (1985) 393–401

Kirschner, H., Meyer, H.: Entwicklung einer Innenkühlung für chirurgische Bohrer. Dtsch. zahnärztl. Z. 30 (1975) 436

Kirschner, H., Bolz, U., Michel, G.: Thermometrische Untersuchungen mit innen- und ungekühlten Bohrern an Kieferknochen und Zähnen. Dtsch. zahnärztl. Z. 39 (1984) 30–32

Lentrodt, J., Bull, H. G.: Tierexperimentelle Untersuchungen zur Frage der Gewebsschädigung durch höchsttouriges Bohren und Fräsen im Knochen. Dtsch. zahnärztl. Z. 29 (1974) 230–236

Osvald, O., Öhmann, A.: Erfahrungen mit der Extraktionsmethode nach Öhmann in Fällen von echter Hämophilie. Dtsch. zahnärztl. Z. 12 (1957) 322–324

Tetsch, P., Schneider, W.: Innengekühlte Bohrer und Fräsen in der zahnärztlichen Chirurgie. Vergleichende klinische Untersuchungen. Dtsch. Z. Mund-Kiefer-Gesichts-Chir. 1 (1977) 118–122

Schatzmann, M.: Diamantbelegte Extraktionszangen. Erfahrungen und Verbesserungen. Dtsch. zahnärztl. Z. 15 (1960) 866–867

Schroll, K.: Extraktion der Molaren mit der Kuhhornzange und Durchtrennung der Molarenwurzeln. Z. Stomatol. 81 (1984) 239–245

Technik der Entfernung durchgebrochener Zähne

6

6.1 Allgemeine Extraktionstechnik

Der Begriff Zahn»extraktion« ist irreführend (lat. extrahere = herausziehen). Die schonende Auslösung eines Zahnes aus seiner Alveole besteht nur in ihrer letzten Phase oder in Sonderfällen aus dem »Ziehen«. Insofern ist die Bezeichnung »Zahnziehen« eigentlich unzweckmäßig, wenn auch nicht so falsch wie das in früheren Jahrhunderten gebräuchliche »Zahnreißen« oder »Zahnbrechen« – wenigstens sollte es so sein. Dennoch wird der eingebürgerte Begriff der Extraktion auch hier für die Entfernung durchgebrochener Zähne oder von Wurzeln benutzt, wenn diese ohne operative Freilegung erfolgt.

Die schonende *Zahnextraktion ist eine Kunst*, die nur bis zu einem gewissen Grade gelehrt und erlernt werden kann. Das zweifellos notwendige *Wissen* muß mit *Gefühl* und *Erfahrung* verknüpft werden, damit auch die Patienten mit Achtung über ihren Zahnarzt urteilen: »Der zieht gut«. Komplikationen sind nun einmal bei mangelnder Berufserfahrung häufiger, und leider gilt auch hier: Mancher lernt's nie. Das oberste Prinzip der schonenden Zahnextraktion ist.

Keine Gewaltanwendung!

Nur die vollständige Anästhesie erlaubt uns ein langsames, wenn auch zügiges Arbeiten. Jeder Behandlungsschritt sollte bedächtig und gewebsschonend vorgenommen werden. Hierfür sind gutes Licht und gute Übersicht unbedingt erforderlich. Immer müssen wir beachten:

- Wir arbeiten an einem kranken Menschen aus Leib und Seele, der nicht nur Hilfe erwartet, sondern uns auch kritisch beobachtet.
- Je geringer das Gewebstrauma, desto besser die Heilung.

Der Operateur steht oder sitzt zur Exraktion im allgemeinen rechts vor dem Patienten (Abb. 6.1), wo er auch zu fast

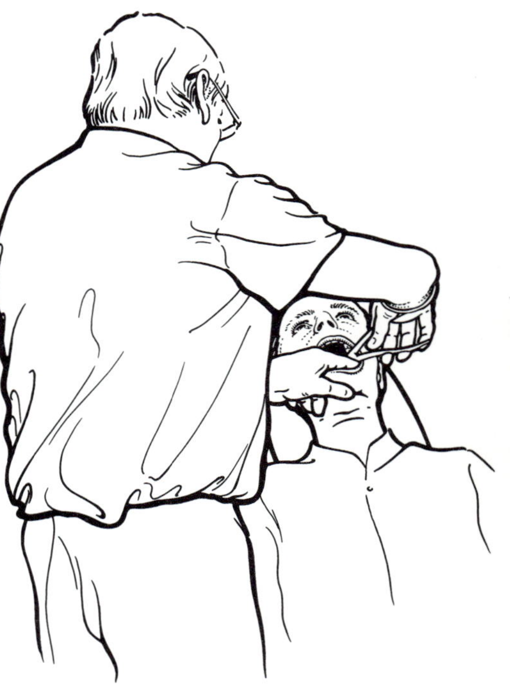

Abb. 6.1 Stellung des Operateurs zur Zahnextraktion aus dem linken Unterkiefer

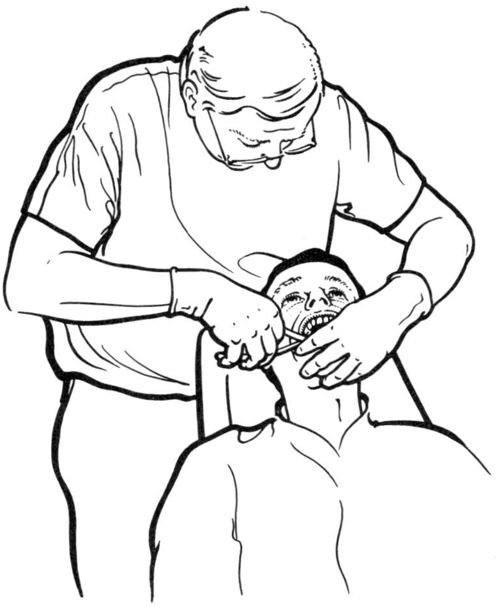

Abb. 6.2 Mögliche Stellung des Operateurs zur Zahnextraktion aus dem rechten Unterkiefer

allen anderen Arbeiten in der Mundhöhle Position bezieht. Zur Zahnextraktion im rechten Unterkiefer kann die Stellung hinter dem Kopf des Patienten (11-Uhr-Position) angebracht sein; der Operateur blickt dann »von oben« in die Mundhöhle (Abb. 6.2). Diese Position bietet sich auch an, wenn der Patient auf dem Stuhl oder Operationstisch liegt. Eleganter ist es jedoch, wenn der Operateur zur Extraktion im rechten Patientenunterkiefer die Zange in die linke Hand nimmt und so »von vorn« extrahiert. Es ist zu sichern, daß der Kopf des Patienten gut gelagert ist, damit nicht unter der Extraktion plötzlich »das Licht weg ist« und nachgestellt werden muß. Dieses Problem stellt sich oft, da der Patient zu leicht den Extraktionsbewegungen nachgibt oder versucht auszuweichen. Es kann daher sinnvoll sein, daß die Helferin den Kopf mit beiden Händen festhält; das hat auch einen günstigen psychologischen Effekt. Bei Extraktion am liegenden Patienten sind die Ausweichbewegungen des Kopfes geringer als am sitzenden. Zur Zahnextraktion im Oberkiefer (sitzender Patient) wird der Stuhl hochgefahren, so daß ein guter und direkter Einblick möglich wird.

Jede Entfernung eines durchgebrochenen Zahnes besteht mindestens aus den folgenden Phasen, die teilweise ineinander übergehen:

- *Ablösen der marginalen Gingiva* vom Zahn
- *Ansetzen* des Extraktionsinstruments
- *Lockerung des Zahnes* aus seinem Halteapparat
- *Entfernung* aus der Alveole

Das Ablösen der marginalen Gingiva sollte scharf vorgenommen werden, da ein einfaches Abrreißen eine Wunde mit ungünstigen Heilungsbedingungen erzeugt. Wir benutzen dazu im allgemeinen den Beinschen Hebel, der tastend den zu entfernenden Zahn umfährt. Dabei prüfen wir zugleich, ob die Anästhesie vollständig ist. Man kann jetzt schon versuchen, mit dem geraden Hebel ein wenig in Achsenrichtung des Zahnes in den parodontalen Spaltraum einzudringen und den Limbus alveolaris aufzuweiten; dadurch wird das nachfolgende tiefe Ansetzen der Zange erleichtert. Selbstverständlich kann der Gingivasaum auch mit einem Skalpell oder Raspatorium abgelöst werden, das aber nicht routinemäßig zum Instrumentarium für die Zahnextraktion gehört. Man kann durchaus die Gingiva mit den flachen Lippen einer Extraktionszange durch eine leicht drehende Bewegung während des Hochschiebens der Zange ablösen. Wir empfehlen jedoch grundsätzlich die Anwendung des geraden Hebels nach Bein, der ja, ohnehin zum Grundinstrumentarium der Extraktion gehörend, von der Helferin bereitgelegt sein sollte. Bei tiefen parodontalen Taschen und erheblicher Zahnlockerung kann das gezielte Ablösen der marginalen Gingiva entfallen.

6.1.1 Zangenextraktion

Als Extraktionsinstrumente benutzen wir Hebel und Zangen (s. Abschnitt 5.1 und 5.2). In aller Regel wird der durchgebrochene Zahn nach Vorbereitung durch die Arbeit des Hebels mit der Zange entfernt. Sie muß den Zahn während der Luxationsbewegungen und während der Extraktion fest fassen. Dazu wird sie so weit als möglich wurzelwärts vorgeschoben und muß dort, also meist apikal der Schmelz-Zement-Grenze, der Zahnoberfläche flächenhaft und unverrückbar anliegen. Das richtige Ansetzen der Zange und das »Hochschieben« sind also bereits sehr wichtig für den Erfolg der Extraktion. Ebenso ist natürlich die richtige Wahl der Zange mit geeigneter Form der Branchen ausschlaggebend. Eine nur mit den Enden der Lippen fassende Zange wirkt wie eine Kneifzange und kann die Krone abzwikken. Eine Zange mit zu stark oder zu schwach gekrümmten Lippen faßt den Zahn nicht körperlich und »wackelt« auf der Zahnoberfläche (s. Abschnitt 5.2). Besonders bei Wurzeln muß die Zange so weit wie möglich in den Desmodontalspalt hineingeschoben werden, um genügend Angriffsfläche zu finden. Es kann manchmal zweckmäßig sein, dabei ganz dünne knöcherne Alveolenränder mit zu fassen, während ein *Übergreifen der Gingiva verboten* ist.

Die Gingiva darf nie mit der Zange gefaßt werden.

Die Zange wird immer so angesetzt, daß die Branchen genau in Längsachse des Zahnes liegen (Abb. 6.3). Sie wird, wie bereits erwähnt, unter ständigem Kontakt zur Zahnoberfläche so weit als möglich *apikalwärts hochgeschoben.* Hierzu muß die Zange gefühlvoll und mit leichter Hand so geführt werden, daß die beiden Griffenden und damit die Branchen gegeneinander beweglich sind. Man muß also die Zange

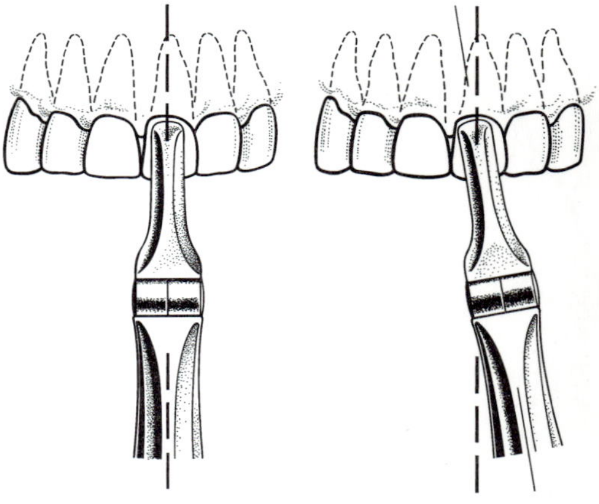

Abb. 6.3 Die Branchen der Zange werden immer in Richtung der Längsachse des Zahnes angelegt (n. KRANZ)

mit einer Hand leicht öffnen und schließen können. Dazu sind mehrere Handhaltungen möglich. Ich empfehle folgende:

Der Daumen liegt etwas zwischen den Griffen in der Nähe des Schlosses. Mit dem Daumen kann bereits die Zange geöffnet werden. Der eine Griff liegt in der Hohlhand, während die Finger der anderen Zangengriff locker umfassen. Dabei können der kleine oder/und der Ringfinger an der Innenseite des Zangengriffes angelegt werden, um so die Öffnung der Zange weiterhin zu erleichtern. Zum gefühlvollen Schließen der Zange nach deren »Hochschieben« reicht dann der Druck der kräftigen übrigen Finger gegen die Hohlhand aus (Abb. 6.4a). Für die folgende Phase ist es erforderlich, den Zahn mit der Zange ganz fest zu fassen. Dazu umfassen alle Finger den Zangengriff, während der Daumen den fast geschlossenen Branchen in der Nähe des Zangenschlosses aufliegt (Abb. 6.4b). Die Handhaltung zur Zangenextraktion aus dem Unterkriefer ist nahezu gleich (Abb. 6.5a und b). Dabei ist die Haltung der anderen Hand, welche nicht die Zange führt, von ganz besonderer Bedeutung (s. Abb. 6.9, 6.10, 6.11).

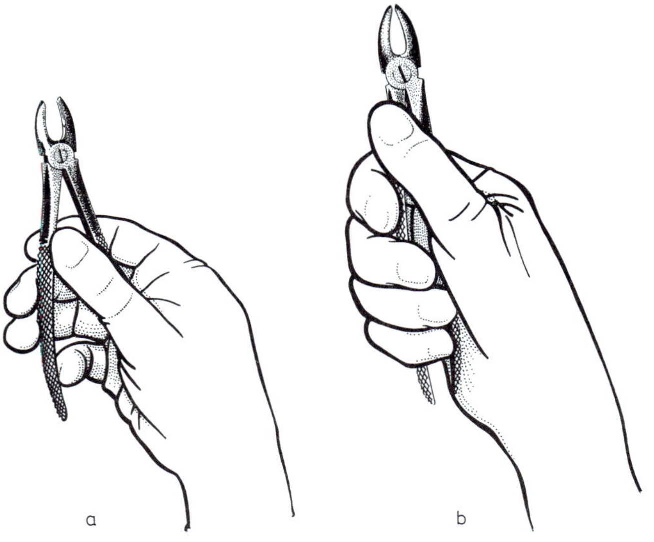

Abb. 6.4 Zangenhaltung zur Extraktion im Oberkiefer. *a* Phase des Ansetzens, *b* Phase der Luxation und Extraktion

Als wichtigster Akt der Zahnentfernung erfolgt nun die Lösung des Zahnes aus seiner Verankerung im Periodontium und in der Alveole. Hierzu ist es notwendig, das Periodonalligament zu zerreißen und oft auch die knöcherne Alveole aufzuweiten. Das geschieht mittels dosierter Luxationsbewegungen, die je nach der Situation mehr in einer Rotation oder mehr in einer oral-vestibulären Luxation oder in einer Kombination beider bestehen können.

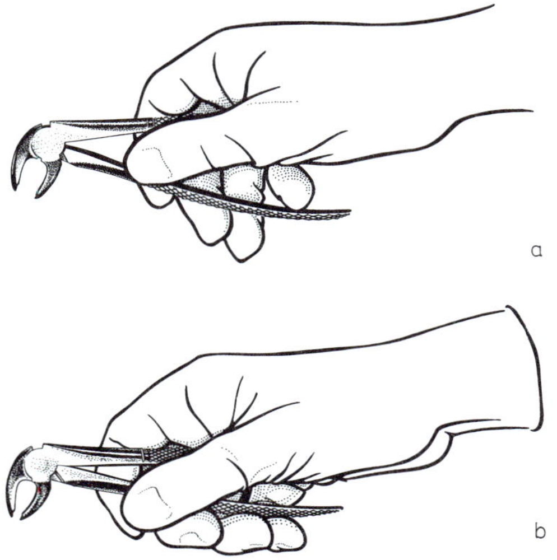

Abb. 6.5 Zangenhaltung zur Extraktion im Unterkiefer. *a* Phase des Ansetzens, *b* Phase der Luxation und Extraktion

Die Luxation erfolgt grundsätzlich in Richtung des geringsten Gewebswiderstandes.

Bei Zähnen mit rundem oder fast rundem Querschnitt (obere Schneidezähne, untere Prämolaren) ist die *alleinige Rotation* zur Zahnlockerung angebracht. Bei fast allen anderen Zähnen erfolgt die Luxation besser durch *Kippbewegungen in oral-vestibulärer Richtung*, wobei eine Kombination von rotierenden und hebelnden Bewegungen möglich ist. Meist gelingt die Entwicklung des Zahnes nach vestibulär am leichtesten; der Gewebswiderstand ist hier am geringsten bzw. der Zahn kann über den vestibulären Alveolenrand herausgehebelt werden. Dieser Mechanismus lag in früheren Zeiten der Anwendung des Zahnschlüssels zugrunde (s. Abschnitt 1.1), kann aber auch bei der Zangenextraktion wirksam werden. Bei stark zerstörter Krone wird der Zahn nach

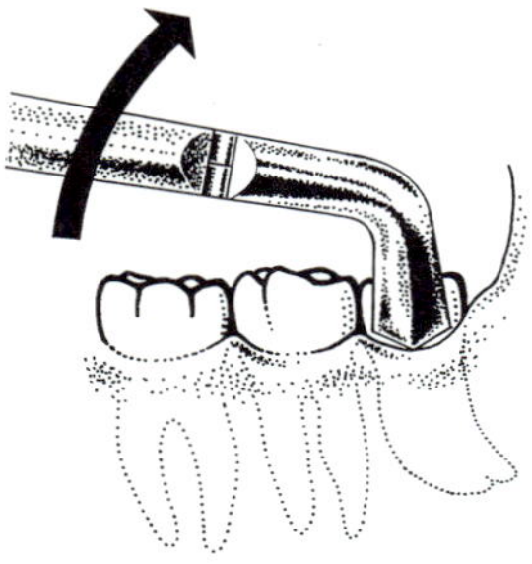

Abb. 6.6 Der untere Weisheitszahn wird in mesio-distaler Richtung luxiert

der Richtung des Kronendefektes entwikkelt, um ein Abgleiten der Zange in den Defekt zu vermeiden. Die Luxation unterer Weisheitszähne nehmen wir wegen der Wurzelkrümmung in mesio-distaler Richtung vor (Abb. 6.6).

Für alle Luxationsbewegungen muß man sich ausreichend Zeit nehmen. Je sanfter und ausgiebiger die Aufweitung der Alveole erfolgt, um so geringer ist das Risiko einer Zahnfraktur unter der Extraktion. Das ist ganz besonders wichtig bei unangenehm abgekrümmten und grazilen sowie stark gespreizten Wurzeln.

Ausgiebig und ohne Hast, lieber etwas länger luxieren!

Man kann sogar während der Luxation eine Pause einlegen, weil ja auch die eigenen Finger ermüden. Diese kleine Pause tut auch dem Patienten gut. Die Luxation des Zahnes kann mit dem Hebel eingeleitet und mit der Zange fortgeführt werden. Das gelingt gut bei endständigen Zähnen oder Wurzeln. Bereits während der Luxation ist ein leichter Zug an der Zange günstig.

Erst wenn der Zahn ausreichend gelockert ist, sollte er extrahiert werden. Das »Ziehen« ist also nur der Schlußpunkt der Zahnentfernung. Dabei sind manchmal noch kräftige Luxationsbewegungen unter deutlichem Zug günstig. Sollte sich der Zahn trotz guter Lockerung nicht entfernen lassen, deutet das auf stark abgekrümmte oder verdickte Wurzeln hin: Es muß noch stärker luxiert werden.

Bei der Extraktion unterer Molaren besteht die Gefahr, daß die Zange unmittelbar nach erfolgreicher Entfernung an die Zähne des Gegenkiefers anschlägt und diese verletzt. Wenn man sich dieser Gefahr bewußt ist, kann man sie vermeiden (s. Abschnitt 6.2.2).

Der entfernte Zahn wird auf Vollständigkeit überprüft. Mitunter ist nicht klar zu entscheiden, ob eine grazile Wurzelspitze frakturiert ist oder nicht. Ein knackendes Geräusch unter der Luxation oder Extraktion ist sehr verdächtig. Die Betrachtung der vermeintlichen Bruchfläche mit der Lupe erleichtert die Entscheidung: Eine Bruchfläche ist glänzend und scharfkantig begrenzt, während eine resorbierte Wurzelfläche eher matt und rundlich ist. Mitunter kann der tastende Finger zur Klärung beitragen. Eine Röntgenkontrolle der Alveole ist manchmal unumgänglich und auch forensisch bedeutsam.

6.1.2 Zahnentfernung mit dem Hebel

Geübte Zahnärzte arbeiten sehr viel mit Hebeln und kommen mit einem kleinen Sortiment gerader Hohlmeißelhebel nach Bein aus (s. Abschnitt 5.2). Das Hauptanwendungsgebiet der Hebel liegt neben der initialen Zahnlockerung in der Entfernung von Wurzeln (s. Abschnitt 6.3). Endständige Zähne können aber oftmals recht gut alleine mit dem Hebel entfernt werden. So gelingt etwa die Luxation und Entfernung oberer und unterer Weisheitszähne häufig rasch und wenig traumatisch nur mit dem Hebel. Er wird möglichst tief zwischen dem vorletzten und letzten Zahn eingesetzt und lockert den endständigen Zahn mittels drehender und hebelnder Bewegungen, schiebt ihn schließlich aus der Alveole unter ständigem »Nachfassen«, d. h. die Hebelspitze greift immer mehr wurzelwärts an (s. Abb. 5.15).

Der Hebel ist ein ebenso geniales wie gefährliches Instrument.

Er kann abgleiten und sehr unangenehme Weichteilverletzungen oder Gewebsquetschungen verursachen. Daß durch Arbeiten mit dem Hebel Kieferfrakturen entstehen können, ist bekannt (s. Abschnitt 9.1.4 und 9.1.5). Nur zu leicht kann durch den Hebel eine Wurzel in die Kieferhöhle luxiert oder eine Mund-Kieferhöhlen-Verbindung geschaffen werden. Bei der Handhabung des Hebels muß also eine Gefährdung des Patienten so weit als irgend möglich ausgeschlossen werden. Dabei gelten als Grundregeln:

Der Hebel wird nur unter Sicht angesetzt.
Der Hebel wird mit leichter Hand und ohne jede stärkere Kraftanwendung geführt.
Die Hand, welche den Hebel führt, stützt sich ab.
Die andere Hand gibt Hilfestellung, schützt die Weichteile oder kontrolliert tastend Alveolarfortsatz und Nachbarzähne.

Der birnengroße Hebelgriff liegt in der Hohlhand, während der *Zeigefinger* sich möglichst am Alveolarfortsatz oder an Nachbarzähnen *abstützt*. Bei Arbeiten im Oberkiefer umfassen Daumen und Zeigefinger der anderen (meist linken) Hand den Alveolarfortsatz, um hier Bewegungen (infolge sich anbahnender Fraktur oder als Zeichen einer Zahnluxation) sofort zu spüren (Abb. 6.7). Im Unterkiefer ist diese Handhaltung meist nicht möglich. Hier sollten aber immer Finger der linken Hand lingual des Alveolarfortsatzes liegen, um die Mundbodenweichteile zu schützen. Zur

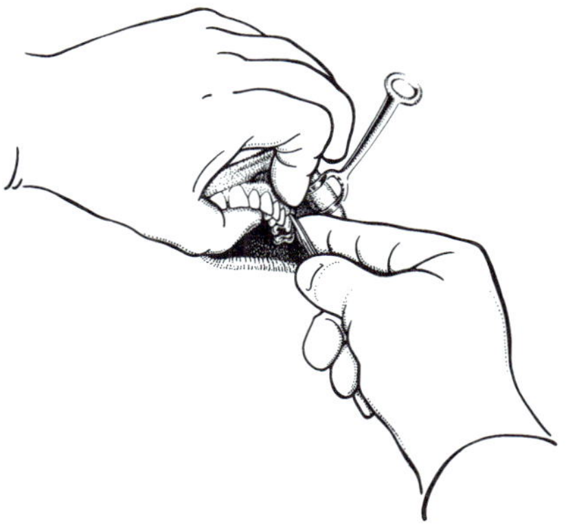

Abb. 6.7 Die Lage von Daumen und Zeigefinger der Hand, die nicht den Hebel führt, zur Hebelextraktion im linken Oberkiefer. Wo immer möglich, wird der Hebel (z. B. mit dem Zeigefinger) abgestützt.

Hebelextraktion des dritten unteren Molaren liegt der Zeigefinger der Hand, welche nicht den Hebel führt, auf dem zweiten Molaren (Abb. 6.8). Daß die Hebelextraktion des Weisheitszahnes nur zulässig ist, wenn die Zahnreihe davor geschlossen ist, wurde bereits betont (s. Abschnitt 7.2.1).

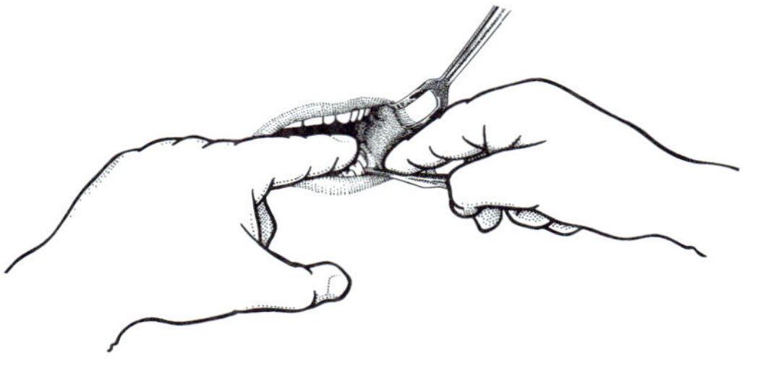

Abb. 6.8 Bei Hebelextraktion des endständigen Zahnes aus dem Unterkiefer liegt der Zeigefinger der anderen Hand tastend auf der Zahnreihe.

6.2 Entfernung bleibender Zähne

6.2.1 Extraktion im Oberkiefer

Der Knochen des oberen Alveolarfortsatzes ist von vergleichsweise lockerer Struktur, die Zahnentfernung daher meist nicht so schwierig. Dazu halten wir die Zange in der rechten Hand, während Daumen und Zeigefinger der linken Hand den Alveolarfortsatz umfassen und stützen. Bei Extraktion im linken Oberkiefer liegt der linke Daumen palatinal und der Zeigefinger bukkal dem Alveolarfortsatz an (Abb. 6.9a). Bei Extraktionen im rechten posterioren Oberkiefer liegt der linke Daumen bukkal und der Zeigefinger palatinal (Abb. 6.9b). Die linke Hand hat eine sehr wichtige Funktion. Sie tastet nicht nur eventuelle Bewegungen des Alveolarfortsatzes oder von Nachbarzähnen unter der Extraktion, sondern hält den Kopf des Patienten, damit dieser nicht ausweicht.

Die Extraktion der **oberen Frontzähne** gelingt meist mühelos und ohne Komplikationen: Die Wurzeln sind relativ stabil, der Alveolarknochen ist nicht allzu fest. Nach Ablösen der Gingiva mit Hebel oder den Lippen des Zangenmauls wird der Zahn vorwiegend durch Rotationsbewegungen gelockert und kann bald extrahiert werden.

Die Entfernung der **oberen Eckzähne** mit ihren kräftigen Wurzeln ist manchmal etwas schwieriger. Wir verwenden wie für die Schneidezähne die gerade Zange, achten aber auf die richtige Krümmung der Lippen des Zangenmauls. Die Lösung des Zahnes erfolgt durch Rotation in Kombination mit leichter Luxation in oral-vestibulärer Richtung und bald einsetzenden kräftigem Zug in Richtung der Längsachse.

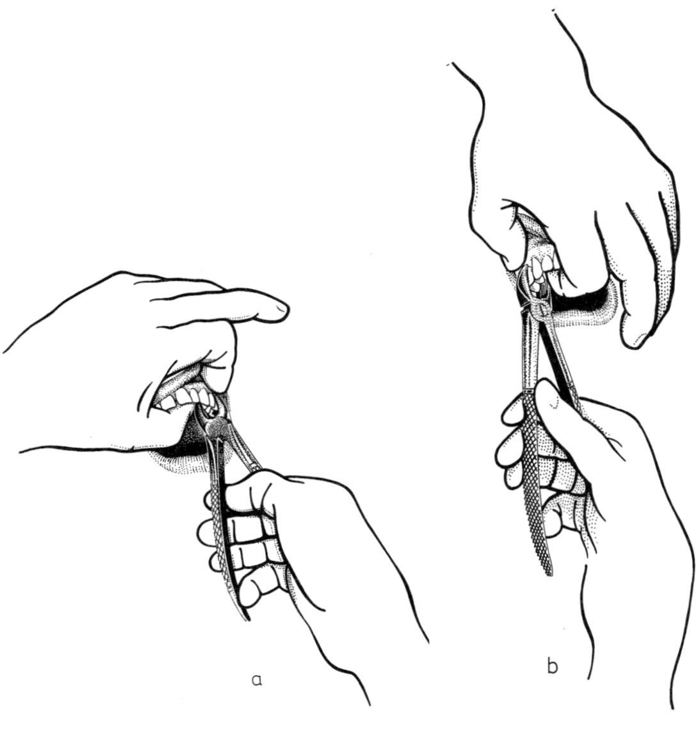

Abb. 6.9 Haltung der nicht extrahierenden Hand bei der Zangenextraktion aus dem *a* linken Oberkiefer, *b* rechten Oberkiefer

Obere Prämolaren bereiten immer wieder Probleme bei der Entfernung. So frakturieren die grazilen und oftmals gekrümmten Wurzeln der ersten oberen Prämolaren sehr leicht (s. Abschnitt 9.1.1). Wir verwenden eine Zange mit leicht geschwungenen Griffen und etwas über die Kante gebogenem Maul. Die Luxationsbewegungen sollten besonders gefühlvoll und ohne Hast, in der ersten Phase betont vorsichtig vorgenommen werden.

Obere Molaren haben oft stark verspreitzte Wurzeln, wobei die bukkalen Wurzeln recht grazil und gekrümmt, die palatinale kräftig und gerade sind. Wir verwenden für die rechte und linke Kieferseite unterschiedliche Zangen (»Zacke an die Backe«). Die Luxationsbewegungen werden ausgiebig vorgenommen, um die Alveole entsprechend aufzuweiten. In der Gegend des ersten Molaren strahlt vestibulär die Crista zygomatico-alveolaris ein, so daß die Entwicklung des Zahnes nach palatinal günstiger sein kann. Je lockerer der Zahn wird, um so mehr Zug wenden wir an. Gerade hier kann es sinnvoll sein, die Luxation durch Pausen zu unterbrechen. Der obere Weisheitszahn hat häufig kompakte Wurzeln und läßt sich aus dem porösen, nach distal schwachen Knochen mit Hebel oder/und Zange leicht entfernen. Es gibt aber auch obere dritte Molaren mit kräftigen und divergierenden Wurzeln. Gerade hier macht sich ein Röntgenbild vor der Extraktion immer bezahlt.

6.2.2 Extraktion im Unterkiefer

Der Unterkieferknochen ist vergleichsweise fest und hat eine starke linguale und vestibuläre Kompakta. Die Zahnentfernung ist daher manchmal problematisch. Andererseits sind die Molarenwurzeln nicht so stark gespreitzt, wie im Oberkiefer.
Die (über die Fläche gebogenen) Zangen zur Extraktion im Unterkiefer werden prinzipiell ebenso gefaßt wie jene für den Oberkiefer. Auch hier kommt der nicht extrahierenden Hand eine große Bedeutung zu. Sie faßt den Unterkiefer möglichst körperlich und vermeidet so eine unnötige Belastung der Kiefergelenke unter der Extraktion. Hierfür hat sich der sog. Drei-Finger-Griff bewährt (Abb. 6.10): Der Daumen umgreift den Unterkieferrand, während Zeige- und Mittelfinger

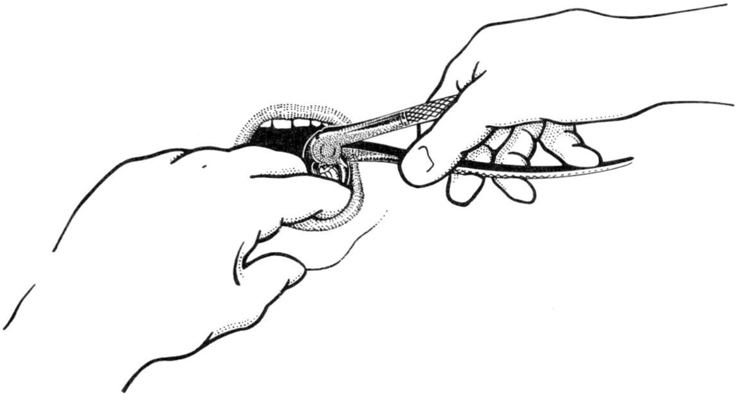

Abb. 6.10 Drei-Finger-Griff der nicht extrahierenden Hand zur Extraktion aus dem Unterkiefer

vestibulär und lingual des Alveolarfortsatzes liegen. Bei Extraktion im linken Unterkiefer bietet es sich an, die Zange mit der rechten Hand zu führen und mit der linken den Unterkiefer zu fixieren. Zur Extraktion im rechten Unterkiefer ist die Extraktion mit der linken Hand und die Stabilisierung des Unterkiefers mit der rechten zu empfehlen bei Stellung des Operateurs vor dem Patienten. Die rechte Hand kann dann auch hier den Dreifinger-Griff anwenden. Wenn dagegen im rechten Unterkiefer (von hinten) mit der rechten Hand extrahiert wird, liegt der Mittelfinger der linken Hand unter dem Unterkiefer, wobei der Daumen lingual und der Zeigefinger vestibulär zu liegen kommen (Abb. 6.11).

Die Extraktion der **unteren Frontzähne** bereitet meist keine Schwierigkeiten, zumal sie fast immer wegen erheblicher parodontaler Schäden entfernt werden. Zur Lockerung kommt die Rotation wegen des länglichen Wurzelquerschnitts nicht in Frage, sondern es werden lingual-vestibuläre Luxationsbewegungen ausgeführt.

Zur Entfernung des **Eckzahnes** wird eine Zange wie zur Extraktion der unteren Prämolaren verwendet, die etwas breitere Lippen als jene für die Schneidezähne aufweist. Rotations- und Luxationsbewegungen können kombiniert zur Lockerung angewandt werden.

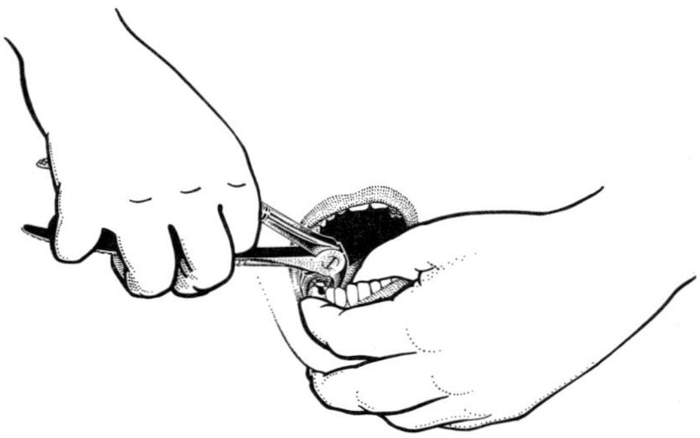

Abb. 6.11 Drei-Finger-Griff bei Extraktion von hinten

Zur Extraktion **unterer Prämolaren** gehen wir ähnlich vor. Hier ist die Rotation bei dem rundlichen Wurzelquerschnitt meist möglich, reicht aber zur Lockerung des Zahnes nicht aus. Es wird also eine schwankende Bewegung (als Kombination von Rotation und oral-vestibulärer Luxation) zweckmäßig sein.

Die Zange zur **Molarenextraktion im Unterkiefer** trägt an beiden Branchenenden eine Zacke, die lingual und vestibulär in die Bifurkation eindringen soll (s. Abschnitt 5.1.2); die Zange wird bewußt so weit apikalwärts geschoben, als nur möglich ist, bevor die Luxationsbewegungen beginnen. Der erste untere Molar kann meist gut nach bukkal herausgedreht werden, wird dann also nicht ganz in seiner Achsenrichtung »gezogen«. Damit wird auch das gefährliche Anschlagen der Zange an die Zähne des Gegenkiefers im Moment der Zahnentfernung vermieden. Besondere Darstellung verdient die Extraktion des unteren Weisheitszahnes. Sie sollte wenn möglich durch eine ausgiebige Luxation des Zahnes mit dem Hebel eingeleitet werden. Der nicht zu schmale BEINsche Hebel wird dabei tief an der Schmelz-Zement-Grenze zwischen dem zweiten und dritten Molaren eingesetzt und vorsichtig gedreht. (Achtung: Geschlossene Zahnreihe mesial davon Voraussetzung). Die Extraktion erfolgt mit der Spezialzange für den unteren Weisheitszahn mit über die Kante gebogenen Branchen (s. Abschnitt 5.1.2). Die *Luxationsbewegung* wird mit dieser Zange *nicht vestibulär-oral* geführt, sondern in mesio-distaler Richtung (s. Abb. 6.6). Grundsätzlich ist die Extraktion des dritten unteren Molaren auch mit der üblichen Molarenzange möglich. Sie gelingt damit aber nur, wenn die Wurzeln des Weisheitszahnes nicht zu stark nach distal gekrümmt sind (Luxationsrichtung dann vestibulär-oral) und der Mund recht weit geöffnet werden kann.

6.3 Entfernung von Wurzeln mit Hebel und Zange

Nach einer Zahnfraktur unter der Extraktion können die Wurzeln oftmals auch ohne operative Freilegung mit Hebeln und Wurzelzangen entfernt werden. Gleiches gilt für ältere Wurzelreste, die dann meist schon ziemlich locker sind. Wenn auch die Entfernung kleiner Wurzelreste dem Geübten über die Alveole gelingen kann, wird doch die operative Freilegung rascher und sicherer zum Ziel führen und den Patienten weniger belasten. Die Entscheidung, wann der Versuch der Entfernung ohne »Aufklappung« abgebrochen wird, ist also immer sehr individuell zu treffen (s. Abschnitt 7.1.1).

Im Zweifelsfall die Wurzeln besser operativ freilegen!

Wenn die Wurzel den Alveolarfortsatz noch geringfügig überragt, wird man versuchen, sie mit der Wurzelzange zu fassen und zu entfernen. Die Zange wird so weit als irgend möglich apikalwärts vorgeschoben und kann auch die dünne Knochenlamelle des Limbus alveolaris, nie jedoch die Gingiva übergreifen. Die Gingiva kann dazu mit einem feinen Raspatorium etwas abgeschoben werden. Es kann auch zweckmäßig sein, mit einem schmalen Hohlmeißelhebel nach BEIN so weit als möglich in den Desmodontalspalt einzudringen und durch rüttelnde und drehende Bewegungen eine Luxation der Wurzel zu erreichen (s. Abschnitt 5.2), bis die eigentliche Hebelbewegung einsetzen kann. Gelingt das nicht, sollte bald die operative Wurzelentfernung eingeleitet werden.
Wenn bei der Molarenextraktion die Krone frakturiert ist, findet die Zange kaum noch eine Angriffsfläche. Auch würden die stark divergierenden Wurzeln eine Extraktion verhindern. Hier hilft nur die Trennung der Wurzeln, die dann einzeln entfernt werden können. Bei oberen Molaren wird die palatinale Wurzel abgetrennt, dann legen wir den Schnitt zwischen den beiden vestibulären Wurzeln. Bei unteren Molaren trennen wir die mesiale von der distalen Wurzel durch einen Schnitt von vestibulär nach oral. Die Durchtrennung nehmen wir mit einem scharfen Fissurenbohrer vor. Danach gehen wir mit dem BEINschen Hebel in den Spalt ein und drücken die Wurzeln auseinander. Manchmal lassen sie sich nun einfach mit Hebel oder Wurzelzange extrahieren. Ist erst eine Wurzel entfernt, folgen die anderen bald nach. Zur Entfernung einer verbliebenen Molarenwurzel des Unterkiefers bedient man sich zweckmäßig des Krallenhebels, der in die Alveole der bereits extrahierten Wurzel eingesetzt wird, das interradikuläre Septum zerstört und die restliche Wurzel heraushebelt.
Wenn die erwähnten Maßnahmen nicht zum Erfolg führen, sollte bald die saubere operative Freilegung erfolgen (s. Abschnitt 7.1.2). Das trifft besonders auf tief frakturierte kleine Wurzelreste zu, die man zwar vielleicht mit allerlei Tricks noch über die Alveole entfernen könnte, womit man aber dem Patienten kaum nutzt.

6.4 Entfernung von Milchzähnen

Jeder operative Eingriff am kindlichen Patienten bietet besondere Probleme, zumal wenn er in Lokalanästhesie durchgeführt wird. Die Extraktion von Milchzähnen erfolgt nach gleichen Prinzipien wie jene im bleibenden Gebiß, jedoch sind einige Besonderheiten zu beachten:

– Der kindliche Mund ist kleiner; die Extraktionsinstrumente müssen daher andere Abmessungen haben.

- Die Kronen der Milchzähne haben eine andere anatomische Form als bleibende Zähne; die Zangenmäuler müssen also anders geformt sein.
- Der Knochen des kindlichen Alveolarfortsatzes ist weicher als der des Erwachsenen; der Hebel findet kein so festes Widerlager, weder am Knochen noch an anderen Milchzähnen. Andererseits gelingt die Zahnentfernung relativ leicht, zumal nach Resorption eines Teils der Wurzeln.
- Bei der Milchzahnentferung muß immer an eine mögliche Schädigung des darunterliegenden Zahnkeims gedacht werden. Das gilt besonders für die Extraktion des zweiten Milchmolaren, dessen Wurzeln den Keim eines bleibenden Prämolaren umschließen können.
- Die Geduld des kleinen Patienten reicht nicht weit.

Wir verwenden Milchzahnzangen mit kürzerem Griff, geeigneten Branchen und einer Feder, welche die Zange automatisch öffnet (s. Abschnitt 5.1.3). Die Luxation erfolgt relativ zügig durch wenige Kippbewegungen von vestibulär nach oral und umgekehrt, bald schließt sich die eigentliche Extraktion an. Hebel werden möglichst nicht eingesetzt, keinesfalls Krallenhebel. Nach Kronenfraktur sollten trotz der zu erwartenden Resorption und Abstoßung Milchzahnwurzeln entfernt werden. Hierzu kann der gerade Hebel nach Bein verwendet werden, ohne daß er an anderen Zähnen abgestützt wird.

Das Mißgeschick einer *versehentlichen Extraktion eines bleibenden Zahnkeims* ist wohl nicht sicher zu vermeiden. Steht es zu befürchten, könnte eine prophylaktische Trennung der Milchzahnwurzeln vorgenommen werden. Einen versehentlich entfernten Zahnkeim sollte man unverzüglich replantieren und die Wunde darüber möglichst dicht verschließen.

6.5 Zahnentfernung in Allgemeinanästhesie

Bei Behinderten ist die Zahnentfernung oft nur in Allgemeinanästhesie möglich. Sie erfolgt möglichst im Rahmen einer vollständigen Gebißsanierung, bei welcher auch alle notwendigen konservierenden Maßnahmen vorgenommen werden. Die Intubation ist dafür die Voraussetzung, da nur so die *geforderte Sicherheit* gewährleistet ist. Das gilt auch, wenn nur eine Milchzahnextraktion vorgesehen ist. Dabei bietet die nasale Intubation die günstigsten Bedingungen für die Arbeit in der Mundhöhle. Die Zahnextraktion wird bei der Narkose-Sanierung immer an das Ende der Behandlung gelegt. Die Technik der Zahnentfernung unterscheidet sich dabei nicht von jener unter Lokalanästhesie, jedoch sind hierfür bestimmte Besonderheiten zu beachten:

- Die *Indikation zur Zahnentfernung* muß bei Behinderten relativ *großzügig* gestellt werden, da viele sonst übliche Maßnahmen zur Zahnerhaltung nicht angewendet werden können.
- Eine *Assistenz ist unerläßlich*, da z. B. Zunge oder Wange gezielt abgehalten werden müssen.
- *Gute Absaugung* und hervorragende *Ausleuchtung* des Operationsfeldes sind hier besonders wichtig.
- *Jede Extraktionswunde* sollte mit resorbierbarem Nahtmaterial *vernäht* werden, um mit größtmöglicher Sicherheit Nachblutungen zu verhindern. Die Behandlung einer Nachblutung wäre dann auch nur unter Allgemeinanästhesie möglich. Die Adaptionsnaht, welche die Wundränder komprimiert und einander nähert, ist hierfür ausreichend; der vollständige Wundverschluß muß nicht angestrebt werden.

Literatur

KRANZ, P. P.: Chirurgie des praktischen Zahnarztes. 2. Aufl. Barth Leipzig 1949

KRÜGER, E.: Operationslehre für Zahnärzte, 7. Aufl. Quintessenz-Verlag Berlin 1989

MÜLLER, W.: Zahnentfernung. In: Zahn-Mund-Kieferheilkunde Bd. 2 herausgeg. von N. Schwenzer und G. Grimm, 2. Aufl. Thieme Stuttgart 1990

MÜLLER, W.: Zahnentfernung. In: W. Künzel »Kinderstomatologie«, 2. Aufl., Barth Leipzig 1988

SCHROLL, K.: Zahnärztliche Chirurgie. Schattauer Stuttgart – New York 1980

TRAUNER, R.: Zahnärztliche Chirurgie. 5. Aufl. Urban und Schwarzenberg München – Berlin – Wien 1972

Operative Zahn- und Wurzelentfernung

7

Unter operativer Entfernung wollen wir verstehen, daß ein Zahn oder Zahnrest nach gezielter Freilegung entfernt wird. Dazu sind immer das *Abpräparieren des Mukoperiosts* und die *Abtragung von bedeckendem Knochen* notwendig, die Operation erstreckt sich also auf Weichteile und Knochen. Der Eingriff besteht demnach aus den folgenden Phasen:

- Freilegung der Knochenoberfläche,
- Entfernung von deckendem Knochen,
- Entfernung des Zahnes oder Zahnrestes,
- Versorgung der Knochenwunde,
- Versorgung der Weichteilwunde.

7.1 Operative Entfernung von Wurzeln

7.1.1 Indikation und Vorbereitung

Die Zähne frakturieren beim Versuch der Entfernung mit unterschiedlicher Häufigkeit (s. Abschnitt 9.9.1 und Abb. 9.1). Insgesamt trat in unserer Untersuchung nach 5,5% der ausgewerteten mehr als 4000 Extraktionen eine Kronenfraktur, bei 4,5% eine Wurzelfraktur auf. Nur etwa jede 100. Zahnextraktion mußte mit einer operativen Wurzelentfernung beendet werden (Waldmann und Mitarb. 1986). Der größte Teil der frakturierten Zähne konnte also auch ohne operative Freilegung sauber entfernt werden. Wir sollten aber nicht unseren Ehrgeiz daran setzen, nie »aufzuklappen« und jede Wurzel transalveolär zu entfernen. Oftmals ist die operative Wurzelentfernung der schonendere und sicherere Weg. Auch zeigt unsere Statistik, daß Wundheilungsstörungen nach der »Aufklappung« nicht häufiger registriert werden als nach der Entfernung von Wurzeln über die Alveole.

Wenn die Entfernung von Wurzeln mit dem Hebel nicht gelingt, sollte bald mit der operativen Freilegung begonnen werden. Sie führt rasch, schonend und sicher zum Erfolg, erfordert aber einen höheren Aufwand.

Ohnehin klar ist die Indikation zur operativen Entfernung bei älteren und mehr oder weniger eingeheilten Wurzeln. Wenn die Schleimhaut über diesen geschlossen ist, muß immer operativ freigelegt werden. Das gilt um so mehr, wenn die Lage des gesuchten Wurzelrestes nicht ganz eindeutig ist. Oft weisen dann ein kleiner Defekt oder eine Fistel an der freigelegten Knochenoberfläche den Weg. So weit als möglich muß der gesuchte Wurzelrest zuvor röntgenologisch lokalisiert werden. Dazu sollten alle *Orientierungshilfen im Röntgenbild* gezielt genutzt werden (Abstand von anderen Strukturen wie Zähnen, Foramen mentale, Kieferhöhlenboden, Tuber maxillae usw.). Wenn diese Orientierungspunkte fehlen, kann man sich solche durch eine tiefgezogene Platte mit eingelegten Metallmarken schaffen und damit erneute Röntgenaufnahmen anfertigen. Das ist aber nur sehr selten erforderlich.

Wünschenswert ist immer die röntgenologische *Darstellung in zwei aufeinander senkrecht stehenden Ebenen*. Diese Forderung kann im Mund nur durch die Kombination von Zahnfilm- und Aufbißaufnahmen erfüllt werden. Eine zusätzliche Panorama-Aufnahme ist zur Orientierung immer nützlich.
Die operative Wurzelentfernung wird immer unter den klaren und hygienisch einwandfreien Bedingungen des geplanten operativen Eingriffs durchgeführt (s. Abschnitt 4.1). Das Instrumentarium wird einem sterilen Tray-Set entnommen.

7.1.2 Technik

Unter den Bedingungen der zahnärztlichen Praxis erfolgt die operative *Wurzelentfernung immer von vestibulär* aus.

Schnittführung. Der Schnitt muß so gelegt werden, daß nach dem Abklappen des Mukoperiostlappens

- ausreichende Übersicht gewährleistet ist,
- die freigelegte Fläche eventuell vergrößert werden kann,
- die Wundränder nicht über dem Knochendefekt liegen,
- ein spannungsfreier Wundverschluß möglich wird,
- die Ernährung des Lappens nicht gefährdet ist.

Diese Forderungen werden am ehesten durch einen trapezförmigen oder dreieckigen vestibulären Lappen mit Basis in der Umschlagfalte erfüllt, der bis an die Extraktionswunde bzw. bis auf die Höhe des Alveolarfortsatzes reicht. Ob der Lappen besser trapezförmig oder dreieckig (Winkelschnitt) angelegt wird, hängt von der Situation ab. Ein Trapezlappen gestattet eine gute Übersicht zur Kieferbasis hin und läßt sich nach Periostschlitzung gut dehnen, ist aber nach den Seiten nicht erweiterungsfähig. Der Winkelschnitt hinterläßt eine kleinere Wundfläche an den Weichteilen. Wir bevorzugen ihn im allgemeinen, da er bei mangelnder Übersicht zum trapezförmigen Schnitt erweitert werden kann. Immer ist darauf zu achten, daß die Lappenbasis ausreichend breit gewählt wird und die vertikalen Schnitte genügend entfernt vom knöchernen Defekt liegen. Der Schnitt endet daher meist in der Mitte der vestibulären Gingiva des Nachbarzahnes. Beim dreieckigen Lappen liegt der *vertikale Schnitt immer mesial*. Der Schnitt wird grundsätzlich durch alle Weichteilschichten bis auf den Knochen geführt, so daß ein widerstandsfähiger Lappen in ganzer Dicke entsteht. Danach wird der Lappen mit einem Raspatorium vorsichtig mobilisiert. Sobald genügend Gewebe von der Unterlage abgeschoben ist, wird der Mukoperiostlappen mit der Pinzette gefaßt und weiter gelöst. Es ist dabei sehr darauf zu achten, daß wirklich auf dem Knochen und nicht im Weichgewebe präpariert wird. Wenn der Lappen ausreichend abgelöst ist, wird ein Wundhaken nach LANGENBECK so eingesetzt, daß möglichst viel von der freigelegten Knochenoberfläche sichtbar ist.

Abtragen des Knochens. Es wird so wenig wie möglich, aber so viel wie nötig Knochen abgetragen, um bei guter Übersicht die vermißte Wurzel entfernen zu können. Meist ist es zweckmäßig, die vestibuläre Wand der Alveole zunächst mit der Hohlmeißelzange nach LUER abzutragen. Im Bereich dickerer Knochenschichten wird mit dem Fräser gearbeitet. Dabei benutzen wir zunächst einen größeren birnen- oder kugelförmigen Fräser und arbeiten uns auf die Wurzelspitze hin vor. Wenn diese erreicht ist, wird ein kleiner Rosenbohrer benutzt, um den Desmodontalspalt zu erweitern. Danach kann die Wurzel meist mit einem schlanken Instrument wie Wurzelheber nach BEIN,

einem löffelförmigen Exkavator oder einem kleinen scharfen Löffel entfernt werden.
Die Knochenwunde muß nur dann gezielt versorgt werden, wenn sie ein gewisses Ausmaß überschreitet (s. Kap. 8). Meist reicht es, wenn wir die Knochenhöhle nach der Wurzelentfernung mit steriler Kochsalzlösung ausspülen und anschließend die scharfen Knochenkanten glätten. Es folgt dann der möglichst dichte Wundverschluß durch Nähte. Da die vestibuläre Wand der Alveole ohnehin abgetragen ist, gelingt die dichte Naht meist spannungsfrei; nur selten ist dazu eine Periostschlitzung notwendig. Nach der operativen Entfernung von Wurzeln unterer Weisheitszähne muß die Wunde entweder drainiert oder mit einem stabilisierten Koagulum versorgt werden. Wir bevorzugen letzteres (s. Abschnitt 8.2).

7.2 Operative Zahnentfernung

Retinierte und verlagerte Zähne lassen sich nur operativ entfernen. Als *retiniert* bezeichnen wir Zähne, die in richtiger Achsenstellung im Kieferknochen liegen und keine Durchbruchstendenz zeigen. Dabei sind *»teilretiniert«* jene Zähne, die »auf halbem Wege steckengeblieben« sind, von denen also nur Anteile der Krone durchgebrochen sind, während die übrige Krone von Schleimhaut oder Knochen bedeckt bleibt. Als *verlagert* (dystop) bezeichnen wir Zähne, die sich an falscher Stelle im Kiefer befinden.
Zu *Indikation und Zeitpunkt* der Entfernung verlagerter und retinierter Zähne s. Abschnitt 3.5. Demnach ist es grundsätzlich richtig, dystope Zähne zu entfernen. Im Einzelfall gilt es jedoch abzuwägen, wann der rechte Zeitpunkt hierfür gegeben ist oder ob gar ausnahmsweise die Belassung verlagerter Zähne für den Patienten besser wäre. Das würde regelmäßige klinische und röntgenologische Kontrollen voraussetzen. Wenn Beschwerden, Entzündungen oder Entwicklungsstörungen von einem retinierten Zahn ausgehen, fällt der Entschluß zur operativen Zahnentfernung leicht.
Vor jeder operativen Zahnentfernung müssen folgende Fragen geklärt sein:

- *Ist der Eingriff unter den vorgesehenen Bedingungen vertretbar?*
  Sind Patient und Team dem Eingriff gewachsen?
  Sind alle Vorbereitungen einschließlich Einwilligung des Patienten (zu Eingriff und Anästhesieart) und Röntgendokumentation vollständig?
  Sind alle technischen Vorbereitungen abgeschlossen, Instrumente und Geräte, Nahtmaterial usw. einsatzbereit?
  Sind alle hygienischen Voraussetzungen erfüllt?
- *Wie ist der vorgesehene Ablauf der Zahnentfernung?*
  Welche Schnittführung wird gewählt?
  In welche Richtung soll der Zahn entwickelt werden?
  Ist eine Entfernung in Richtung der Zahnachse möglich?
  Wo muß voraussichtlich Knochen abgetragen werden und wieviel?
  Ist eine Teilung des Zahnes von vornherein vorzusehen?
  Soll die Knochenwunde gezielt versorgt werden und wie?
- *Welche Komplikationen sind mit gewisser Wahrscheinlichkeit zu erwarten und wie wäre ihnen zu begegnen?*
  Welche Nerven müssen gezielt geschont werden (N. mentalis, N. lingualis, N. alveolaris inferior)?
  Welche Blutgefäße müssen beachtet werden (A. palatina, A. facialis)?
  Auf welche anderen Strukturen muß besonders geachtet werden (Nachbar-

zähne, Kieferhöhle, Nasenboden, Mandibularkanal)?
Drohen Komplikationen seitens des Allgemeinzustandes des Patienten? Sind Notfallausrüstung und Notfallmedikamente griffbereit?

7.2.1 Untere Weisheitszähne

Je nach Lage des Zahnes und dem Grad der Impaktion muß unterschiedlich vorgegangen werden (Abb. 7.1 bis 7.5). Sofern alle Vorbereitungen abgeschlossen sind und insbesondere eine exakte Röntgendarstellung mit Abbildung des ganzen Weisheitszahnes vorliegt, beginnt der Eingriff nach vollständiger Anästhesie mit der Präparation des Mukoperiostlappens.

Schnittführung. Die Schnittführung muß folgende Forderungen erfüllen:

- Verletzung wichtiger anatomischer Strukturen vermeiden,
- gute Übersicht im Operationsfeld ermöglichen,
- einen ausreichend durchbluteten und widerstandsfähigen Lappen bilden lassen,
- eine Erweiterung zulassen,
- die Wundränder außerhalb des Knochendefektes legen lassen,
- den unkomplizierten Verschluß durch Nähte zulassen.

Grundsätzlich hat sich auch hier ein *Winkelschnitt* bewährt, der distal des zweiten Molaren beginnt und hier nicht zu weit lingual auf der Vorderkante des Unterkieferastes verläuft. Um den Schnitt richtig zu plazieren, taste man sich unbedingt den Verlauf des Kieferkammes ab; die Äste des Unterkiefers divergieren erheblich. Legt man den retromolaren Schnitt zu weit lingual, gerät man unangenehm in die Weichteile. Der Schnitt läuft dann vestibulär am 2. Molaren vorbei und wird senkrecht oder etwas nach vorn unten verlaufend in das Vestibulum geführt (Abb. 7.6a). Er sollte nie über die Umschlagfalte hinaus reichen (Gefahr der Verletzung der Fazialgefäße). Es ist zu beachten, daß der Schnitt bis auf den Knochen und auch unmittelbar hinter dem

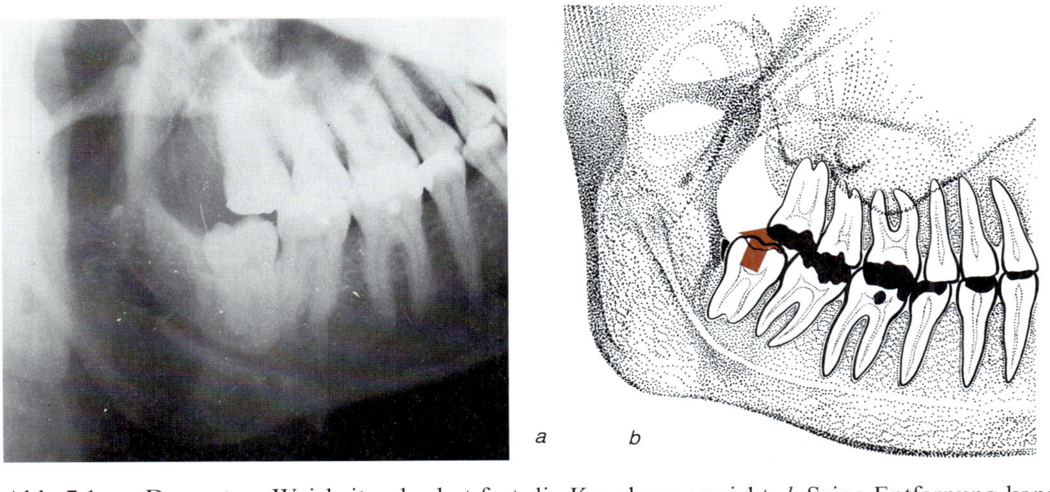

Abb. 7.1 *a* Der untere Weisheitszahn hat fast die Kauebene erreicht. *b* Seine Entfernung kann ohne wesentliche Knochenabtragung in Richtung der Zahnachse (mit Hebel oder Zange) erfolgen

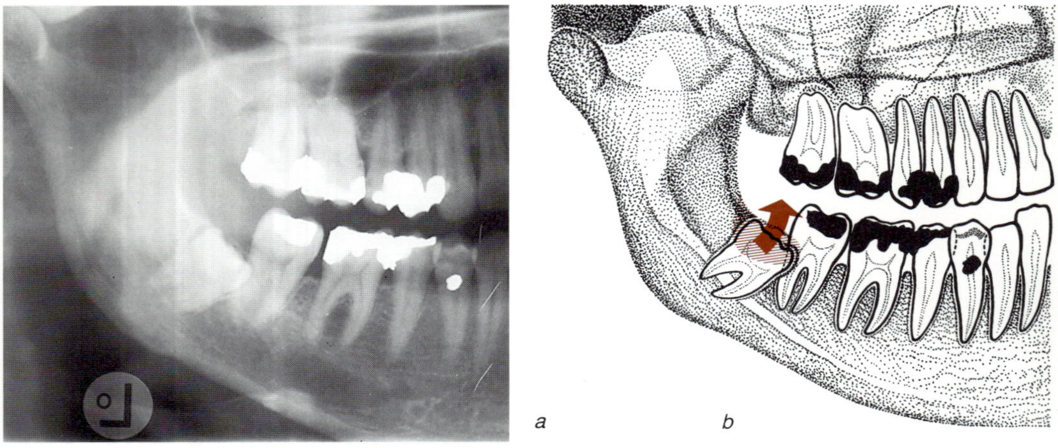

Abb. 7.2 *a* Der untere Weisheitszahn ist retiniert, steht aber annährend achsengerecht. Seine Wurzeln sind deutlich nach distal gekrümmt. *b* Die Entwicklung des Zahnes ist ohne wesentliche Knochenabtragung noch in Richtung der Zahnachse mit dem Hebel möglich, wobei der Zahn in einer bogenförmigen Linie bewegt wird

zweiten Molaren sauber geführt wird. Neben diesem Schnitt, der das marginale Parodont des 2. Molaren einbezieht, ist auch eine Schnittführung unter Schonung und Erhaltung der marginalen Gingiva möglich (Abb. 7.6b). Es bleibt also ein Streifen von 2–3 mm Gingiva unberührt; der Schnitt im Vestibulum verläuft schräg nach vorn. Diese Schnittführung hat den Vorteil, daß nach dem Wundverschluß Weichteile an Weichteile zu liegen kommen; Verklebung und Verheilung werden erleichtert. Der Nachteil liegt darin, daß die schmale Weichteilbrücke vestibulär des Zahnes 7 leicht traumatisiert und zerstört werden kann und auch der Zugang

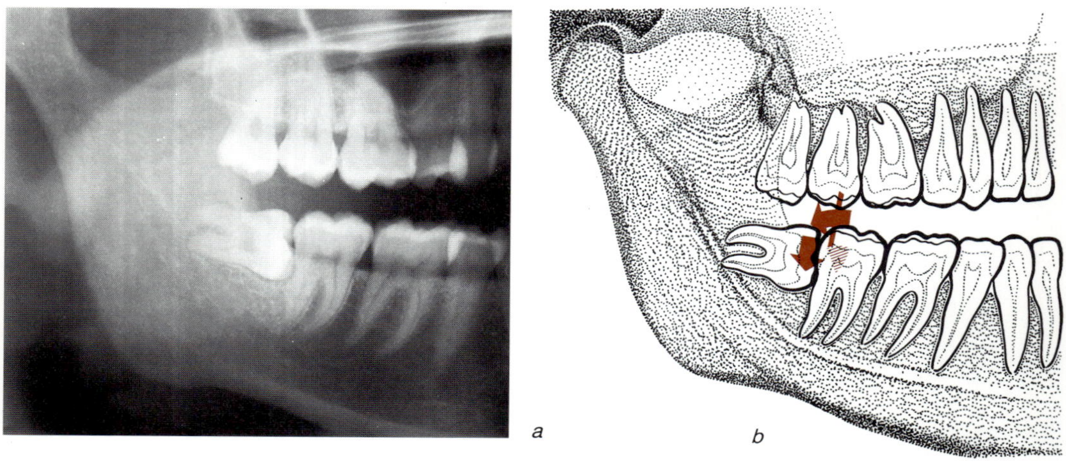

Abb. 7.3 *a* Der untere Weisheitszahn ist horizontal verlagert. *b* Die Entfernung gelingt nur nach erheblicher Knochenabtragung und Zerteilung des Zahnes

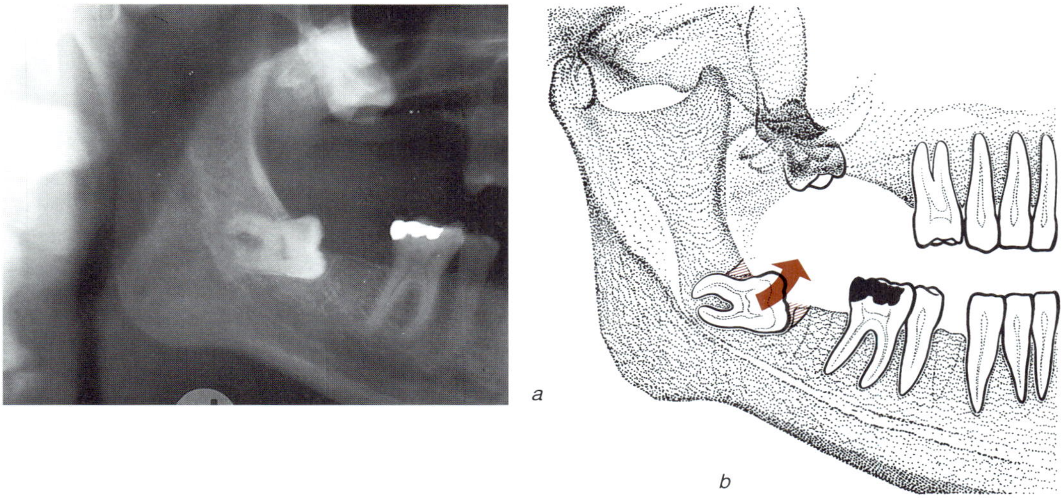

a b

Abb. 7.4 *a* Der untere Weisheitszahn ist teilretiniert und horizontal verlagert; der zweite Molar fehlt. *b* Die Entfernung gelingt nach vergleichsweise geringer Knochenabtragung in einer bogenförmigen Bewegung nach anterior – superior

zum verlagerten Zahn möglicherweise erschwert wird.

Welche Variante der Schnittführung man wählt, hängt von der Lage des zu entfernenden Zahnes ab. Handelt es sich um einen nicht voll ausgebildeten, vergleichsweise tief und distal liegenden Zahn, wird man lieber den bajonettförmigen Schnitt unter Erhaltung der marginalen Gingiva wählen. Der Lappen wird nun exakt mit dem Raspatorium abgeschoben. Gerade nach vorausgegangener

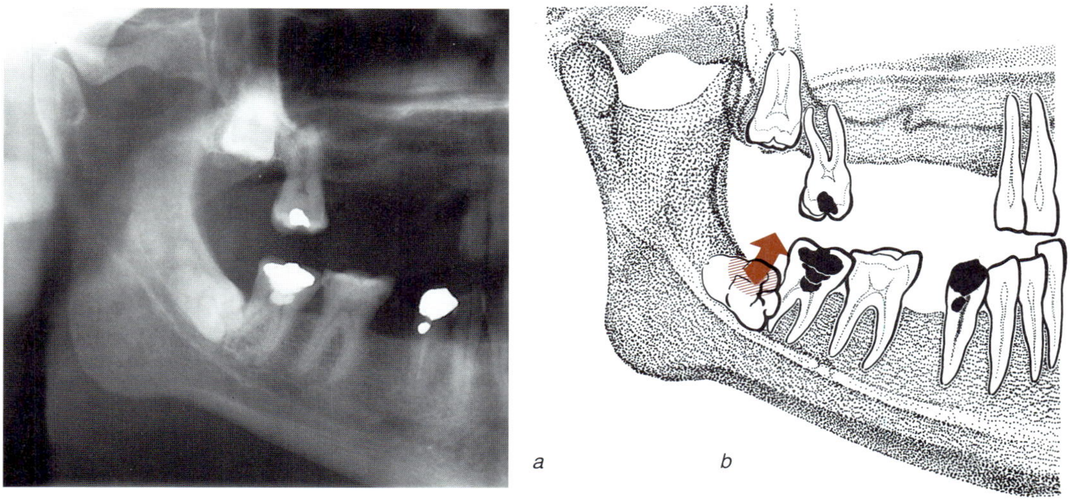

a b

Abb. 7.5 *a* Der untere Weisheitszahn ist retiniert und verlagert. Er liegt mit seiner Krone vestibulär. *b* Die Entfernung gelingt ohne größere Knochenabtragung nach vestibulär und superior

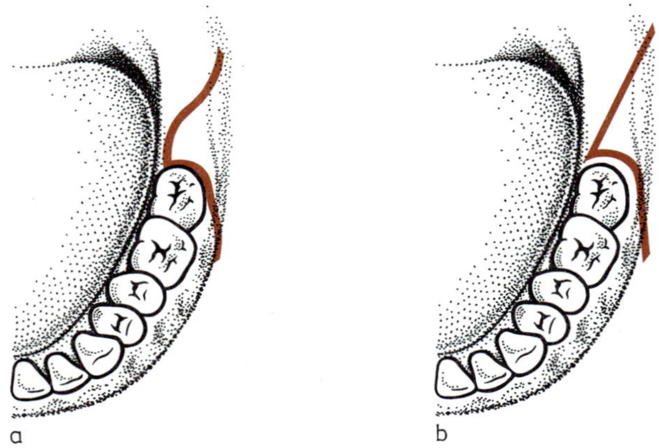

Abb. 7.6 *a* Schnittführung zur Entfernung des dritten unteren Molaren (Parodontalschnitt). Der vertikale Schenkel verläuft neben dem 2. Molaren mehr oder weniger spitzwinklig in den Mundvorhof. *b* Verlauf des Schnitts unter Schonung des marginalen Parodonts des 2. Molaren (bajonettförmiger Schnitt)

Entzündung müssen Verwachsungen in der Umgebung der Krone manchmal mit dem Skalpell gelöst werden. Bereits jetzt ist darauf zu achten, daß die Weichteile lingual der Krone des Weisheitszahnes mit größter Sorgfalt abgelöst und geschützt werden, da der N. lingualis hier in unmittelbarer Nähe verläuft (s. Abschnitt 9.1.7.3).

Die Weichteile werden immer unmittelbar auf dem Knochen abpräpariert.

Die Entfernung von Knochen aus der Umgebung der Krone erfolgt mit Fräsern unter ständiger Berieselung mit steriler isotonischer Kochsalzlösung. Dabei verwenden wir zunächst größere Fräser mit Birnen- oder Kugelform (Durchmesser 3 – 4 mm) und tragen damit die äußere Kompakta ab. In der unmittelbaren Umgebung der Krone wird mit Rosenbohrern gearbeitet, die den perikoronalen Spalt besonders nach distal und lingual erweitern. Bevor an die Entfernung des Zahnes gedacht werden kann, muß (bei achsengerechter Stellung) mindestens die größte Zirkumferenz der Krone frei liegen. Auch hier mit größter Sorgfalt die *lingualen Weichteile mit dem Raspatorium abhalten* und schützen!

Bei der eigentlichen Weisheitszahnentfernung unterscheiden wir (mit Trauner 1972 und Müller 1990) je nach Lage des Zahnes die folgenden Arten des Vorgehens:

1. Die Krone ist weitgehend von Knochen frei, der Zahn steht achsengerecht, die Wurzeln sind leicht nach distal abgekrümmt (s. Abb. 7.1). Die Entfernung gelingt nach Abpräparieren der Weichteile oder geringfügiger Knochenabtragung distal der Krone *mit dem Hebel*, der um seine Längsachse gedreht wird. Hierzu kann ein nicht zu schmaler Hohlmeißelhebel nach Bein sehr gut verwendet werden, während der Hebel nach Lecluse wegen der erheblichen Kraftentfaltung von uns nicht empfohlen wird. Der Hebel wird zwischen den letzten beiden Molaren so tief wie möglich eingeführt und leicht derart gedreht, daß die inferioren Anteile des Hebels nach posterior und superior bewegt werden (s. a. Abb. 5.15 und 6.8). Die Drehbewegungen gehen in hebelnde Bewegungen über, wenn der Zahn schon etwas luxiert ist. Bei der Anwendung des Hebels wirkt der zweite Molar und dessen umgebender Knochen als Hypomochlion und nimmt die gesamte Kraft auf. Der Hebel darf daher nur angewandt werden, wenn die Zahnreihe vor dem 2. Molaren geschlossen ist und die Kraft auch von den Zähnen anterior davon abgefangen werden kann. Rein theoretisch kann eine Zahnlücke z. B. nach Extraktion des 1. Mola-

ren durch ein Klötzchen aus Holz oder anderem Material geschlossen werden, um die Anwendung des Hebels zu ermöglichen. In der Praxis wird dieses Vorgehen wohl kaum geübt. Gibt der Zahn den vorsichtigen Hebelbewegungen nicht nach, muß er weiter freigelegt werden! Größere Kraftanwendung ist dann immer gefährlich. Ist der Zahn weitgehend luxiert, wird er möglichst mit der Weisheitszahnzange gefaßt und entfernt.
Bei der Anwendung des Hebels gilt es also auch hier zu beachten:

Die Hebelanwendung führt zu erheblicher Krafteinwirkung auch am Widerlager.
Jeder Hebel muß mit zarter Hand geführt werden; es sind nur tastende Bewegungen erlaubt.
Der Hebel muß immer durch die Hand des Operateurs abgestützt bleiben, um ein Abrutschen und Weichteilverletzungen zu vermeiden.

2. Der Weisheitszahn befindet sich nahezu *achsengerecht*, aber tiefer im Kiefer, die Krone ist *distal von Knochen eingefaßt* (s. Abb. 7.2). Nach der Freilegung von Weichgewebe muß so viel Knochen entfernt werden, daß der Zahn sich in Richtung Kauebene entfernen läßt. Das gelingt meist nicht mit Hohlmeißelhebel oder/und Zange. Hier hat sich ein Trick bewährt: Vestibulär wird Knochen abgetragen, bis die Schmelz-Zement-Grenze freiliegt. Nun wird mit dem Rosenbohrer eine Vertiefung im Dentin angebracht, in welche die Spitze eines Krallenhebels eingreift (Abb. 7.7). Der kompakte Knochen auf der vestibulären Seite dient als Widerlager, und der Zahn kann kauflächenwärts luxiert werden, indem der Krallenhebel gedreht wird. Auf diese Weise können auch Weisheitszähne entfernt werden, deren Wurzeln leicht nach mesial gekrümmt sind.

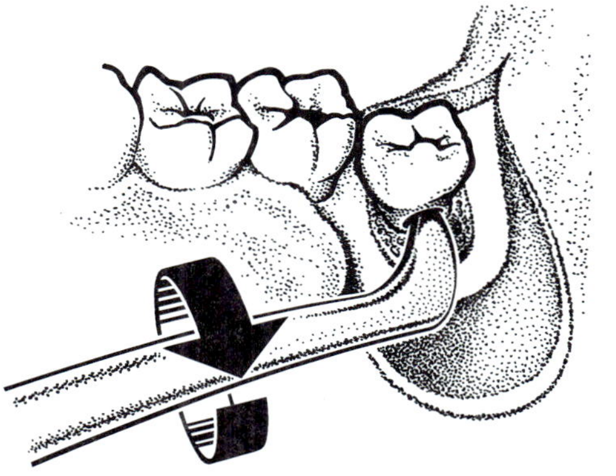

Abb. 7.7 Extraktion des dritten unteren Molaren bei weitgehend achsengerechter Lage mit einem Krallenhebel, nachdem an der Schmelz-Zement-Grenze ein Bohrloch als Angriffsfläche für die Krallenspitze angelegt ist. Der Alveolenrand dient als Hypomochlion

3. Der Zahn befindet sich *schräg nach mesial gekippt* im Kiefer. Die mesialen Höckerspitzen des Weisheitszahnes haben Kontakt zur Kronen- oder Wurzeloberfläche des zweiten Molaren. Damit der Weisheitszahn entfernt werden kann, muß auch wurzelwärts vergleichsweise viel Knochen abgetragen werden. Es wird ebenfalls empfohlen, die störenden Kronenhöcker des Weisheitszahnes mit einer Diamantscheibe abzuschneiden, um den Zahn dann bogenförmig aus der Alveole herausrotieren zu können (s. Abb. 7.2).

4. Der Weisheitszahn ist *horizontal verlagert*. Die Entfernung gelingt relativ einfach, wenn gleichzeitig der zweite Molar extrahiert wird oder bereits fehlt. Wenn dieser jedoch, was anzustreben ist, erhalten werden soll, muß reichlich Knochen aus der Umgebung der Krone und Wurzel des Weisheitszahnes entfernt werden. Oft ist dann eine Trennung des Zahnes etwa an der Schmelz-Zement-Grenze angebracht (s. Abb. 7.3). Sie gelingt meist gut mit einem scharfen Fissurenbohrer.

Das Separieren (Zerteilen) erleichtert fast immer ganz wesentlich die Entfernung eines verlagerten Zahnes.

Um die Breite des Bohrspalts läßt sich die Krone dann leicht nach distal bewegen und heraushebeln. Die Wurzel kann danach meist mit dem Hohlmeißelhebel in Richtung der ehemaligen Krone luxiert und entfernt werden. Schwierigkeiten entstehen bei stark verspreizten und abgekrümmten Wurzeln.

5. Der Weisheitszahn ist mit seiner Krone nach *lingual oder vestibulär gekippt*. Die Entfernung ist dann meist einfacher, als nach dem Röntgenbild zu erwarten wäre. Wichtig ist, daß so viel Knochen entfernt wird, daß der Zahn ohne größere Kraftanwendung mit dem Hebel luxiert werden kann (s. Abb. 7.5). Der Hebel muß stets dort angesetzt werden, wo er

- ein geeignetes Widerlager findet und
- den Zahn in Richtung des geringsten Widerstandes bewegen kann.

7.2.2 Obere Weisheitszähne

Retinierte obere Weisheitszähne liegen in spongiösem Knochen und lassen sich vergleichsweise leicht herauslösen. Schwierig ist aber der Zugang. Lateral behindert der Proc. coronoideus unsere Aktivitäten. Der zweite obere Molar verhindert den direkten Zugriff zum verlagerten Zahn. Es bleibt daher nur, sich mit viel Geschick von lateral an das Tuber maxillae heranzuarbeiten und den Zahn nach okklusal oder lateral zu entfernen. Zum Glück sind die Wurzeln des oberen Weisheitszahnes meist kompakt und selten verspreizt.

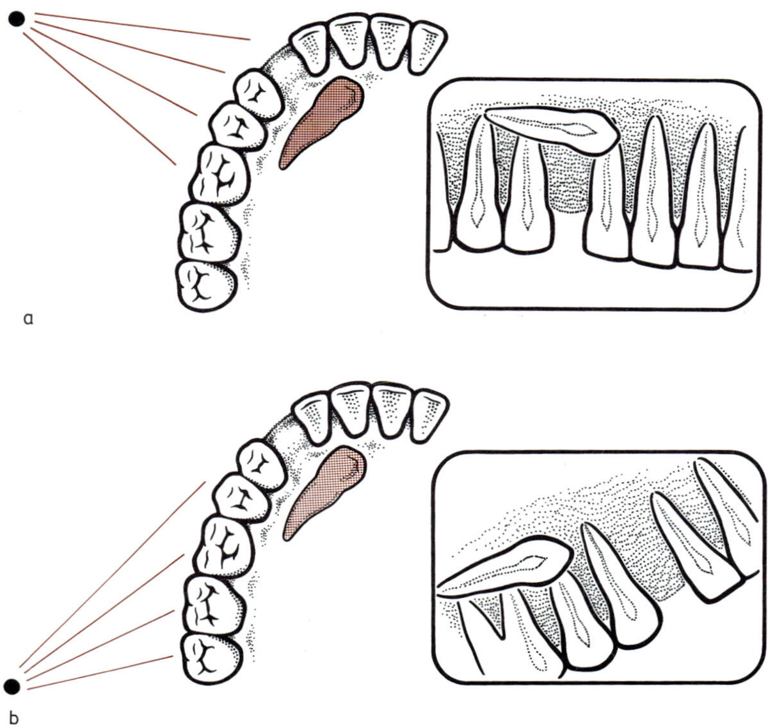

Abb. 7.8 Durch den Vergleich von zwei Aufnahmen in unterschiedlichem (*a* orthoradialem und *b* stark exzentrischem) Strahlengang läßt sich der Zahn lokalisieren: Bei palatinaler Lage »wandert« der verlagerte Zahn in gleicher Richtung wie die Röntgenröhre

Auch hier hat sich der Winkelschnitt bewährt, der sagittal auf dem Tuber maxillae und vestibulär am zweiten Molaren schräg nach anterior superior verläuft. Meist wird der Zahn nach Abschieben des Mukoperiosts sichtbar. Dünner, die Krone bedeckender Knochen kann mitunter mit dem Raspatorium abgelöst werden, dicke Knochenschichten werden durch Fräsen entfernt. Der Zahn wird nun möglichst mit zarten Hebelbewegungen leicht nach distal luxiert, dann mit der Zange gegriffen und entfernt. Es kommt dafür nur eine bajonettförmige Zange in Frage (s. Abb. 5.7). Die Entfernung eines oberen Weisheitszahnes kann unter den Bedingungen der Praxis erhebliche Schwierigkeiten bereiten. Die Überweisung an die Fachklinik ist dann keine Schande, sondern Ausdruck einer realistischen Einschätzung der Situation!
Das Zahnsäckchen oder Reste davon werden sauber mit dem scharfen Löffel entfernt. Wenn man die Kieferhöhle bei der operativen Entfernung oberer Weisheitszähne in kleiner Fläche eröffnet, hat das keine besondere Bedeutung, wenn die Wunde danach primär geschlossen wird.

7.2.3 Obere Eckzähne

Retinierte und verlagerte obere Eckzähne liegen fast immer palatinal und werden deshalb von palatinal entfernt. Ganz selten liegen Krone oder Wurzel zwischen den Wurzeln anderer Zähne und ragen nach vestibulär. Nur wenn klar ist, daß die Krone des Eckzahnes vestibulär gelegen ist, beginnen wir mit der Freilegung vom Mundvorhof aus. Mitunter ist die Krone hier tastbar. Im Zweifelsfall wird zunächst vom Gaumen aus operiert. Gerade bei oberen Eckzähnen ist besonderer Wert auf gute präoperative Röntgendiagnostik zu legen. Dazu gehört neben Orthopantomogramm und Zahnfilm die Oberkiefer-

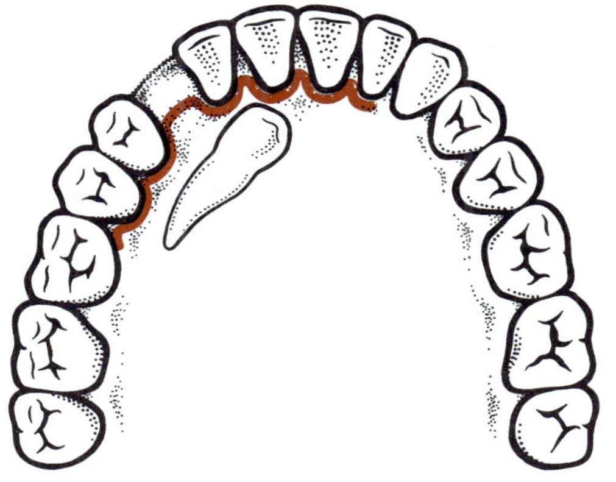

Abb. 7.9 Asymmetrische Schnittführung zur Entfernung eines oberen verlagerten Eckzahnes

Übersichts-(Aufbiß-)Aufnahme. Das Phänomen der parallaktischen Verschiebung bei orthoradialer und exzentrischer Aufnahmetechnik kann zur Lokalisierung sehr nützlich sein (Abb. 7.8).
Zur Freilegung vom Gaumen aus bilden wir immer einen doppelseitigen Lappen, der durch beide Aa. palatinae ernährt wird. Muß nur ein Eckzahn entfernt werden, wird der Lappen asymmetrisch gestaltet (Abb. 7.9). Der halbseitige Gaumenlappen hat sich nicht bewährt. Zudem bereitet die Naht in Gaumenmitte erhebliche Schwierigkeiten, wenn ein »hoher« Gaumen vorliegt. Zur Schnittführung am Gaumen kommen folgende Varianten in Frage:

1. Arkadenförmig wird der Lappen am marginalen Parodontium umschnitten (Abb. 7.10a); die Interdentalpapillen werden also an deren Spitzen gaumenwärts durchtrennt und abgelöst. Nach der Naht liegen abgelöste Weichteile den Zahnhartsubstanzen an; eine Verklebung und Verheilung wird erschwert. Nicht selten kommt es daher zu Nachblutungen und Heilungsstörungen. Auch droht eine Nekrose der Papillenspitzen.
2. Der Schnitt wird glatt an den palatinalen Höckern der Zähne entlang geführt und trennt die Interdentalpapillen an deren

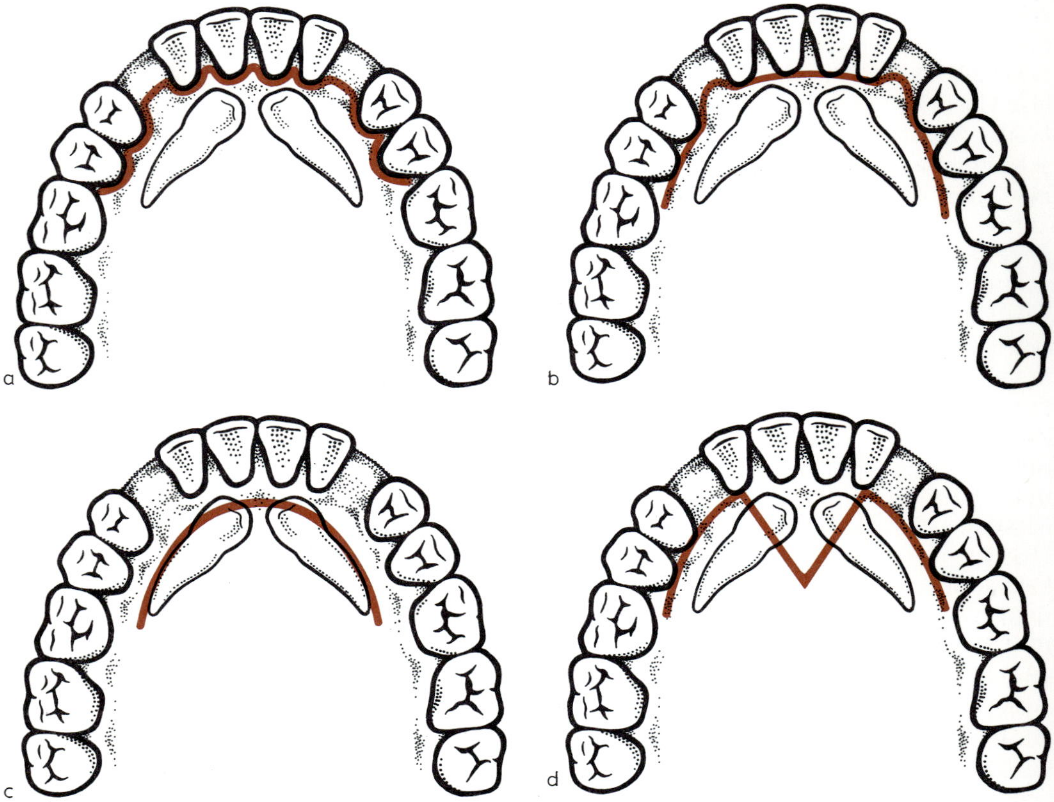

Abb. 7.10 Mögliche Schnittführung zur palatinalen Entfernung verlagerter oberer Eckzähne. *a* Arkadenförmige Schnittführung in die Interdentalräume, *b* Schnittführung tangential an den palatinalen Höckern, *c* Schnittführung etwa 3 mm palatinal des Gingivalsaumes; *d* Schnittführung unter Aussparung des N. nasopalatinus

Basis ab (Abb. 7.10b). Die Papillen bleiben also als Struktur erhalten. Nach der Wundnaht liegen die abgelösten Weichteile nur in kleinem Anteil den Zahnhartsubstanzen, überwiegend jedoch den anderen Weichteilen an.

3. Der Schnitt wird etwa 3 mm palatinal des Gingivalsaumes geführt und tangiert die Zähne nicht (Abb. 7.10c). Hierbei sind die Heilungsbedingungen am besten, da Schleimhaut an Schleimhaut gelegt wird. Leider liegt der Knochendefekt dann manchmal unmittelbar unter der Schnittlinie.

4. Der Schnitt umgeht den Bereich der Papilla incisiva, um eine Durchtrennung des N. nasopalatinus zu vermeiden (Abb. 7.10d). Selbstverständlich ist es immer besser, Strukturen zu erhalten. Die Durchtrennung des N. nasopalatinus am Gaumen hinterläßt aber keinerlei erkennbare Nachteile.

Wir bevorzugen eine Schnittführung, welche tangential an den palatinalen Flächen der Oberkieferzähne entlang geführt wird, die Papillen also erhält und keine Rücksicht auf den N. nasopalatinus nimmt (Variante 2). Es ist wichtig, daß die dicke Gaumenschleimhaut einschließlich des Periosts sauber bis auf den Knochen durchtrennt wird. Nur so wird das Präparieren

in der richtigen Schicht möglich. Unmittelbar auf dem Knochen werden die derben Weichteile mit dem Raspatorium abgelöst. Das ist mitunter schwierig und erfordert Zartgefühl und Kraft gleichermaßen. Der Gaumenlappen wird mit einem Haltefaden oder einem geeigneten Haken abgehalten, so daß der Eckzahn präparativ entfernt werden kann.
Häufig sind nach Abpräparieren der Schleimhaut bereits Teile der Krone sichtbar, oder eine knöcherne Vorwölbung weist auf diese hin. Mit einem nicht zu kleinen Kugelfräser werden nun schrittweise die Kronenoberfläche und Anteile der Wurzel freigelegt. Mit tastenden Hebelbewegungen wird versucht, den Zahn zu luxieren. Der Hebel muß dabei zwischen Krone des Eckzahnes und dem Knochen in unmittelbarer Nähe der Frontzähne eingesetzt werden. Dabei muß peinlichst darauf geachtet werden, daß der anteriore Alveolarfortsatz (Widerlager!) nicht überlastet oder sogar frakturiert wird. Die Finger der linken Hand müssen auf den Frontzähnen liegen, um deren Bewegungen sofort zu spüren. Wenn sich der Eckzahn nach ausreichender Freilegung nicht luxieren läßt, empfiehlt sich seine Durchtrennung. Auch hier gilt:

Die Teilung des retinierten Zahnes ist nie falsch.

Besondere Schwierigkeiten ergeben sich bei hakenförmig abgekrümmter Wurzelspitze oder wenn der Zahn sehr weit am Nasenboden gelegen ist. Es gibt keine praktikablen Empfehlungen, um diese Situation zu meistern. Nur mit großer Erfahrung und unter optimalen Bedingungen kann man sie beherrschen. Die Grenzen des in der zahnärztlichen Praxis Machbaren sind hier leicht erreicht, und die frühzeitige Überweisung an den Facharzt ist für alle Beteiligten die vernünftigste Lösung.
Wenn der Eckzahn entfernt ist, wird das Zahnsäckchen sauber herausgelöst. Scharfe Knochenkanten werden geglättet, und die Wunde wird durch Nähte geschlossen. Für die interdentalen Nähte benutzen wir stets die gerade Nadel.
Ob die Gaumenwunde durch eine Verbandplatte oder eine andere Form des Wundverbandes zusätzlich abzudecken ist, bleibt eine individuelle Entscheidung. Nachdem wir eine längere Zeit routinemäßig Verbandplatten verwendet hatten, sind wir jetzt wieder davon abgegangen. Diese Platten haben den Vorteil, daß sie den Gaumenlappen flächenhaft adaptieren. Nicht selten kommt es jedoch trotzdem zur Hämatombildung und Nekrose einiger Lappenanteile. Wenn nur kleinere Teile der Gaumenschleimhaut abgelöst wurden, erübrigt sich die Verbandsplatte. Nach ausgedehnter Mobilisierung der Weichteile kann sie sinnvoll sein.
Nicht selten bildet sich unter dem Gaumenlappen ein Hämatom, das sich leicht infiziert. Erhebliche Schmerzen führen den Patienten rasch wieder zum Arzt. Eine Entlastung durch Nahtlüftung und gegebenenfalls Drainage ist dann immer erforderlich, eine antibiotische Behandlung kann indiziert sein. Mitunter sind trotz aller Sorgfalt die Schneidezähne durch Operationstrauma, Substanzverlust und Infektion derart gelockert, daß sie geschient werden müssen. Die operative Entfernung eines verlagerten Eckzahnes ist also immer ein ernstzunehmender Eingriff.

7.2.4 Untere Eckzähne und Prämolaren

Untere Eckzähne und Prämolaren sind vergleichsweise selten retiniert und verlagert. Oftmals liegt ihre Krone lingual, und die Entfernung erfolgt am besten nach Abschieben des lingualen Mukoperiosts. Auch hier ist die exakte röntgenologische Lagebestimmung durch Aufnahmen in zwei Ebenen unbedingt erforderlich; nicht selten läßt sich die Krone unter der Schleimhaut tasten. Die Entfernung hat besonders auf den N. mentalis und die Wurzeln der benachbarten Zähne Rücksicht zu nehmen und setzt Erfahrungen voraus.

7.2.5 Mesiodentes und überzählige Zähne

Mesiodentes werden nach exakter röntgenologischer Lagebestimmung vom Gaumen aus entfernt. Meist liegen sie flach unter der Gaumenschleimhaut, selten unmittelbar zwischen den Wurzeln der mittleren Schneidezähne. Wenn deren Wurzeln stark divergieren, ist daran zu denken. Die Entfernung kann dann von vestibulär sinnvoll sein. Überzählige (und zumeist mißgebildete) Schneidezähne liegen dagegen fast immer palatinal und werden vom Gaumen aus entfernt. (Der Mesiodens erscheint im Singular und liegt genau mittig, während die überzähligen Zahnanlagen paramedian und häufig paarig angeordnet sind).
Wundinfektionen sind nach der Entfernung selten. Neben der Schwierigkeit einer Entfernung in Lokalanästhesie beim Kind besteht das Problem meist in der sicheren Schonung der Schneidezahnwurzeln.

Schlußsätze

- Jede Zahnentfernung muß rasch zu Ende gebracht werden, auch wenn dazu eine operative Entfernung der Wurzel erforderlich wird.
- Wenn eine Wurzel mit mehreren Versuchen mit dem Hebel nicht entfernt werden konnte, ist deren operative Entfernung angezeigt.
- Vor der Entfernung von Wurzelresten ist immer deren exakte röntgenologische Lokalisation notwendig.
- Die operative Wurzelentfernung nehmen wir von vestibulär vor.
- Es ist immer besser, wenn retinierte und verlagerte Zähne entfernt werden.
- Die Entfernung reizlos gelegener retinierter Zähne muß nicht sofort erfolgen.
- Jede operative Zahnentfernung ist ein ernstzunehmender Eingriff, für dessen ordnungsgemäße Durchführung bestimmte personelle, apparative und hygienische Voraussetzungen erfüllt sein müssen.
- Es kann aus medizinischen und forensischen Gründen geboten sein, Patienten zur Entfernung verlagerter Zähne an die Fachklinik zu überweisen.
- Das saubere Präparieren des Mukoperiosts reduziert die Blutungsgefahr, erleichtert die Übersicht und vermindert postoperative Ödeme.
- Dem Schutz der Weichteile ist beim Arbeiten am Knochen besondere Aufmerksamkeit zu widmen.
- Das Abtragen von Knochen erfolgt sparsam und schonend, wozu wir im allgemeinen Fräser unter ständiger Berieselung mit steriler isotonischer Kochsalzlösung anwenden.
- Die Zerteilung retinierter Zähne erleichtert fast immer deren operative Entfernung.
- Der primäre Wundverschluß nach der operativen Zahn- und Wurzelentfernung ist anzustreben.

Literatur

Brosch, F.: Das Entfernen von Zähnen. In: »Die Zahn-, Mund- und Kieferheilkunde«, herausgeg. von K. Häupl, W. Meyer, K. Schuchardt, Bd. 3; 1, S. 337–384, Urban und Schwarzenberg München 1957

Horch, H. H.: Zahnärztliche Chirurgie. In: »Praxis der Zahnheilkunde« Bd. 9, Urban & Schwarzenberg München – Wien – Baltimore 1989

Krüger, E.: Operationslehre für Zahnärzte. 7. Aufl. Quintessenz-Verlag Berlin 1989

McGowan, D. A.: Atlas chirurgischer Eingriffe in der zahnärztlichen Praxis. Deutscher Ärzteverlag Köln 1990

Müller, W.: Zahnentfernung. In: »Zahn-Mund-Kieferheilkunde« Bd. 2, Spezielle Chirurgie, herausgeg. v. N. Schwenzer und G. Grimm, 2. Aufl., Thieme Stuttgart – New York 1990

Schilli, W., Krekeler, G.: Der verlagerte Zahn. Quintessenz-Verlag Berlin 1984

Schroll, K.: Zahnärztliche Chirurgie. Schattauer Stuttgart – New York 1980

Schroll, K.: Die Zerteilung retinierter Zähne – Ein Beitrag zur operativen Entfernung retinierter Eckzähne und Prämolaren. Zahnärztl. Welt/Rdsch. 92 (1983) 51 – 56

Schroll, K.: Komplikationen bei der Entfernung retinierter Zähne im Oberkiefer. Zahnärztl. Welt/Rdsch. 93 (1984) 690 – 698

Schroll, K.: Die Erhaltung der Nachbarzähne bei der Entfernung retinierter Zähne. Z. Stomatol. 81 (1984) 319 – 330

Tetsch, P., Wagner, W.: Die operative Weisheitszahnentfernung. Hanser München – Wien 1982

Trauner, R.: Zahnärztliche Chirurgie. Urban & Schwarzenberg München – Berlin – Wien 1972

Wundversorgung und Nachsorge nach Zahnentfernung

8

8.1 Wundversorgung nach einfacher Zahnextraktion

Die Zahnentfernung endet nicht damit, daß der Zahn aus der Mundhöhle heraus ist. Vielmehr gehört die sachgerechte Versorgung der Wunde unbedingt zum Eingriff. Auch nach einfacher Extraktion, die ja fast immer mit Infraktionen der Alveolenwände einhergeht, wird die aufgeweitete Wunde digital komprimiert. In der Alveole bildet sich das Blutgerinnsel.

Ein stabiles Koagulum in der Alveole ist der beste Wundverband.

Deshalb ist die prophylaktische Einbringung irgendwelcher Stoffe in die Alveole grundsätzlich abzulehnen, weil sie die physiologischen Vorgänge der Gerinnselbildung und Heilung stören würden. Nur wenn mit hoher Wahrscheinlichkeit anzunehmen ist, daß das Koagulum sich ohnehin nicht bilden oder zerfallen wird, kommen prophylaktische Maßnahmen in der Alveole in Betracht. Das ist nur bei gestörter Blutgerinnung oder nach operativer Zahn- oder Wurzelentfernung gegeben.
Wie wird nun das Koagulum nach einfacher Zahnextraktion am besten geschützt? Verbreitet ist die Empfehlung, für etwa 20 Minuten einen *Aufbißtupfer* auf die Alveole zu legen und locker aufbeißen zu lassen. Damit sollen die Wundränder bis zum Abschluß der Gerinnungsvorgänge leicht komprimiert und vielleicht auch adaptiert werden. Dieses Vorgehen hat aber folgende Nachteile: Nicht selten kaut der Patient auf dem Tupfer wie auf einem Kaugummi herum, zumal wenn die Anästhesie noch wirkt. Die Wunde wird dann nicht geschützt, sondern zusätzlich belastet. Auch kann ein zu kleiner Tupfer keilförmig in die Wunde hineingedrückt werden, so daß die Wundränder auseinanderweichen. Der Tupfer hält keineswegs den Speichel fern, sondern er saugt sich voll. Beim Zubeißen wird Speichel aus dem Tupfer aus und in die Wunde hineingepreßt. Ein längeres Verbleiben des Aufbißtupfers ist also keineswegs günstig. Zweifellos werden die meisten Extraktionswunden durch Aufbißtupfer versorgt. Die Praxis zeigt, daß das Verfahren nicht so schlecht sein kann.
Die Indikation einer *Wundnaht* nach einfacher Zahnextraktion wird seit Jahrzehnten kontrovers diskutiert. Einige Autoren empfehlen sie nachdrücklich (KLAMMT und SCHUBERT 1986), andere halten sie für überflüssig. Unbestritten sind die Vorteile der Naht nach Extraktion mehrerer nebeneinanderstehender Zähne, zumal wenn gleichzeitig eine Glättung des Alveolarkammes vorgenommen wurde. Hier kommt die sogenannte verschränkte Papillennaht in Frage, die auf SCHUCHARDT zurückgehen soll (Abb. 8.1).
Nach Extraktion einwurzliger Zähne empfiehlt sich eine einfache Knopfnaht, für Extraktionswunden von Prämolaren und Molaren sollte eine u-förmige Matratzennaht gelegt werden. Die Naht sollte so viel wie möglich von der Gingiva erfassen, damit sie nicht ausreißt. Selten gelingt

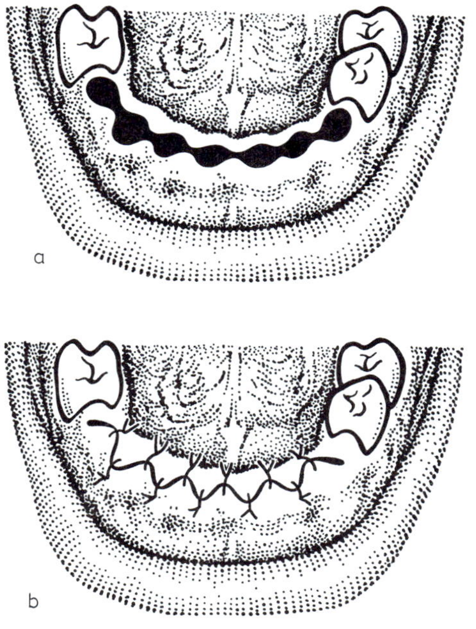

Abb. 8.1 Sogenannte verschränkte Papillennaht

damit ein vollständiger Wundverschluß, aber die Wundränder werden einander genähert und in dieser Lage gehalten. Außderdem wird Nachblutungen wirkungsvoll vorgebeugt. Als Nahtmaterial verwenden wir nichtresorbierbare geflochtene synthetische Fäden der Stärke 2–0 oder 3–0 entsprechend 3 bzw. 2 metric. Für längstens 10 Minuten wird ein großer Aufbißtupfer auf diese vernähte Wunde gelegt, sofern nicht eine Immediatprothese eingefügt wird. Derartige Nähte werden schon nach wenigen Tagen locker; sie können also nach 3–5 Tagen entfernt werden.
Unsere Untersuchungen (Klammt und Schubert 1986) zeigen, daß die Adaptationsnaht der Wundränder eine Alveolitis nicht verhindert (Abb. 8.2). Ob das Koagulum zerfällt oder nicht, entscheidet sich schon während oder unmittelbar nach der Wundsetzung (s. Abschnitt 2.5). Auf das Ausmaß der Fibrinolyse hat die Naht also keinen Einfluß. Wir meinen aber, daß sich die Adaptation der Wundränder durch Naht für den weiteren Heilungsverlauf günstig auswirkt. Das Koagulum wird mechanisch geschützt, die zu überhäutende Fläche wird verkleinert. In der Schweriner kieferchirurgischen Klinik vernähen wir deshalb jede Extraktionswunde, auch wenn der Zahn wegen einer akuten Infektion entfernt wurde. Da die Wundnaht mit einem deutlich höheren Aufwand verbunden ist und einen zweiten Zahnarztbesuch zur Nahtentfernung erfordert, ist in der Praxis Aufwand und Nutzen stets gegeneinander abzuwägen. Wir sind jedoch der Meinung:

Die Adaptation der Wundränder ist immer günstig.

Viele klinische Beobachtungen belegen, daß unter Immediatprothesen die Heilung auffallend gut verläuft (Meyer und Bolle 1956, Laetzsch und Exner 1986, Reumuth und Rehmann 1966, Schulte 1966, Windecker 1976). Auch in unserer Studie bestätigt sich diese Erfahrung (s. Abb. 8.2). Es liegt hierbei nicht nur eine statistische Täuschung vor, da ja überwiegend Frontzähne immediat ersetzt sind, bei denen

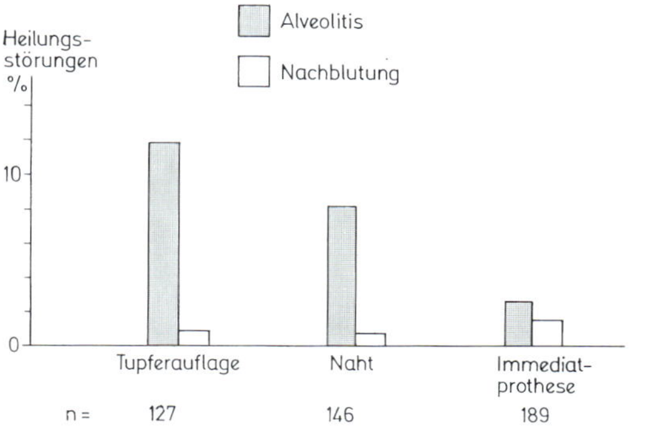

Abb. 8.2 Einfluß der Wundversorgung auf die Häufigkeit entzündlicher Heilungsstörungen und Nachblutungen

ohnehin kaum Heilungsstörungen auftreten. Auch im Seitenzahnbereich ist die Alveolitis unter Immediatprothesen eher seltener, als bei offener Wundbehandlung. Wir legen auch dann eine Adaptationsnaht, wenn eine Immediatprothese eingesetzt wird. Zur Gestaltung der Prothese s. Kap. 11.

Die Abdeckung einer Extraktionswunde durch Immediatersatz oder Schutzplatte fördert die Heilung.

8.2 Wundversorgung nach operativer Zahnentfernung

Die operative Zahnentfernung hinterläßt eine ausgedehntere Wunde an Knochen und Weichteilen, die gezielt versorgt werden muß. Auch hier gilt, daß ein stabiles Koagulum die besten Voraussetzungen für die ungestörte Heilung bietet. Wo immer möglich, werden wir die Weichteile über dem Knochendefekt dicht schließen, um das Gerinnsel zu schützen. Den Rest überlassen wir der Natur. Eine ungestörte Heilung ist allerdings um so weniger zu erwarten

- je größer die Wundfläche und Traumatisierung der Gewebe ist,
- je stärker die vorbestehende Entzündung war und je kürzer diese zurückliegt,
- je ausgedehnter der Knochendefekt ist,
- je weiter distal im Unterkiefer die Wunde gelegen ist.

Knöcherne Hohlräume von mehr als 1 cm Durchmesser heilen gerade im Unterkiefer selten primär. Das Koagulum retrahiert sich in der Nachphase der Gerinnung und löst sich von den Knochenwänden ab. Dadurch wird die Heilungsstörung begünstigt (SCHULTE 1959). Hier ist ähnlich wie nach der Entfernung von Zysten eine gezielte Versorgung des knöchernen Hohlraumes angebracht.

Nach der operativen Zahnentfernung aus dem Oberkiefer kann immer ein primärer Wundverschluß durch Nähte ohne gezielte Versorgung der Knochenwunde erfolgen. Auch im anterioren Unterkiefer wird man die einfache Wundnaht sehr häufig durchführen können. Probleme ergeben sich hinsichtlich der Wundversorgung nach operativer Entfernung von Molaren. Hier gilt es, zu entscheiden

- ob das Koagulum erhalten oder stabilisiert sowie die Weichteile darüber dicht verschlossen werden sollen oder
- ob die Ausbildung des Gerinnsels verhindert und von vornherein auf offene Wundbehandlung orientiert werden soll.

Die *Stabilisierung des Koagulums* gegen *Formveränderungen, Infektion und Fibrinolyse*, wäre anzustreben. Leider gelingt uns das zur Zeit noch nicht ganz, aber Wege zu diesem Ziel zeichnen sich ab. Bereits von THOMA und SLEEPER (1948) und SCHULTE (1959) wurde die Implantation eines stabilisierten Koagulums in Knochendefekte des Kiefers vorgeschlagen. Dazu wird ein Gelatineschwamm mit einer Blut-Penicillin-Suspension getränkt. Infolge der hohen lokalen Penicillinkonzentration kommt die Gerinnung nur sehr stark verzögert in Gang. Deshalb wird Thrombin-Puder in Substanz auf die Oberfläche des so präparierten Gelatineschwammes aufgebracht. Es entsteht dadurch ein Koagulum, das sich in seiner Form nicht mehr verändert und das gegen Infektion weitgehend geschützt ist. Es wird drucklos in einem oder mehreren Stücken in die Wunde eingebracht, über der die Weichteile möglichst dicht verschlossen werden. Eine gleichzeitige Allgemeinbehandlung mit einem Penicillinpräparat empfiehlt sich.

Auch nach operativer Zahnentfernung wird von sehr schönen Erfolgen dieses eleganten Verfahrens berichtet (HANDTMANN und SCHULTE 1976). Uns hat sich in letzter Zeit die Verwendung von Kollagenvlies an Stelle des Gelatineschwammes sehr bewährt. Kollagenvlies scheint sich ohnehin günstig auf die Heilung der Knochenwunde auszuwirken und hat eine hervorragende hämostyptische Wirkung (KLAMMT und Mitarb. 1990). Konkret verfahren wir wie folgt:

- Ein Stück Kollagenvlies wird entsprechend der Größe des Knochendefektes zurechtgeschnitten.
- Etwa 2 ml Venenblut (aus der Kubitalvene entnommen) werden in ein steriles Schälchen gegeben und hier mit etwa 100000 I.E. Penicillin-G Trockensubstanz verrührt. Das Kollagenvlies wird mit der Blut-Penicillin-Mischung getränkt. Es ist auch möglich, das Kollagenvlies mit Blut aus der Alveole zu tränken und dann in Penicillin-Substanz zu wälzen. Dabei kommt es aber nicht zu einer guten Durchmischung.
- Das so vorbereitete Koagulum wird in ein Fläschchen Thrombin-Trockensubstanz (Topostasin®) gegeben, wobei sich das (lyophilisierte) Thrombin sofort an der Oberfläche anreichert und die Gerinnung beschleunigt.
- Das stabilisierte Gerinnsel wird in die Alveole implantiert, die Wunde darüber dicht vernäht.

Die guten Heilungsergebnisse rechtfertigen das etwas umständliche (und nicht ganz billige) Vorgehen.

Einige Beobachtungen weisen darauf hin, daß Fibrinkleber (unter Zusatz eines antifibrinolytisch wirksamen Proteaseninhibitors) in Wunden nach Zahnentfernung die Heilung auffallend begünstigt. So ist auch unser Eindruck. MOLLER und PETERSEN (1988) konnten dagegen keinen Unterschied in der Heilung von Wunden mit und ohne Versorgung durch Fibrinkleber feststellen. Es bleibt abzuwarten, ob der Zusatz eines Antifbrinolytikums zum stabilisierten Koagulum das Problem des Zerfalls des Gerinnsels und damit der Wundheilungsstörung lösen wird. Den humanen Fibrinkleber wenden wir (auch aus ökonomischen Gründen) nur an, wenn uns eine hämorrhagische Diathese dazu zwingt (s. Abschnitt 13.2). Ansonsten beschicken wir kleinere Knochenwunden nur mit Kollagenvlies und oder vernähen die Weichteile ohne gezielte Versorgung des Knochendefektes.

Der Nutzen einer *antibiotischen Lokalbehandlung* zur Vermeidung von Wundheilungsstörungen ist umstritten (s. Abschnitt 10.1.1.4). In jüngster Zeit wird jedoch wieder über günstige Effekte des Tetracyclins bei lokaler Anwendung unmittelbar nach operativer Weisheitszahnentfernung berichtet (SORENSEN und PREISCH 1987, SWANSON 1989). Die Wunden wurden mit Tetracyclin-Puder oder mit einem durch Tetracyclin-Suspension getränkten Gelatineschwamm beschickt und dann vernäht. Eigene Erfahrungen liegen hierzu nicht vor.

Die *offene Wundbehandlung* besteht darin, daß die Wundränder nur locker oder gar nicht vereinigt werden. Die Bildung eines Koagulums wird durch Einlegen eines *Drain* oder einer *Tamponade* verhindert. (Eine Tamponade wird im Gegensatz zum Drain fest gestopft.) Das textile Tamponade- oder Drainagematerial kann mit verschiedenen chemischen Substanzen getränkt bzw. beschickt werden, von denen man sich eine antiseptische, desodorierende, analgetische oder hämostyptische Wirkung erwartet. Die Tamponade bleibt mehrere Tage liegen. Ein Drain wird nach 1–2 Tagen gewechselt. Nach Entfernung des Fremdmaterials heilt der Defekt von den Wänden her langsam zu. Das Verfahren belastet den Patienten und den Zahnarzt, sind doch immer mehrere Zahnarztbesuche notwendig. Andererseits sind damit die postoperativen Beschwerden in Grenzen zu halten. Schmerzen und

Schwellung sind geringer als nach einfachem Nahtverschluß. Die offene Wundbehandlung mit Drainage oder einer modifizierten Tamponade wird deshalb vielfach für die Praxis empfohlen (HARNISCH 1973, HOLLAND und HINDLE 1984, PILZ und Mitarb. 1973, SEELIGER 1977). Die immer wieder behauptete Dochtwirkung eines Drains durch Ableitung von entzündlichen Sekreten in die Mundhöhle gibt es wohl nicht. Der Drain verhindert aber die Ausbildung eines Koagulums und somit dessen jauchigen Zerfall. Obwohl seit Jahrzehnten praktiziert, ist das Tränken des Drains mit Chlorphenol-Kampfer-Menthol-Lösung nicht ideal. Die Substanz hat eine geringfügige (und infolge der Auslaugung durch den Speichel immer geringer werdende) antiseptische Wirkung und hemmt Granulationen. Ihr Vorteil liegt in dem starken Geruch, welcher den Fäulnisgeruch der infizierten Alveole überdeckt.

8.3 Vermeidung und Behandlung von postoperativen Schmerzen und Schwellungen

Jede Wunde verursacht Mißempfindungen oder Schmerzen. Immerhin klagen etwa 10% aller Patienten über deutliche Schmerzen nach der Zahnextraktion (FRENZEL und TIEDE 1987), Frauen mehr als Männer. Die Schmerzen treten in der unmittelbaren postoperativen Phase am stärksten in Erscheinung und nehmen dann kontinuierlich ab, sofern keine wesentliche Infektion hinzukommt (SEYMOUR und Mitarb. 1985). Schmerzen und Analgetikaverbrauch laufen meist parallel (Abb. 8.3). Zum Schmerz kommt fast immer die Schwellung hinzu, die sich durch die veränderten Durchblutungsverhältnisse und den Flüssigkeitsaustritt ins Gewebe als Folge der Heilungsvorgänge, einer

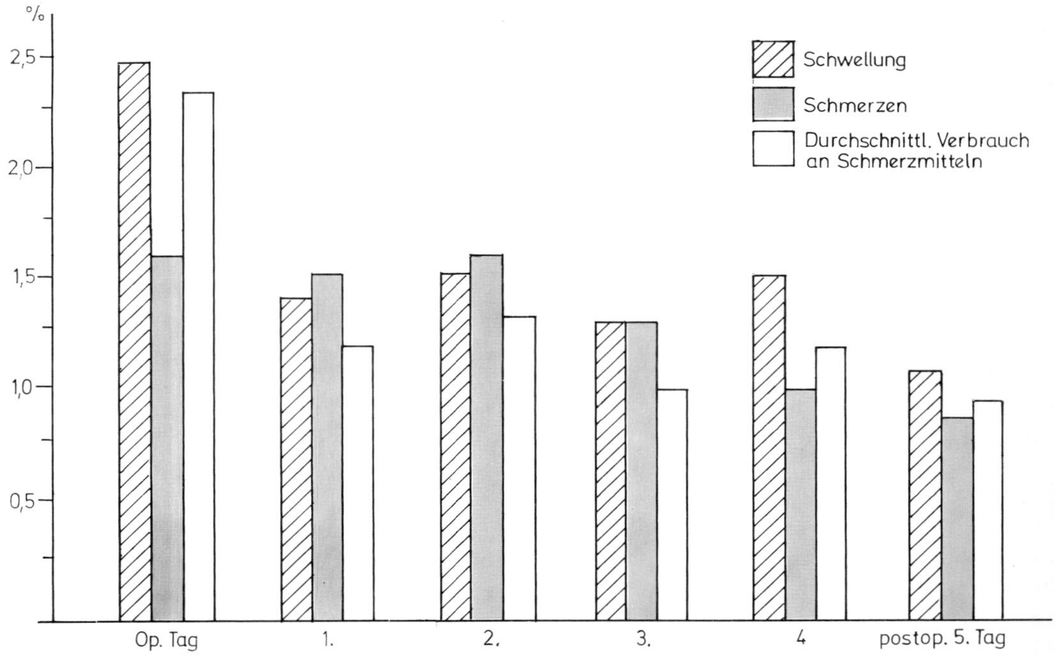

Abb. 8.3 Schmerzen und Schwellungen (bei semiquantitativer Einschätzung durch den Patienten) und Analgetikaverbrauch an den Tagen nach operativer Entfernung unterer Weisheitszähne bei 25 Patienten (einfache Situationsnaht ohne weitere Wundversorgung)

Infektion oder einfach des Operationstraumas einstellt. Schmerzen und Schwellungen gehen meist parallel. Hinzu tritt nach Eingriffen im posterioren Kieferbereich oft die Kieferklemme. Diese ist einerseits Folge der ödematösen Durchtränkung der Muskulatur, andererseits Ausdruck einer Schonhaltung wegen der mit jeder Bewegung verbundenen Schmerzen. Die Reizschwelle für Schmerzen ist in der entzündlich veränderten Muskulatur herabgesetzt. Schmerzen und Schwellungen werden in gewissem Ausmaß vom Patienten erwartet und als unvermeidlich toleriert. Geringe Mißempfindungen bedürfen also keiner Therapie.

Nicht jeder Schmerz muß mit den Mitteln der modernen Medizin bekämpft werden. Keine Schmerzbeseitigung um jeden Preis.

Vielfach gewinnt aber der Schmerz selbst Krankheitswert. Er beeinträchtigt Lebensqualität und Leistungsfähigkeit und zermürbt den Patienten dadurch, daß dieser sich dem Schmerz gegenüber machtlos und ausgeliefert fühlt. Oft raubt der Schmerz den Schlaf und verhindert die ordnungsgemäße Nahrungsaufnahme. Die meist gleichzeitig vorhandene Schwellung erschwert zudem das Sprechen und soziale Kontakte. Unsere Zeitgenossen sind kaum gewillt und in der Lage, deutliche Schmerzen zu ertragen. Sie haben auch einen Anspruch darauf, daß der Arzt sie vor massiven Schmerzen schützt. Dabei ist es leichter, Schmerzen nicht erst aufkommen zu lassen als vorhandene Schmerzen zu beseitigen. Wenn aber bereits Schmerzen bestehen, gilt:

Es ist unsere ethische und ärztliche Pflicht, dem Patienten stärkere Schmerzen zu nehmen. Noch besser wäre es, Schmerzen zu verhindern.

Die sinnvolle Schmerzbehandlung besteht aus 3 Komponenten:

- Behandlung der Schmerzursache,
- Dämpfung oder Beseitigung vorhandener Schmerzen,
- psychische Führung.

Starke Schmerzen sind meist Ausdruck einer Heilungsstörung.

Nach Zahnentfernung deuten sie auf eine Infektion hin. Diese droht um so mehr, je stärker die Traumatisierung des Gewebes unter der Zahnentfernung und je weiter posterior im Unterkiefer die Wunde gelegen ist. Wenn bereits vor der Zahnentfernung eine Entzündung bestand, sind Schmerzen häufiger (Seymour und Mitarb. 1986). Wir müssen also vor allem die Heilungsstörungen vermeiden oder behandeln, wenn wir die Schmerzen bekämpfen wollen (s. Abschnitte 10.1.1.3; 10.1.1.5).
Nicht immer läßt sich bei postoperativen Schmerzen eine Heilungsstörung nachweisen. Mitunter sieht die Wunde ganz unauffällig aus, dennoch klagt der Patient. Es wäre grundfalsch, ihm dann Wehleidigkeit oder Aggravation vorzuwerfen.

Jede Klage über Schmerzen muß ernst genommen werden.

Es ist möglich, daß in solchen Fällen

- die Infektion vergleichsweise blande verläuft und nicht klinisch sichtbare Erscheinungen macht,
- die Traumatisierung des Gewebes mit unmittelbarer Nervenreizung Ursache der Schmerzen ist,
- physiologische Mißempfindungen durch den Patienten überbewertet und als Schmerzen erlebt werden.

Zur Dämpfung postoperativer Beschwerden wird eine kaum überschaubare Vielzahl von Mitteln und Verfahren empfohlen. Ihre objektive Bewertung wird dadurch erschwert oder gar unmöglich, daß sich Schmerzen und damit auch der Behandlungserfolg kaum messen lassen. Immer spielen die Plazebo-Wirkung, die Persönlichkeit des Patienten und die natürlichen Heilungsvorgänge unabhängig von unseren Maßnahmen mit.

- Keine Operation ist wie die andere.
- Kein Patient ist wie der andere.
- Kein Schmerz ist wie der andere.

Auch Schwellungen, wie nach operativer Weisheitszahnentfernung, sind nur mühevoll meßbar, etwa durch Stereophotographie (Pedersen 1985) oder sonographische Bestimmung des Wangendurchmessers (Schmelzeisen und Mitarb. 1988). Ausschlaggebend ist aber das Befinden des Patienten, also wie er sich fühlt. Insofern ist alles gut, was hilft und dabei kaum schadet. So wissen wir, daß nach Operationen unter langwirkenden Lokalanästhetika wie Bupivacain der postoperative Schmerz deutlich geringer ist (Chapman 1988, Danielson und Mitarb. 1986, Hofmockel 1990).

Anwendung von Kälte und Wärme

Weit verbreitet ist die Empfehlung, durch kühlende Umschläge oder Eisbeutel postoperative Schwellungen und Schmerzen zu beeinflussen. Die örtliche Kälteanwendung soll eine Minderdurchblutung bewirken, so ein Ödem zurückdrängen und eventuell überschießende entzündliche Stoffwechselvorgänge bremsen. Sie kommt nur in der ersten Phase der Wundheilung, also am Operationstag und dem folgenden Tage in Betracht. Es sollte dabei nicht ständig, sondern in Intervallen gekühlt werden. In den Kühlpausen kann aber eine reaktive Hyperämie einsetzen und die Wirkung der Kälteanwendung beeinträchigen.
Untersuchungen von Forsgren und Mitarb. (1985) konnten *keinen Effekt äußerer Kälteanwendung* nach operativer Zahnentfernung auf Schwellung, Kieferklemme oder Schmerzen nachweisen. Wir empfehlen dennoch die Kälteanwendung durch Eisbeutel oder kühlende Umschläge am Operationstag und, je nach Ausmaß der Schwellung, auch am Tage danach mit abnehmender Intensität, sofern der Patient diese Kühlung als angenehm empfindet. Jedenfalls schadet sie nichts und hat einen günstigen psychotropen Effekt.
Örtliche Wärmeanwendung ist erst mehrere Tage nach einem Eingriff angebracht. Sie wird dann meist als angenehm empfunden, wenn die Schwellungen abgeklungen sind und Schmerzen durch eine Neuritis unterhalten werden. Einige Patienten reagieren genau umgekehrt und empfinden eine Schmerzverstärkung durch Wärme. Es muß also dem Kranken überlassen bleiben, ob er örtliche Wärme anwenden will. Wir empfehlen 4–5 Tage nach dem oparativen Eingriff milde Wärme in Form der Infrarot-Bestrahlung (2–3mal täglich 15–20 Minuten), sofern diese als angenehm empfunden wird.
Bei starker Kieferklemme und chronischen entzündlichen Infiltraten kommt eine intensivere Wärmebehandlung durch heiße Kompressen oder Kurzwellendurchflutungen in Frage.

Medikamentöse Behandlung von Schmerzen und Schwellungen

Es wäre falsch, dem Patienten ein gebräuchliches Analgetikum zu rezeptieren mit der üblichen und ungenauen Verordnung »bei Bedarf eine Tablette«. Er wird dann entweder »vorsichtshalber« schon Tabletten nehmen oder aber warten, bis er es nicht mehr aushalten kann und dann kurz hintereinander mehrere Analgetika-Tabletten konsumieren. Nicht zu selten sehen wir akute Schmerzmittel-Intoxikationen. In jedem Falle müßte also eine exakte Anweisung hinsichtlich einer Tages-Maximaldosis erfolgen. Diese könnte lauten »Bei starken Schmerzen bis zu 4 Tabletten über den Tag verteilt«. Es ist jedoch besser, Schmerzen nicht erst aufkommen zu lassen (Petersen und Milgrom 1989).

Es ist leichter, durch Medikamente Schmerzen zu verhindern als bereits vorhandene Schmerzen zu nehmen.

Wenn mit hoher Wahrscheinlichkeit postoperative Schmerzen zu erwarten sind, wird man also schon vor dem Eingriff ein geeignetes Medikament verordnen und den Wirkspiegel durch regelmäßige weitere Einnahme für gewisse Zeit aufrecht erhalten. Die Analgetika werden also nach einem genauen »Fahrplan« eingenommen, den der Zahnarzt mit Datum und Uhrzeit schriftlich festlegt und dem Patienten mitgibt. Wir gehen davon aus, daß dann keine wesentliche Schmerzen aufkommen und die schwierig zu beeinflussenden psychogenen Schmerzeffekte ausbleiben.

Als Medikamente zu postoperativen Schmerzbekämpfung haben sich neben den üblichen Analgetika wie Metamizol (Novalgin®) oder Paracetamol die *nichtsteroidalen Antiphlogistika* bewährt. Sie greifen über eine Hemmung der Cyclooxigenasen und der Prostaglandin-Biosynthese in den Schmerzmechanismus ein und wirken zugleich analgetisch (Ziegler 1986). Empfohlen werden Acetylsalicylsäure (Aspirin®, ASS), Diclofenac (Voltaren®) und Indometacin (Amuno®; Mayer und Weiss 1980). Paracetamol ist nach Wirkungseintritt und Wirkungsstärke der Acetylsalicylsäure überlegen (Lehnert und Mitarb. 1990). In jüngster Zeit wird über recht gute Erfahrungen mit Ibuprofen (Tabalon®) berichtet, die wir bestätigen können (Frame und Mitarb. 1986, Schmelzeisen und Mitarb. 1990, Weber und Mitarb. 1990). Günstig wirkt sich auch die perioperative orale Gabe von Dexamethason aus (Schmelzeisen und Mitarb. 1988), zumal in der Kombination mit Ibuprofen (Schmelzeisen u. Mitarb. 1990). Ödeme und Schmerzen werden dadurch nachweislich verringert.

Neue Hoffnungen auf eine effektive Behandlung bzw. Vermeidung von Schwellungen wecken die modernen Enzympräparate wie Serratiopeptidase (Aniflazym®). Bei allen entzündlichen und postoperativen Schwellungen sollen sie recht gute Wirkungen zeigen, zumal, wenn die Behandlung bereits vor der Wundsetzung beginnt (Rettig-Gammler 1988). Nach operativer Weisheitszahnentfernung war das Ödem um 15% geringer als ohne Serrapeptase (Merten und Mitarb. 1991). Erste eigene Erfahrungen bestätigen diese günstige Effekte. Auch hier ist die Kombiniation mit anderen Antiphlogistika und Antibiotika möglich.

Es gelingt also, durch rechtzeitige und ausreichend langdauernde Gabe von Medikamenten die postoperativen Beschwerden wesentlich zu reduzieren. Wenn bereits während des Eingriffs ein Wirkspiegel des Analgetikums vorhanden ist, wirkt dieses als Prämedikation und erhöht die Schmerzschwelle. Die günstigen antiphlogistischen und analgetischen Effekte verringern die subjektiven und objektiven Belastungen für den Patienten. Eine derartige systematische Schmerz- und Schwellungsprophylaxe ist aber nicht bei jeder operativen Zahnentfernung notwendig. Der Zahnarzt muß also individuell einschätzen, wie stark die Traumatisierung der Gewebe und damit das Ausmaß der zu erwartenden Belästigung sein werden und dabei die Persönlichkeit des Patienten gebührend berücksichtigen.

Eine Monotherapie ist besser zu steuern als die Anwendung von Kombinationspräparaten.

Bei Monopräparaten (die nur aus einer Wirksubstanz bestehen) können Haupt- und Nebenwirkungen besser abgeschätzt werden. Das heißt jedoch nicht, daß bewährte analgetische Misch- oder Kombinationspräparate nicht mehr angewendet werden sollten. Es sei hier nochmals betont, daß eine prophylaktische Antibiotikabehandlung keinen wesentlichen Einfluß auf die postoperativen Beschwerden hat (By-

STEDT und Mitarb. 1980, MACGREGOR und ADDY 1980).

Psychische Führung des Schmerzpatienten

Jeder körperliche Schmerz hat Auswirkungen auf die Psyche. Er kann durch psychische Einflüsse unterhalten und verstärkt werden. Dabei spielt das Gefühl der Wehrlosigkeit und des Ausgeliefertseins gegenüber dem Schmerz eine große Rolle. Durch psychische Führung des Patienten mit akuten und chronischen Schmerzen werden deren negative Auswirkungen begrenzt, die Schmerzbehandlung ist leichter. Voraussetzung für diese psychische Führung ist das *Vertrauen des Kranken zum Arzt*. Dieses basiert auf dessen *Glaubwürdigkeit und Aufrichtigkeit*. Wenn Schmerzen zu erwarten sind, muß der Patient das wissen. Er wird dann auch glauben, daß die Schmerzen nach wenigen Tagen überstanden sind. Auch wird er alle Bemühungen des Zahnarztes zur Schmerzbehandlung entsprechend werten. Nur in Ausnahmefällen sollte diese psychische Führung durch Psychopharmaka unterstützt werden. So kann die abendliche Gabe von 5 – 10 mg Diazepam neben der sonstigen Schmerztherapie beruhigend und schlafanstoßend wirken.

Schlußsätze

- Das natürliche Koagulum in der Alveole ist der beste Wundverband.
- Ohne das Koagulum ist eine ungestörte Heilung nicht möglich.
- Jedes Fremdmaterial in der Alveole kann die Ausbildung und den Bestand des Koagulums gefährden.
- Eine generelle prophylaktische Anwendung irgendwelcher Mittel in der Alveole ist falsch.
- Wenn bei erheblicher Infektionsgefahr oder nach starker Traumatisierung von Knochen und Weichgewebe das Koagulum mit hoher Wahrscheinlichkeit zerfallen wird, ist es meist besser, von vorherein die Bildung des Koagulums durch Drainage zu verhindern.
- Das Koagulums kann durch geeignete Maßnahmen gegen Formveränderungen, Infektion und Fibrinolyse stabilisert werden.
- Eine Abdeckung der Wunde durch Schutzplatten oder Immediatprothesen ist vorteilhaft.
- Die Adaptationsnaht der Wundränder bietet immer Vorteile, vermag aber die Heilungsstörung nicht zu verhindern.
- Wunden nach operativer Zahn- oder Wurzelentfernung werden immer durch Naht versorgt. Es gilt dann zu entscheiden, ob die Wundränder dicht geschlossen oder nur adaptiert werden.
- Postoperative Schwellungen und Schmerzen sind bis zu einem gewissen Grad »normal«.
- Starke Schmerzen sind immer Ausdruck einer behandlungsbedürftigen Störung.
- Wenn stärkere postoperative Schmerzen zu erwarten sind, sollte die medikamentöse Schmerzbehandlung schon vor dem Eingriff einsetzen.
- Die Behandlung längerdauernder Schmerzen erfordert die sichere psychische Führung des Patienten.
- Antibiotika werden peri- oder postoperativ nur bei gegebener Indikation und nicht routinemäßig eingesetzt.

Literatur

BYSTEDT, H., NORD, C. E., NORDENRAM, A.: Effect of azidocillin, erythromycin, clindamycin and doxycyclin on postoperative complications after surgical removal of impacted mandibular third molars. Int. J. Oral Surg. 9 (1980) 157 – 165

CHAPMAN, P. J.: A controlled comparison of effectiveness of bupivacaine for postoperative pain control. Austal. Dent. 33 (1988) 288 – 290

DANIELSSON, K., EVERS, H., HOLMLUND, A., KJELLMANN, O., NORDENRAM, A., PERSSON, N.: Long acting anaesthetics in oral surgery.

Int. J. Oral Maxillofac. Surg. 15 (1986) 119–126

FORSGREN, H., HEIMDAHL, A., JOHANSSON, B., KREKMANOV, L.: Effect of application of cold dressings on the postoperative course in oral surgery. Int. J. Oral Surg. 14 (1985) 223–228

FRAME, J. W., FISHER, SH., PICKVANCE, N. J., SKENE, A. M.: A double blind placebo-controlled comparison of three ibuprofen/codeine combinations and aspirin. Brit. J. Oral Maxillofac. Surg. 24 (1986) 122–129

FRENZEL, B., TIEDE, D.: Klinische Untersuchungen über Qualität und Quantität des Schmerzes nach der Zahnextraktion. Stomatol. DDR 37 (1987) 602–607

HANDTMANN, S., SCHULTE, W.: Die primäre Heilung intraoraler Knochendefekte unter dem Einfluß lokaler und allgemeiner antibakterieller Prophylaxe. Dtsch. zahnärztl. Z. 31 (1976) 566–570

HARNISCH, H.: Soll die Wunde nach der operativen Entfernung des unteren Weisheitszahnes vernäht oder tamponiert werden? Zahnärztl. Welt/Rdsch. 82 (1973) 336

HOFMOCKEL, S.: Zur Anwendung von Bupivacain in der ambulanten Kieferchirurgie. Stomatol. DDR 40 (1990) 276–277

HOLLAND, C. S., HINDLE, M. O.: The influence of closure or dressing of third molar sockets on post-operative swelling and pain. Brit. J. Oral Maxillofac. Surg. 22 (1984) 65–71

KLAMMT, J., SCHUBERT, F.: Zum Einfluß der Wundversorgung auf Heilungsstörungen nach Zahnextraktion. Zahn-Mund-Kieferheilk. 74 (1986) 30–36

KLAMMT, J., REICHERT, A., REICHERT, J.: Kollagen-Hämostyptikum-Vlies zur Auffüllung von knöchernen Hohlräumen im Kiefer. medicamentum 1990 Nr. 90, 15–18

LAETZSCH, E., EXNER, E.: Einfluß immediatprothetischer Behandlung auf den Umbau des Alveolarfortsatzes im Schneidezahnbereich und prothetische Konzequenzen. Stomatol. DDR 36 (1986) 315–320

LEHNERT, S., REUTHER, J., WAHL, G., BARTHEL, K.: Wirksamkeit von Paracetamol (Tylenol®) und Acetylsalicylsäure (Aspirin®) bei postoperativen Schmerzen. Dtsch. zahnärztl. Z. 45 (1990) 23–26

MACGREGOR, A. J., ADDY, A.: Value of penicillin in the prevention of pain, swelling and trismus following the removal of ectopic mandibular third molars. Int. J. Oral Surg. 9 (1980) 166–172

MAYER, M., WEISS, P.: Ergebnisse einer intraindividuell vergleichenden Doppelblindstudie über die Wirkung von Diclofenac-Na (Voltaren) versus Placebo bei doppelseitiger Weisheitszahnentfernung. Dtsch. Z. Mund-Kiefer-GesichtsChir. 4 (1980) 106–109

MERTEN, H. A., MÜLLER, K., DRUBEL, F., HALLING, F.: Volumetrische Kontrolle einer Ödemprotektion mit Serrapeptase nach Osteotomie von Weisheitszähnen. Dtsch. Z. Mund-Kiefer-GesichtsChir. 15 (1991) 302 bis 305

MEYER, W., BOLLE, R.: Die Immediatprothese. Dtsch. zahnärztt. Z. 11 (1956) 1187–1191

MOLLER, J. F., PETERSEN, J. K.: Efficacy of a fibrin sealant on healing of extraction wounds. Int. J. Oral Maxillofac. Surg. 17 (1988) 142–144

PEDERSEN, A.: Interrelation of complaints after removal of impacted mandibular third molars. Int. J. Oral Surg. 14 (1985) 241–244

PETERSEN, J. K., MILGROM, P.: Pain relief in the orofacial regions. Munksgaard Copenhagen 1989

PILZ, G., BETKE, W., RINK, B.: Zur Wundbehandlung bei der operativen Entfernung von Weisheitszähnen. Dtsch. Stomatol. 23 (1973) 504–510

RETTIG-GAMMLER, A.: Prophylaxe postoperativer Schwellungen in der Kieferchirurgie mit Serrapeptidase. Zahnärztl. Praxis 39 (1988) 464

REUMUTH, E., REHMANN, G.: Die Wundheilung unter Immediatprothesen im Tierexperiment. Dtsch. Stomatol. 16 (1966) 323–336

SCHMELZEISEN, R., BUCHWEITZ, I. K., SCHOBER, O, FRÖLICH, J.: Sonographische Objektivierung der Wangenschwellung nach perioperativer Ödemprophylaxe im Dexamethason bei Weisheitszahnosteotomien. Dtsch. Z. Mund-Kiefer-GesichtChir. 12 (1988) 233 bis 239

SCHMELZEISEN, R., BUCHWEITZ, I. K., FRICKE, A., FRÖLICH, J.: Medikamentöse analgetische Kombinationsbehandlung nach Weisheitszahnosteotomien mit Ibuprofen. Dtsch. Z. Mund-Kiefer-GesichtsChri. 14 (1990) 442 bis 446

SCHULTE, W.: Über den primären Nahtverschluß nach intraoralen Eingriffen am Kieferknochen und die Defektversorgung mit

Gelatineschwamm, Penicillin und Thrombin. Dtsch. zahnärzt. Z. 14 (1959) 456–471

SCHULTE, W.: Notwendigkeit und Vorteile des Immediatersatzes. Dtsch. zahnärztl. Z. 21 (1966) 380–386

SEELIGER, G.: Nachbehandlung nach operativer Weisheitszahnentfernung. Zahnärztl. Welt/ Rdsch. 86 (1977) 1080–1082

SEYMOUR, R. A., MEECHAN, J. G., BLAIR, G. S.: An investigation into post-operative pain after third molar surgery under local analgesia. Brit. J. Oral Maxillofac. Surg. 23 (1985) 410–418

SORENSEN, D. C., PREISCH, J. W.: The effect of tetracycline on the incidence of post-extraction alveolar osteitis. J. Oral Maxillofac. Surg. 45 (1987) 1029–1033

SWANSON, A. E.: A double-blind study on the effectiveness of Tetracycline in reducing the incidence of fibrinolytic alveolitis. J. Oral Maxillofac. Surg. 47 (1989) 165–167

THOMA, K. H., SLEEPER, E. L.: Gelatine sponge in the obliteration of cavities resulting from the excision of cysts and tumors of the jaws. Oral. Surg., Oral Med., Oral Pathol. 1 (1948) 24–39

WEBER, F., WENTORP, W., HADJIANGHELOU, O.: Schmerztherapie mit Ibuprofen nach zahnärztlich-chirurgischen Eingriffen. Dtsch. Z. Mund-Kiefer-GesichtsChir. 14 (1990) 206 bis 209

WINDECKER, D.: Die Formung des Oberkiefer-Alveolarfortsatzes durch die totale Sofortprothese. Dtsch. zahnärztl. Z. 31 (1976) 754 bis 760

ZIEGLER, A.: Medikamentöse Schwellungsbehandlung. Dtsch. zahnärztl. Z. 41 (1986) 412–417

Komplikationen der Zahnentfernung

9

Ungünstige Abweichungen vom vorgesehenen Ablauf bezeichnen wir als Komplikationen. Sie sind immer störend, fordern Zeit, belasten oder gefährden den Patienten und bedeuten Streß für das Behandlungsteam. Sie müssen also vermieden oder auf ein Mindestmaß reduziert werden. Mit Komplikationen müssen wir aber immer rechnen.

Es kann immer etwas schiefgehen.

Selbst bei einfachen Eingriffen sind ernsthafte Störungen möglich, jedoch nicht zu erwarten. Es ist also eine Frage statistischer Wahrscheinlichkeit oder der persönlichen Erfahrung, wann welche Komplikationen mit welcher Häufigkeit drohen. Demnach gibt es Situationen, bei denen Störungen mit hoher Wahrscheinlichkeit zu erwarten sind. Es gilt, sich rechtzeitig darauf einzustellen, um sie abzuwenden oder ihnen wirksam begegnen zu können.

Nicht alle Komplikationen sind vermeidbar, manche sogar als wahrscheinlich vorherzusehen. Das Behandlungsteam stellt sich auf Vermeidung und Therapie rechtzeitig ein.

Das Behandlungsteam muß den gängigen Komplikationen gewachsen sein oder sich gegebenenfalls wirksamer Hilfe versichern können (Notarzt, Fachklinik). Die meisten Komplikationen der Zahnentfernung sollte aber das zahnärztliche Team selbst beherrschen. Um Komplikationen wirksam zu begegnen, sind nicht nur ständige Fortbildung und das gedankliche Training der Behandlung von Zwischenfällen, sondern auch apparative Voraussetzungen erforderlich (s. Abschnitt 4.2.7.3).

Zahnarzt und Helferin müssen trainiert und ausgerüstet sein, die häufigeren Komplikationen der Zahnentfernung zu bewältigen.

Der Patient wird in gebührendem Umfang vor dem Eingriff über die zu erwartenden Komplikationen aufgeklärt, ohne ihn dabei zu ängstigen (s. Abschnitt 13.2). So sind etwa die Fraktur einer stark abgekrümmten grazilen Prämolarenwurzel oder die Eröffnung der Kieferhöhle auf Grund des Röntgenbildes vorhersehbar; der Patient wird auf die Möglichkeit einer Komplikation vorher hingewiesen. Die erwartete Komplikation ist für Arzt und Patienten halb so schlimm.

Der Patient hat Anspruch auf Aufklärung über zu erwartende Komplikationen. Er muß aber nicht auf jede nur mögliche Störung aufmerksam gemacht werden.

Wenn aber eine Komplikation eingetreten ist, muß er darüber vollständig einschließlich möglicher Folgen informiert werden. Das gilt insbesondere, wenn eine Behandlung nicht ordnungsgemäß abgeschlossen werden kann, wenn etwa ein Wurzelfragment zunächst belassen wird.
Über jede Komplikation sowie über die eingeleiteten Maßnahmen müssen genaue

Tabelle 9.1 Zeitaufwand in Minuten für 4331 Zahnentfernungen unter Praxisbedingungen

Anzahl	Zeit in Minuten unter 5	bis 15	bis 30	bis 60	über 60
absolut	3820	402	88	16	5
Prozent	88,2	9,3	2,0	0,4	0,1

Eintragungen in die Patientenunterlagen erfolgen, wo auch die Aufklärung des Patienten vermerkt ist (s. Abschnitt 13.2).

Bei jeder Komplikation auf exakte Dokumentation achten!

Glücklicherweise verlaufen die meisten Zahnentfernungen ungestört, oder es treten nur leichte und beherrschbare Komplikationen auf. So waren in der Schweriner Studie fast 90% aller Zahnentfernungen in weniger als 5 Minuten beendet (Tab. 9.1). Lokale Komplikationen traten während der Zahnentfernung immerhin bei jeder 10. Extraktion auf, zumeist in Form der Kronen- oder Wurzelfraktur (Tab. 9.2) (s. auch Abschnitt 7.1.1). Allgemeine Komplikationen sind noch seltener, dafür aber schwerwiegender (Waldmann und Mitarb. 1986). Operative Zahnentfernungen sind von vornherein »komplizierter« und mit einer höheren Rate an Komplikationen behaftet.

Tabelle 9.2 Art und Häufigkeit lokaler Komplikationen der Extraktion von 5221 permanenten Zähnen unter Praxisbedingungen

Art	Häufigkeit absolut	Prozent
Keine Kompl.	4644	88,9
Kronenfraktur	272	5,2
Wurzelfraktur	221	4,2
Kieferhöhleneröffnung	7	0,2
Wurzelluxation in Kieferhöhle	2	–
heftige Blutung unter der Extr.	28	0,5
Weichteilverletzung	9	0,2
Alveolarfortsatzfraktur	9	0,2
Sonstige Kompl.	19	0,4

9.1 Lokale Komplikationen

9.1.1 Zahnfraktur

Die Fraktur von Krone oder Wurzel ist die häufigste Komplikation der Zahnentfernung (s. Tab. 9.2). Sie droht bei den einzelnen Zahnarten mit unterschiedlicher Häufigkeit (Abb. 9.1, Waldmann und Mitarb. 1986). Gründe hierfür können sein:

- Brüchigkeit der Zahnhartsubstanzen (pulpentoter Zahn, starke kariöse Zerstörung),
- ungünstige Form des Zahnes (grazile, abgekrümmte und gespreizte Wurzeln),
- unelastischer, starker Kieferknochen,
- brüske Extraktionsbewegungen,
- Verwendung ungeeigneter Instrumente.

Treffen mehrere dieser Risikofaktoren zusammen, wird wahrscheinlich eine Zahnfraktur eintreten. Es ist eine unbestrittene Tatsache, daß erfahrene Zahnärzte weit weniger Zähne frakturieren, als Anfänger. Sie wissen die Belastbarkeit der Zahnsubstanzen einzuschätzen und wenden Hebel und Zange richtig an. Sie lassen sich ausreichend Zeit für Luxationsbewegungen und dosieren die Extraktionskraft richtig und »mit Gefühl«. Dennoch ist eine Zahnfraktur nicht immer zu vermeiden. Zur Einschätzung des Risikos der Fraktur ist die Röntgenaufnahme zumal bei mehrwurzeligen Zähnen unerläßlich. Wir halten sie vor jeder Zahnentfernung für angebracht (s. Abschnitt 4.2.4.2).

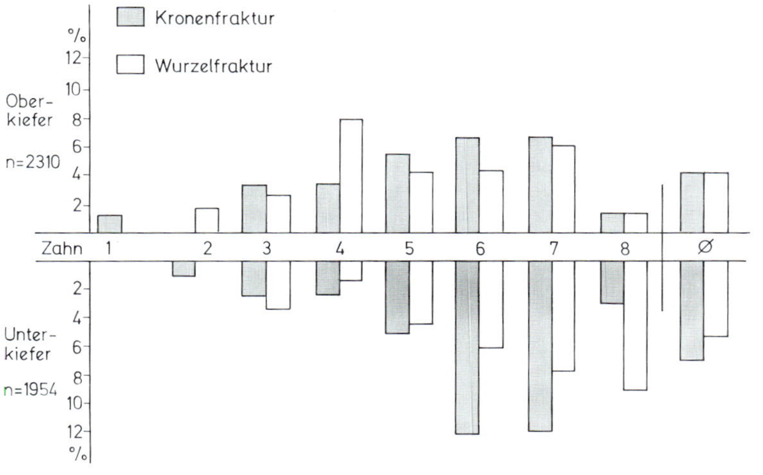

Abb.9.1 Die Häufigkeit von Zahnfrakturen unter der Extraktion der einzelnen Zähne

Vor jeder Extraktion ist das Risiko der Zahnfraktur zu kalkulieren. Man muß sich auf mögliche Komplikationen einstellen!

Wenn mit hoher Wahrscheinlichkeit eine Fraktur des Zahnes unter der Extraktion zu erwarten ist, sollte von vornherein eine operative Zahn- bzw. Wurzelentfernung vorbereitet werden. Die Komplikation kann dann unter günstigeren Bedingungen für Zahnarzt und Patienten abgefangen werden. Wir wissen:

Jede frakturierte Wurzel muß entfernt werden.

Die Auffassung, daß kleine Wurzelreste »sich heben« und mehr oder weniger von selbst abstoßen, ist nicht haltbar (s. Abschnitt 7.1.1). Das kann zwar eintreten, ist aber nicht sicher zu erwarten. Ebenso kann es sein, daß ein Wurzelrest von Schleimhaut überwachsen wird und eine chronische Entzündung unterhält mit allen möglichen Folgen (chronische apikale Parodontitis, radikuläre Zyste, Fisteleiterung, akute Exazerbation mit Abszeß, chronische Schmerzen oder Fernwirkungen). Nun gibt es Situationen, wo durch die operative Entfernung eines kleinen Wurzelrestes ein erheblicher Schaden im Kieferbereich entstehen könnte. So wird man eine kleine palatinale Wurzelspitze des dritten oberen Molaren kaum ohne Schädigung des 2. Molaren entfernen können. Dann gilt es abzuwägen, wodurch der Patient mehr geschädigt würde. Kleine *Wurzelspitzen vitaler Zähne können reaktionslos einheilen*, müssen es aber nicht. Wenn die Entfernung nicht ohne Schädigung benachbarter Strukturen möglich scheint, kann in einem derartigen Ausnahmefall die Wurzelspitze bewußt belassen werden – kalkuliertes Risiko. Aufklärung des Patienten, mehrfache Röntgenkontrollen und die exakte Dokumentation mit Begründung des Abweichens von der Regel sind unabdingbar. Die Belassung einer Wurzelspitze ist immer peinlich und wirft ein schlechtes Licht auf den Behandler; der gute Zahnarzt wird sich möglichst nie darauf einlassen. In Zweifelsfällen könnte er sich des Rates oder der Hilfe eines Mund-Kiefer-Gesichtschirurgen, Oralchirurgen oder der Fachklinik versichern und den Patienten dort vorstellen. Zur Technik der operativen Wurzelentfernung s. Abschnitt 7.1.

9.1.2 Kieferhöhleneröffnung und Wurzelluxation

Beim Versuch der Wurzelentfernung mit dem Hebel geschieht es leicht, daß die Alveolenwand frakturiert und die Wurzel in die Umgebung luxiert wird. Sie kann im Oberkiefer in die vestibulären Weichteile, unter die palatinale Schleimhaut oder in die Kieferhöhle gelangen, selten auch in eine Zyste gestoßen werden. Im Unterkiefer droht die Luxation einer Zahnwurzel in den Mandibularkanal oder die Mundbodenweichteile. Es handelt sich zumeist um ernsthafte Komplikationen, die eine Überweisung an die Fachklinik nach sich ziehen. Wenn eine Wurzel beim Versuch der Entfernung plötzlich »verschwunden« ist, sollte sie zunächst röntgenologisch lokalisiert werden. Der Patient wird über die Komplikation aufgeklärt, dann können in Ruhe alle weiteren Schritte eingeleitet werden.

9.1.2.1 Eröffnung der Kieferhöhle

Die anatomischen Beziehungen der Seitenzähne des Oberkiefers und der Kieferhöhle sind bekanntlich eng. Wurzelspitzen der Molaren ragen mitunter sichtbar in die Kieferhöhle hinein. Je nach Ausprägung der Kieferhöhle sind die trennenden Knochenschichten zwischen Alveolenfundus und Kieferhöhlenboden unterschiedlich dick. Wenn bei stark pneumatisierter Kieferhöhle deren Boden unter dem des Nasenbodens liegt, sind die knöchernen Grenzschichten besonders zart und nur zwischen 0,2 und 1,8 mm stark (Kustra und Mitarb. 1966). Die geringsten Knochenstärken werden dann meist bei den 2. Molaren angetroffen. Nun ist nicht jede Kieferhöhle so stark entwickelt, und ihr Volumen unterliegt erheblichen individuellen Schwankungen. Nach Zahnextraktion kann sich die Kieferhöhle als »Zahnlückenbucht« bis unmittelbar unter die

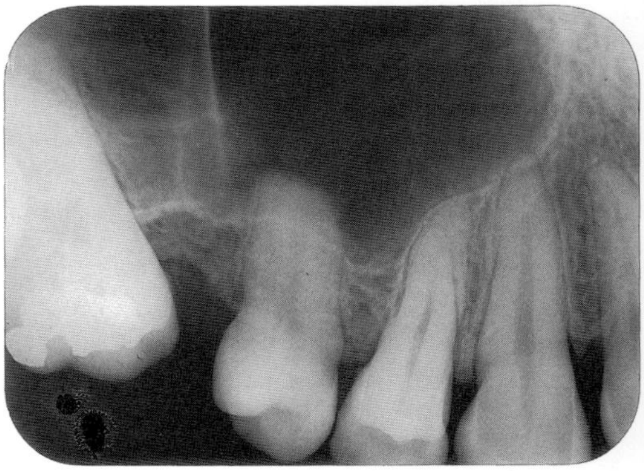

Abb. 9.2 Tiefe Kieferhöhlenbucht nach frühzeitiger Extraktion des 16. Bei Extraktion von 15 wäre die Eröffnung der Kieferhöhle wahrscheinlich

Schleimhaut erstrecken, wobei nur eine papierdünne Knochenschicht zwischengelagert ist (Abb. 9.2). Diese kann bei der Extraktion weiterer Zähne einreißen, wobei die Kieferhöhlenschleimhaut trotz der knöchernden Perforation zunächst geschlossen bleiben kann. Entzündliche Prozesse an den Wurzelspitzen werden zudem die dünnen deckenden Knochenschichten auflösen und zum Ödem der angrenzenden Kieferhöhlenschleimhaut führen. Bei der Zahnentfernung wird dann zwangsläufig die Kieferhöhle eröffnet.
Wenn die Kieferhöhle länger zur Mundhöhle offen oder gar eine Zahnwurzel eingedrungen ist, kommt es zur Infektion der Schleimhaut. Die gesunde Kieferhöhle ist keimfrei (Lambrecht und Mitarb. 1986). Bereits eine Stunde nach der Luxation einer Wurzel in das Antrum sind erste Anzeichen der Infektion erkennbar, nach 6 Stunden ist sie unübersehbar (Schulz und Mitarb. 1989).

Die einfache Eröffnung der Kieferhöhle bei Zahnentfernung

Bei einfacher kleinflächiger Eröffnung der Kieferhöhle kann das Koagulum in der Alveole einen dichten Wundverband darstellen und so eine ungestörte Verheilung der Perforation ermöglichen.

Kleine Perforationen können unauffällig heilen. Voraussetzung hierfür sind eine gesunde Kieferhöhle und das erhaltene Koagulum in der Alveole.

Ob das Koagulum erhalten bleibt, hängt u. a. von der Größe der Perforation und von der Beschaffenheit der Alveole ab. In einer tiefen Alveole mit weitgehend intakten Wänden findet das Gerinnsel Halt, Fibrinolyse und Infektion werden es nicht zerstören. Wenn dagegen die Alveole flach ist oder ihre Wände stark traumatisiert sind, geht das Koagulum verloren und die Perforation wird offensichtlich. Dann tritt auch gesetzmäßig eine Infektion der Kieferhöhle ein, meist in Form der eitrigen Sinusitis.
Bei einer Alveole von weniger als 5 mm Tiefe und einer Perforation von mehr als 4 mm Durchmesser ist keinesfalls mit einer spontanen ungestörten Heilung zu rechnen (BOENNINGHAUS 1956). Aber auch unter günstigeren Bedingungen ist die Heilungsstörung keineswegs ausgeschlossen.

Eine offene Kieferhöhle ist immer infiziert. Eine typische Sinustitis maxillaris entwickelt sich um so wahrscheinlicher, je länger die Mund-Kieferhöhlen-Fistel besteht.

Die Kieferhöhlenschleimhaut verfügt jedoch auch über ein erhebliches Heilungsvermögen. Es muß sich nicht immer das Vollbild der eitrigen Sinusitis entwickeln. Auch kann die Sinusitis nach wenigen Tagen klinisch wieder abgeklungen sein. Dann ist es möglich, daß sich die Perforation langsam spontan schließt.

Diagnostik von Kieferhöhleneröffnungen

Zweifellos werden nicht alle Kieferhöhleneröffnungen bei der Zahnextraktion erkannt. Ein erheblicher Teil der kleinen Perforationen verheilt spontan ungestört und unauffällig. Diese Fälle würden auch nicht besser heilen, wenn sie als Mund-Kieferhöhlen-Verbindung erkannt worden wären. Es ist also nicht nötig, die Diagnostik auf die Spitze zu treiben. Dagegen müssen jene Perforationen rechtzeitig erkannt und versorgt werden, bei denen eine Heilungsstörung wahrscheinlich ist. Zur Erkennung einer frischen Mund-Kieferhöhlen-Verbindung können wir anwenden:

Nasen-Blasversuch. Der Patient wird aufgefordert, in die zugehaltene Nase hineinzublasen. Der dann erhöhte Druck im Nasennebenhöhlenbereich entweicht über die offene Alveole. Ein feines Zischen wird hörbar oder es zeigen sich über der Perforation Blasen.

Der positive Nasen-Blasversuch beweist eine Mund-Kieferhöhlen-Fistel; ein negativer Ausfall des Versuchs schließt sie nicht aus.

Die oftmals ödematöse Schleimhaut am Boden der Kieferhöhle kann sich unter Druck ventilartig über die Perforationsstelle legen, diese verschließen und so einen negativen Blasversuch bedingen (Abb. 9.3). So fanden auch BECKEDORF und SONNABEND (1954) den Nasen-Blasversuch nur in 40% der von ihnen durch Sondieren nachgewiesenen Fälle positiv. Bei relativ großen und somit behandlungsbedürftigen Perforation ist der Nasen-Blaseffekt jedoch mit hoher Wahrscheinlichkeit nachweisbar.

Mund-Blasversuch. Wenn der Patient die Backen aufbläst, könnte bei einer Kieferhöhleneröffnung zischend Luft aus dem Mundraum in die Kieferhöhle und Nase gelangen. Ein Ventilmechanismus, wie zuvor beschrieben, ist nicht möglich, sofern nicht ein Koagulum die Perforationsstelle abdichtet. Aber auch der Mund-Blasver-

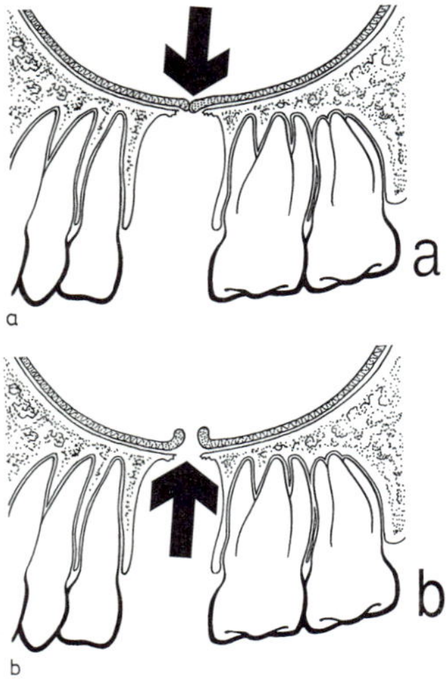

Abb. 9.3 *a* Ventilmechanismus bei negativem Nasen-Blasversuch trotz vorhandener Mund-Kieferhöhlen-Verbindung, *b* Öffnung des Ventils beim Mund-Blasversuch

such ist nicht sicher. Er hat sich als diagnostische Maßnahme nicht durchgesetzt und birgt zudem die Gefahr einer Keimverschleppung aus der Mund- in die Kieferhöhle.

Sondieren der Wunde. Das Austasten der Alveole mit einer stumpfen (Knopf-)Sonde gestattet die sicherste Aussage. Dabei kann jedoch die vielleicht noch intakte Kieferhöhlenschleimhaut über einer knöchernen Perforation durchstoßen werden. Auch ist es möglich, daß Keime von marginal in die Tiefe der Alveole getragen werden. Das Sondieren der Wunde zum Nachweis oder Ausschluß einer Perforation ist deshalb nicht grundsätzlich zu empfehlen. Es sollte nur in wirklich unklaren Fällen durchgeführt werden.

Röntgenbild. Manchmal zeigt die Zahnfilmaufnahme an der Stelle der Perforation eine Unterbrechung im sonst klar gezeichneten Kieferhöhlenboden. Dieser Befund kann jedoch nur den Verdacht einer Mund-Kieferhöhlen-Verbindung nahelegen und beweist nichts.

Wir empfehlen zur Rountinediagnostik nach wie vor den Nasen-Blasversuch. Kleine Perforationen werden dadurch nicht immer, größere und behandlungsbedürftige Verletzungen des Kieferhöhlenbodens aber ausreichend sicher erkannt.

Häufigkeit von Kieferhöhleneröffnungen

Kieferhöhleneröffnungen nach Extraktion oberer Seitenzähne sind häufiger, als sie diagnostiziert werden.

Nach den klassischen Untersuchungen von Beckedorf und Sonnabend (1954) sind sie nach der Extraktion jedes 7. oder 8. pulpentoten oberen Molaren zu erwarten. Die Perforationen sind beim 1. Molaren besonders häufig und betreffen meist die mesiobukkale Alveole. Übereinstimmend zeigen die meisten Statistiken etwa die folgende Beteiligung der einzelnen Zähne bei Kieferhöhleneröffnungen (Kempfle 1977 u. a.):

1. Molar	55%
2. Molar	28%
3. Molar	8%
1. Prämolar	3%
2. Prämolar	5%
Eckzahn unter	1%

Es ist demnach angebracht, den Nasen-Blasversuch nach der Extraktion des 1. und 2. oberen Molaren routinemäßig durchzuführen. Nach operativer Entfernung des oberen Weisheitszahnes sollte der Operateur die Alveole mit einer sterilen Knopfsonde austasten.

Behandlung von frischen Kieferhöhleneröffnungen

Wenn auch ein Teil der Kieferhöhlenperforationen komplikationslos und spontan verheilen kann, so gilt doch:

Jede erkannte frische Kieferhöhleneröffnung wird operativ versorgt.

Eine Ausnahme bilden nur jene seltenen Fälle, bei welchen nach der Zahnextraktion Eiter aus der Kieferhöhle abfließt oder andere Zeichen auf eine eitrige Sinusitis hinweisen. Hier wäre zunächst ein konservatives Vorgehen angebracht (s. u.).
Die operative Versorgung sollte so bald als möglich erfolgen, da das Risiko einer eitrigen Infektion der Kieferhöhle von Stunde zu Stunde zunimmt. Jede zeitliche Grenze, bis zu welcher man noch primär verschließen kann, ist willkürlich gesetzt. Dennoch empfehlen wir, nach 24 Stunden nicht mehr den primären operativen Verschluß vorzunehmen, sondern dann konservativ zu behandeln.

Der operative Verschluß einer frisch eröffneten Kieferhöhle muß so rasch wie möglich erfolgen.

Zum Verschluß von Kieferhöhlenperforationen sind viele Verfahren angegeben worden, welche alle auf gute Ergebnisse verweisen können. Sie beruhen auf:

- *Abdeckung von Koagulum und Alveole* z. B. mit Metallplättchen oder lyophilisierter Dura (ESCHLER und SCHNEIDER 1954, STOEHR 1973);
- *Versiegelung der Alveole* durch ein stabilisiertes Venenblutkoagulum, Gewebekleber (ZINNER 1982) oder andere biologisch tragbare Substanzen (KINNER und FRENKEL 1990);
- *operativer Defektdeckung* aus den vestibulären oder palatinalen Weichteilen. Diese Verfahren sind am weitesten verbreitet und zu empfehlen.

Zur operativen Versorgung wird die Alveole durch Schleimhaut- oder Mukoperiostlappen aus der vestibulären Gingiva, der Schleimhaut der Umschlagfalte oder des Gaumens abgedeckt, das Koagulum somit geschützt. Selbst wenn dann das Gerinnsel bei breiter Mund-Kieferhöhlen-Verbindung verloren geht, bleibt eine mehr oder minder widerstandsfähige Weichteilbedeckung über der Perforationsstelle. Hierfür kommen die folgenden operativen Techniken in Betracht:

Bildung eines Transpositionslappens aus der beweglichen Schleimhaut der Umschlagfalte (AXHAUSEN 1930; Abb. 9.4). Es kommt dabei zwangsläufig zu einer deutlichen Einengung des Mundvorhofes, weshalb das Vorgehen nicht mehr geübt wird.

Die Bildung eines *trapezförmigen Mukoperiostlappens mit Periostschlitzung* (REHRMANN 1936, WASSMUND 1939) ist das Standardverfahren. Dabei wird aus vestibulärer Gingiva und Periost ein Lappen

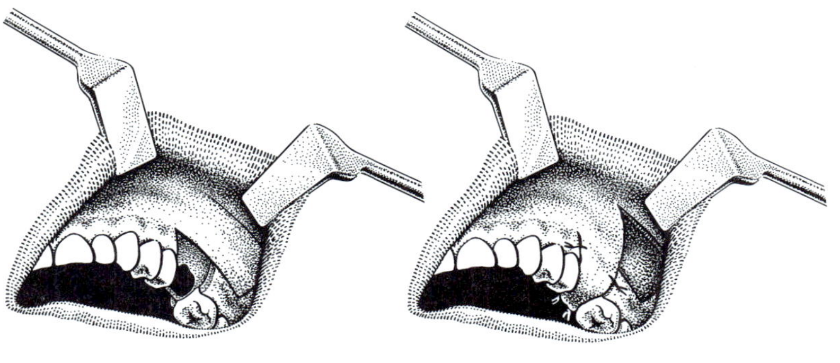

Abb. 9.4 Defektdeckung einer Mund-Kieferhöhlen-Fistel durch einen vestibulären Transpositionslappen (nach AXHAUSEN)

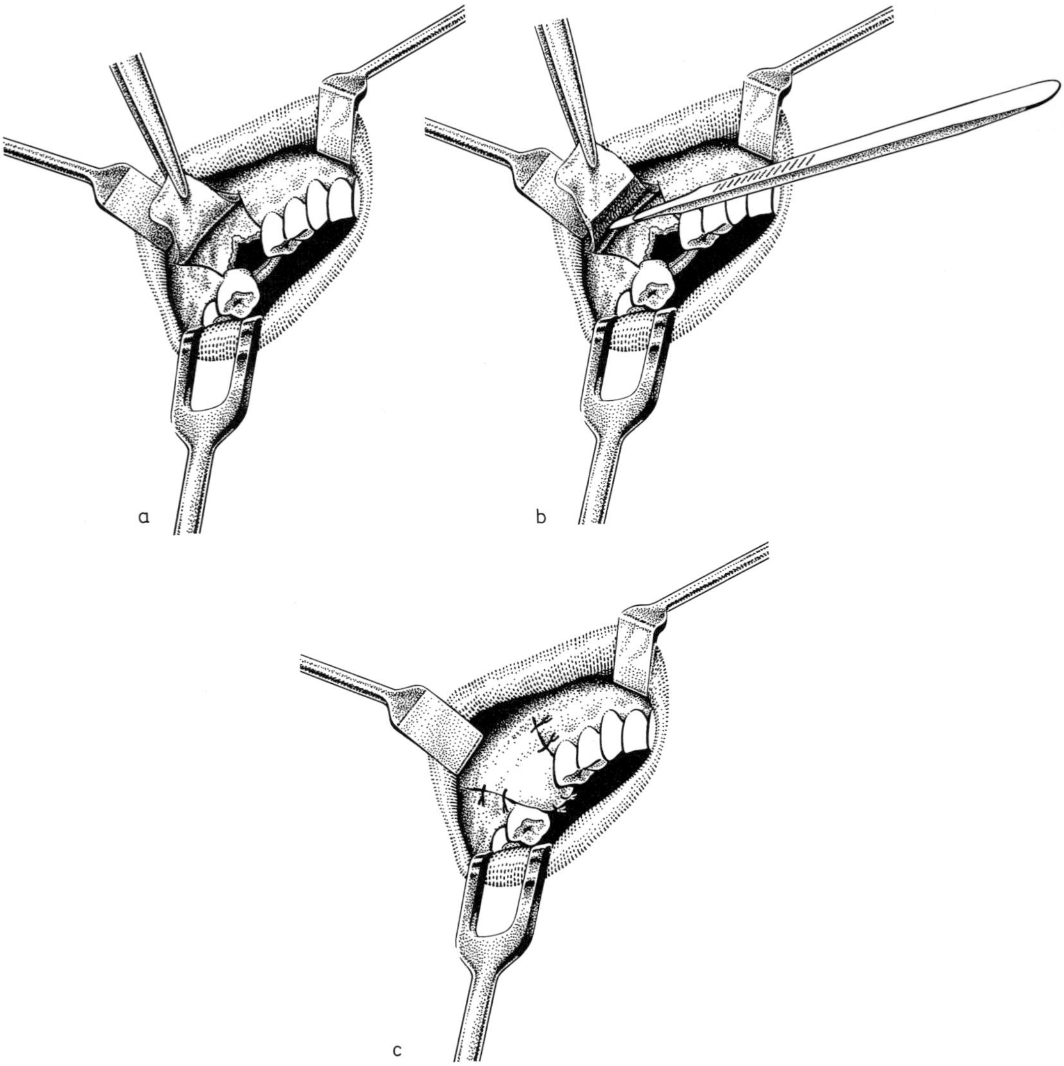

Abb. 9.5 Verschluß einer Mund-Kieferhöhlen-Verbindung durch vestibulären Trapezlappen nach Periostschlitzung (nach WASSMUND). *a* Der trapezförmige vestibuläre Mukoperiostlappen ist mobilisiert. *b* Mit dem Skalpell ist das Periost an der Lappenbasis geschlitzt worden, so daß sich der Lappen dehnen läßt. *c* Er kann nun mühelos über die Perforationsstelle geschlagen und vernäht werden.

gebildet, dessen breite Basis in der Umschlagfalte liegt. Das inferiore Lappenende ist etwas breiter als die Extraktionswunde (Abb. 9.5). Nach Mobilisieren dieses Lappens wird mit der Hohlmeißelzange nach LUER oder der Fräse scharfkantiger vestibulärer Alveolenknochen abgetragen. Dann verlängert man den Lappen durch Schlitzung des Periosts an seiner Basis. Hierzu kann mit dem Skalpell ein einziger Schnitt geführt werden, der gerade eben das Periost durchtrennt. Mehrere Einschnitte sind auch möglich, die das Periost wie ein Netz auffalten lassen. Der Lappen läßt sich dann sichtbar dehnen. Wenn er sich noch nicht mühelos über die Alveole schlagen läßt, wird mit dem kleinen Finger an der Periostseite getastet, wo er noch »hängt«. Hier wird das Periost gezielt durchtrennt. Die seitlichen Lappenspitzen werden mit der Zahnfleischschere leicht abgetragen. Ein Anfrischen der palatinalen Schleimhaut ist nicht erforderlich. Der Lappen kann nun ohne Spannung mittels Matratzen- und Knopfnähten fixiert werden.

Dieses Verfahren hat sich außerordentlich bewährt und kann in jeder gut geführten zahnärztlichen Praxis durchgeführt werden. Es weist jedoch folgende Nachteile auf:

- Durch eine vorausgegangene komplizierte Extraktion ist die vestibuläre Gingiva mitunter bereits zerfetzt, so daß sich ein Lappen daraus nicht mehr bilden läßt. Es müssen dann andere Verfahren (z. B. Defektdeckung von palatinal) Anwendung finden.
- Durch den vestibulären Trapezlappen wird der Mundvorhof zunächst abgeflacht. Das wird besonders deutlich, wenn die Lappenbasis zu weit in die bewegliche Schleimhaut der Wange gelegt wurde (LINDORF 1980, SCHMELZEISEN und Mitarb. 1988).
- Durch die Vernarbung legt sich der Lappen jedoch meist wieder eng an die knöcherne Unterlage, so daß der Mundvorhof wieder weitgehend die ursprüngliche Ausdehnung gewinnt (SCHRUDDE 1956).

Defektdeckung aus der palatinalen Schleimhaut

Diese Verfahren sind zuverlässig, da sie recht widerstandsfähiges Gewebe über die Perforationsstelle legen. Sie sind jedoch vergleichsweise kompliziert und sollten der Fachklinik vorbehalten bleiben. Sie sind nur bei sehr breiten Perforationen indiziert. Es kommen folgende Methoden in Betracht:

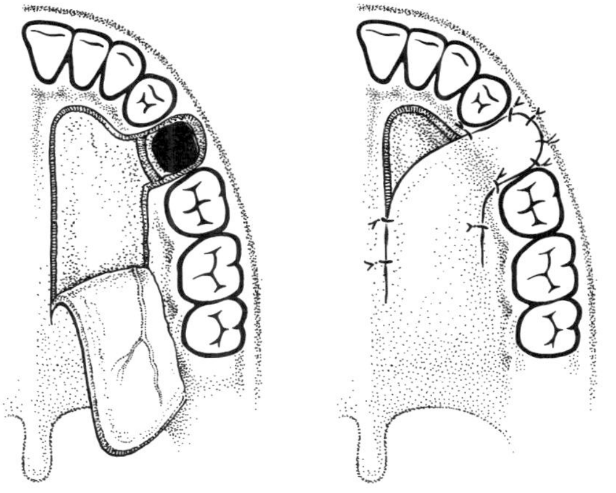

Abb. 9.6 Verschluß einer Mund-Kieferhöhlen-Fistel durch einen palatinalen Transpositionslappen

- *Bildung eines palatinalen Transpositionslappens*, der die A. palatina enthält. Dabei verbleibt eine frei granulierende Wundfläche am Gaumen, die jedoch keinen Nachteil für den Patienten bedeutet (Abb. 9.6).
- *Bildung eines palatinalen Insellappens.* Hierbei wird der Gefäßstiel an der Unterseite des ähnlich wie in Abb. 9.6 gebildeten Lappens präpariert. Eine an diesen Gefäßen gestielte Insel von Gaumengewebe wird unter einer Brücke von Mukoperiost bis in den Defekt geschlagen und hier vernäht (Abb. 9.7) (GÜNTHER 1987). Das Verfahren ist elegant und anspruchsvoll. Für die zahnärztliche Praxis ist es nicht geeignet.

Defektdeckung aus der Schleimhaut des Alveolarfortsatzes

Bei zahnlosem Alveolarfortsatz kann nach dem Vorschlag von KAZANJAN ein *Brückenlappen* zur Defektdeckung herangezogen werden (Abb. 9.8). Das Verfahren hat den Vorteil, daß der Mundvorhof nicht abgeflacht wird (SCHUCHARDT 1953), was gerade beim Zahnlosen von größter Bedeutung ist. Hier ist ein zuverlässiger pla-

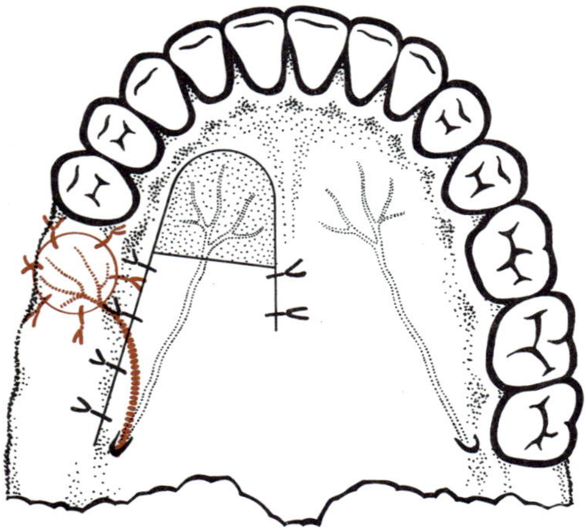

Abb. 9.7 Verschluß einer Mund-Kieferhöhlen-Fistel durch einen palatinalen Insellappen (nach GÜNTHER)

stischer Verschluß besonders wichtig, da die Alveole immer sehr flach und eine Spontanheilung nicht zu erwarten ist.

Empfehlungen für das Verhalten bei frischer Eröffnung der Kieferhöhle unter der Zahnentfernung

Wenn eine Eröffnung der Kieferhöhle durch positiven Nasen-Blaseffekt oder Sondieren der Alveole nachgewiesen ist und kein Verdacht einer Wurzelluxation in die Kieferhöhle gegeben ist, sollte rasch der plastische Verschluß erfolgen. Wenn möglich, wird durch die Röntgenaufnahme der Nasennebenhöhlen eine vorbestehende Sinusitis maxillaris ausgeschlossen. Wenn diese Röntgendiagnostik nicht ohne größeren Zeitverzug möglich ist, kann darauf verzichtet werden, sofern die Anamnese keine Hinweise auf eine Kieferhöhlenentzündung bietet. Patient und Team werden wie für eine komplizierte Zahnentfernung (Stufe II, s. Abschnitt 4.1.3) vorbereitet. Der plastische Verschluß durch vestibulären Trapezlappen mit Periostschlitzung kann in jeder Praxis vorgenommen werden, in der auch andere zahnärztlich-chirurgische Eingriffe durchgeführt werden. Wenn er aus irgendwelchen Gründen (Lokalbefund, Allgemeinzustand, Bedingungen der zahnärztlichen Praxis) nicht möglich erscheint, sollte unverzüglich eine Überweisung zum Mund-Kiefer-Gesichts- oder Oralchirurgen erfolgen.

Der Patient muß nach dem plastischen Kieferhöhlenverschluß von der Arbeit freigestellt werden. Er sollte einige Tage nicht schneuzen (Druck auf die frisch verklebte Wunde). Wir verordnen abschwellende Nasentropfen und Dampfbäder. Wenn nach 2–4 Tagen klinische Hinweise auf eine Sinusitis auftreten (Kopfschmerzen, Anstieg der Körpertemperatur, Schleim-Eiter im mittleren Nasengang, Rachen oder im Operationsgebiet), wird zusätzlich ein Breitband-Antibiotikum verordnet. Wenn 2 Tage

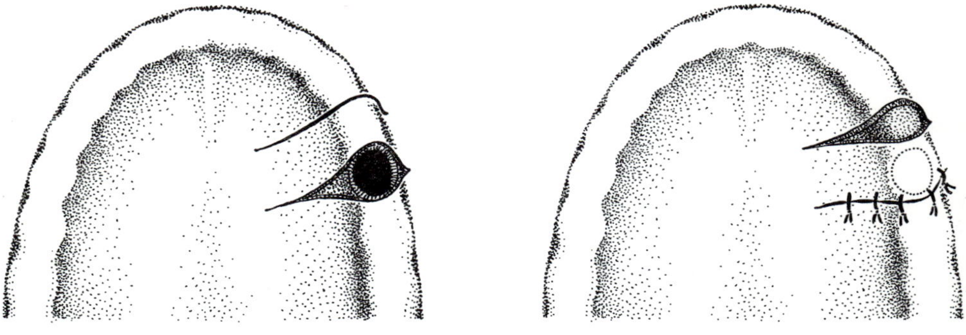

Abb. 9.8 Verschluß einer Mund-Kieferhöhlen-Fistel im zahnlosen Kiefer durch Bildung eines Brückenlappens

später keine eindeutige Besserung eingetreten ist, muß eine Überweisung an die Fachklinik veranlaßt werden.

Behandlung der veralteten Mund-Kieferhöhlen-Fistel

Wir wissen heute:

Ein großer Teil der älteren Mund-Kieferhöhlen-Fisteln heilt spontan.

Wenn die anfängliche Sinusitis abgeklungen und die Perforation nicht breiter als 3–4 mm ist, darf mit einer Spontanheilung gerechnet werden. Es ist zweckmäßig, die Perforationsstelle mit einer Platte abzudekken. Wir können dazu die vorhandene Prothese nach Erweiterung nutzen oder fertigen im Labor eine einfache schleimhautgetragene Schutzplatte an. Spülungen der Kieferhöhle durch die Alveole sind nur während der akuten Phase der Sinusitis angebracht. Wir verordnen Dampfbäder und warten bis zu 6 Monaten, ob die Verheilung eintritt. Nur wenn die Sinusitis nicht abklingt oder bei sehr breiter Perforation operieren wir früher.
Ist nach etwa einem halben Jahr die Fistel noch offen und die Kieferhöhlenschleimhaut nach Maßgabe des Röntgenbildes nicht wesentlich entzündlich verändert, führen wir die einfache Fistelplastik ohne Radikaloperation der Kieferhöhle durch. Entgegen der früheren Lehrmeinung ist damit in vielen Fällen die Heilung zu erreichen (LANDAU und GONSER 1988).

Luxation einer Zahnwurzel in die Kieferhöhle

Beim Versuch der Wurzelentfernung mit dem Hebel ist es leicht möglich, daß eine Wurzel durch den dünnen Knochen des Kieferhöhlenbodens in den Sinus maxillaris gestoßen wird. Ebenso kann sie unter die vestibuläre Schleimhaut geraten. Nicht selten dringt der Hebel neben der gesuchten Wurzel in die Kieferhöhle ein. Die Wurzel befindet sich dann also neben der Perforationsstelle noch in der Alveole.

Jede Wurzel muß rasch aus der Kieferhöhle entfernt werden. Abwarten ist immer falsch.

Mit der Wurzel werden Keime in die Kieferhöhle eingebracht, die zur Sinusitis führen. Wenn dieses Keimreservoir bald entfernt wird, können die Abwehrkräfte der Schleimhaut die eitrige Sinusitis verhindern.
Die Entfernung einer Wurzel aus der Kieferhöhle wird im allgemeinen in der Fachklinik vorgenommen. Präoperative Diagnostik und eventuelle Komplikationen des Eingriffs überschreiten die Möglichkeiten der zahnärztlichen Praxis. Voraus geht eine subtile Röntgendiagnostik. Sie bezweckt, die vermißte Wurzel zu lokalisieren und ein Bild vom Zustand der Kieferhöhlenschleimhaut zu gewinnen. Wir fertigen routinemäßig an:

- Nasennebenhöhlenaufnahme,
- Zahnfilm der leeren Alveole (Abb. 9.9),
- Oberkiefer-Übersichts-(Aufbiß-) Aufnahme,

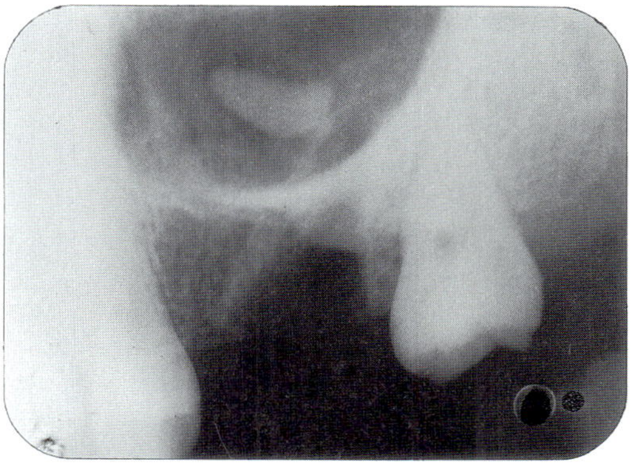

Abb. 9.9 Die Zahnfilmaufnahme zeigt eine in die Kieferhöhle luxierte Wurzel von 26. Es ist eher selten, daß sich eine Wurzel so gut darstellen läßt

– evtl. Panorama-Aufnahme.

Die gesuchte Wurzel kann sich an beliebiger Stelle in der Kieferhöhle befinden und liegt keineswegs immer in der Nähe der Perforationsstelle. Nur dann würde sich die Wurzel im Orthopantomogramm abbilden. Mitunter gelingt es nicht, eine vermißte Wurzel röntgenologisch darzustellen. Dennoch muß die Kieferhöhle revidiert werden, wenn der begründete Verdacht einer Wurzelluxation besteht.

Technik der operativen Wurzelentfernung aus der Kieferhöhle

Die Wurzel sollte mit dem kleinstmöglichen Eingriff entfernt werden. Das gelingt manchmal schon mittels der *Sinuskopie*. Wo dieses Verfahren nicht zur Verfügung steht, wird die Kieferhöhle unter Operationssaalbedingungen revidiert. Operationsverfahren hierzu sind:

Entfernung der Wurzel durch »hohe Aufklappung«. Wenn die Wurzel in der unmittelbaren Nähe der Alveole röntgenologisch nachgewiesen ist, kann sie meist durch »hohe Aufklappung« entfernt werden. Dazu wird ein vestibulärer trapezförmiger Mukoperiostlappen präpariert, mit der Hohlmeißelzange die vestibuläre Alveolenwand abgetragen und die Kieferhöhle in der Nähe des Alveolenfundus in einem etwa 7–10 mm breiten Bereich eröffnet (Abb. 9.10). Hier kann die Wurzel dann meist mit dem scharfen Löffel oder Sauger entfernt werden. Wenn die Kieferhöhlenschleimhaut unauffällig ist, wird die Wunde nach Periostschlitzung plastisch verschlossen.
Die Alveole kann bei diesem Vorgehen gut revidiert werden. Das ist wichtig, da oftmals erst geklärt werden muß, ob sich die vermißte Wurzelspitze noch in der Alveole befindet. Dem Vorteil des kleinen Eingriffs stehen folgende Nachteile gegenüber:

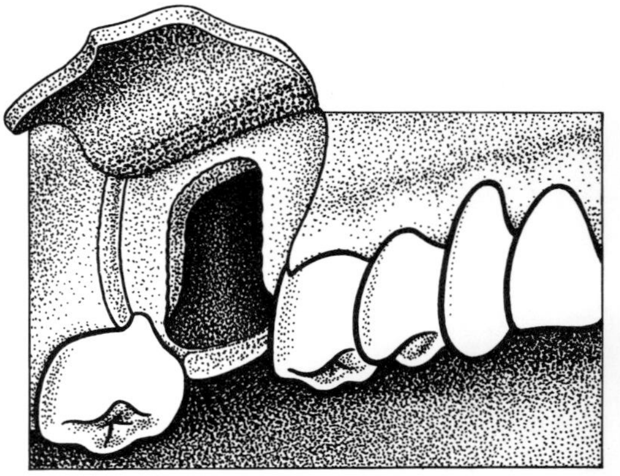

Abb. 9.10 Kieferhöhleneröffnung zur Entfernung einer Wurzel durch »hohe Aufklappung«

– Das kleine Knochenfester erlaubt keine korrekte Inspektion der Kieferhöhle, es sei denn, es wird eine instrumentelle Sinuskopie angeschlossen.
– Wenn die Wurzel nicht gefunden werden konnte, ist eine Erweiterung des Knochenfensters zwar möglich, hinterläßt aber einen Defekt an ungünstiger Stelle.
– Die Anlage eines Fensters zum unteren Nasengang gelingt von der »hohen Aufklappung« aus nicht.

Entfernung der Wurzel durch die Fossa canina. Wenn die vermißte Wurzel nicht eindeutig in der unmittelbaren Nähe der Alveole lokalisiert werden konnte, muß eine ordnungsgemäße Revision der Kieferhöhle von der Fossa canina aus erfolgen. Wir gehen dabei so vor:
Schnitt in der oberen Umschlagfalte unter Einbeziehung eines Trapezlappens im Bereich der leeren Alveole; schonende Darstellung der fazialen Kieferhöhlenwand, wobei die Weichteile nur sparsam abgelöst werden. Mit einem feinen Fissurenbohrer wird u-förmig der Knochen entsprechend der Größe des geplanten Knochenfensters eingeschnitten, mit einem

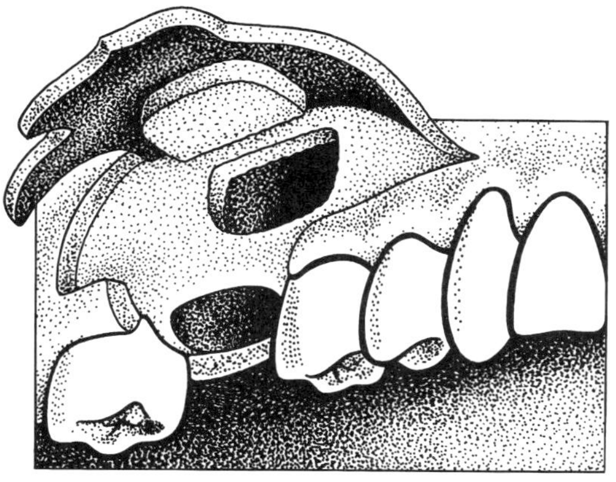

Abb. 9.11 Kieferhöhleneröffnung zur Wurzelentfernung in der Fossa canina mit Bildung eines periostgestielten Knochendeckels

Raspatorium dann der Knochendeckel mobilisiert. Er hängt also periostgestielt an den superioren Weichteilen (Abb. 9.11). Nun kann die Kieferhöhle genau inspiziert werden, wobei eine Stirnlampe mit Kaltlicht sehr nützlich ist. Wird die Wurzel nicht gefunden, legen wir auch bei unauffälliger Kieferhöhlenschleimhaut ein Fenster zum unteren Nasengang an und durch dieses einen Spülschlauch durch das Nasenloch in die Kieferhöhle. Die Weichteile werden zurückgelagert und vernäht. Der Knochendeckel kommt dadurch in seine alte Lage. Das Vorgehen mit Bildung eines Knochendeckels hat sich in vielen Kliniken bewährt (Gundlach und Mitarb. 1989). Es sind auch andere ähnliche Verfahren der Bildung eines Knochendeckels in Gebrauch (Lindorf 1974). Postoperative Beschwerden sind danach deutlich geringer, als wenn das Knochenfester unversorgt bleibt.

Wenn kein Nasenfenster angelegt werden mußte, ist eine stationäre Behandlung meist nicht notwendig. Nicht immer jedoch wird die vermißte Wurzel gefunden. Das kann folgende Gründe haben:

- Die Wurzel war nicht in die Kieferhöhle eingedrungen;
- Die Wurzel ist vor der Revision über die Alveole oder den mittleren Nasengang unbemerkt abgegangen;
- Die Wurzel ist in der Kieferhöhle und wurde nicht entdeckt. Wir hoffen dann, daß sie später durch das Nasenfenster spontan abgeht.

Empfehlungen für das Verhalten bei Luxation einer Wurzel in die Kieferhöhle

Wenn sicher eine Wurzel in die Kieferhöhle luxiert wurde oder der dringende Verdacht der Wurzelluxation besteht, sollte die sofortige Überweisung an die Fachklinik veranlaßt werden. Der Patient wird über das Mißgeschick informiert. Die Extraktionswunde wird nicht vernäht oder gar tamponiert; man läßt nur locker auf einen großen Tupfer aufbeißen. Der extrahierte Zahn soll möglichst in die Klinik mitgegeben werden, damit sich der weiterbehandelnde Arzt ein Bild von der Größe der vermißten Wurzel machen kann.

9.1.2.2 Wurzelluxationen im Unterkieferbereich

Beim Arbeiten mit dem Hebel kann ein Wurzelfragment von Molaren durch die linguale Kortikalis gestoßen werden. Auch kommt es (selten) vor, daß eine Molarenwurzel beim Versuch der Entfernung in den Mandibularkanal gerät. Beide Komplikationen sind sehr unangenehm und erfordern eine Überweisung an die Klinik.

Wurzelluxation in die Mundbodenweichteile

Ein Schnitt durch den Molarenbereich des Unterkiefers in der Frontalebene zeigt, daß der vestibuläre Knochen recht massiv ist, während die lingualen Knochenschichten vergleichsweise dünn erscheinen (s. Abb. 9.18). Wenn ein Hebel so angesetzt wird, daß er sich am massiven vestibulären Knochen abstützt (Hypomochlion), kann dabei die Wurzel aus der Alveole hinaus

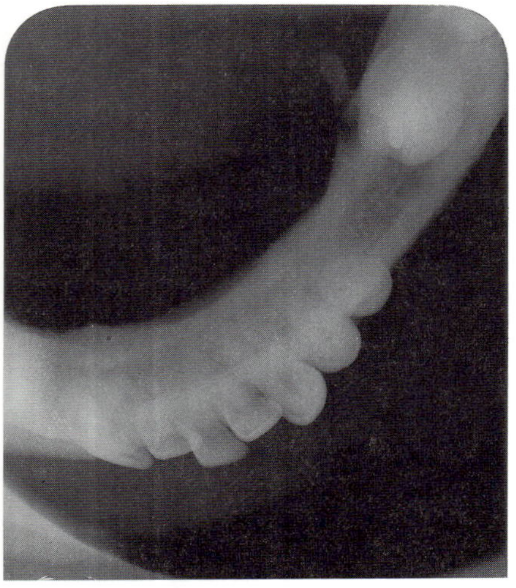

Abb. 9.12 Die Mundbodenaufnahme zeigt eine aus der Alveole 36 in die Mundbodenweichteile luxierte Wurzel

und unter das linguale Mukoperiost oder sogar weiter in die Mundbodenweichteile geschoben werden (Abb. 9.12). Eine Entfernung gelingt dann unter Praxisbedingungen nicht mehr. In der Klinik wird man nach exakter röntgenologischer Lokalisation des Wurzelfragmentes (Aufbiß- bzw. Mundbodenaufnahme; Unterkiefer-Halbseitenaufnahme) bei optimaler Beleuchtung und Assistenz versuchen, dieses von oral zu entfernen. Das mag gelingen, wenn die Wurzel noch unter der Schleimhaut tastbar ist. Anderenfalls sollte sie von extraoral nach Durchtrennung der Mundbodenmuskulatur aufgesucht werden. Es kann zweckmäßig sein, eine beginnende Wundinfektion durch Antibiotika zum Abklingen zu bringen und erst danach die Wurzel zu suchen.

Wurzelluxation in den Mandibularkanal

Bekanntlich ist im posterioren Unterkiefer der Abstand der Wurzelspitzen vom Mandibularkanal gering (s. Abschnitt 9.1.7.3). Beim Versuch der Entfernung kann eine Wurzel in den Kanal gestoßen werden (Abb. 9.13). Sie heilt dort u. U. reizlos ein, wird aber meist einen Funktionsausfall des N. alveolaris inferior bedingen. Die Entfernung ist immer unter den günstigeren Bedingungen der Klinik anzuraten, wobei ein extraoraler Zugang erwogen werden muß. Der Nerv muß dabei peinlichst geschont, eventuell sogar rekonstruiert werden. Der Verdacht einer Luxation in den Kanal entsteht, wenn nach Arbeiten mit dem Hebel eine Molarenwurzel plötzlich »weg« ist und die Alveole auffallend tief sondiert werden kann. Das Röntgenbild erhärtet oder entkräftet den Verdacht.

Besondere Vorsicht beim Arbeiten mit Hebeln im dorsalen Bereich des Unterkiefers! Keine Hebel in unmittelbarer Nähe des Kanals anwenden! Abstützung und Kraftrichtung des Hebels müssen durchdacht und eindeutig klar sein. Nie ungezielt »wühlen«!

9.1.3 Aspiration und Verschlucken von Zahnteilen

Ein extrahierter Zahn oder eine Wurzel können leicht aus einer ungeeigneten Zange oder Pinzette gleiten oder beim Hebeln aus der Alveole geschleudert werden. Wenn der Patient in diesem Moment einatmet, besteht die Gefahr der Aspiration. Hustenreiz oder Schreck können zu einer solchen tiefen Inspiration führen. Wenn ein Zahnfragment nach der Extraktion »weg« ist, muß mit aller Konsequenz danach gesucht werden.

Durch einen Zahn oder einen Teil davon kann auch der Schluckreflex ausgelöst werden. Das Verschlucken eines Zahnes oder einer Wurzel ist harmlos. Auf natürlichem Wege ist der Abgang zu erwarten. Die Aspiration einer Wurzel oder eines Zahnes kann dagegen zu schweren pulmonalen Veränderungen führen (Lungenabszeß, Lungengangrän). Sie ist deshalb unbedingt zu vermeiden. Wenn

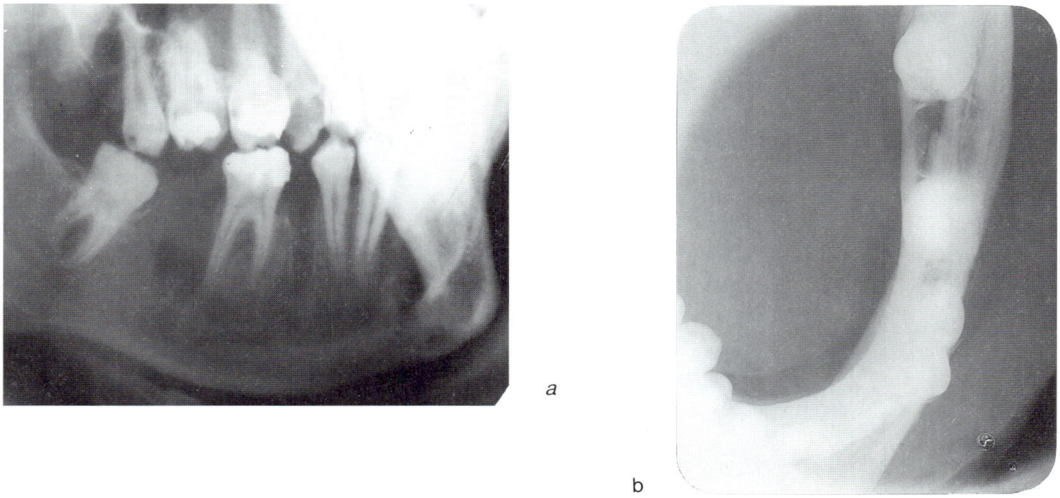

Abb. 9.13 *a* Die mesiale Wurzel des 37 ist vermutlich in den Mandibularkanal luxiert. *b* Die Mundbodenaufnahme bestätigt den Verdacht

doch der dringende Verdacht einer Fremdkörperaspiration gegeben ist, muß die sofortige Überweisung an eine Fachklinik (Lungenklinik, HNO-Klinik) erfolgen, wo nach exakter Lokalisation der Fremdkörper durch Bronchoskopie entfernt wird.

Die Gefahr einer Aspiration ist bei Kindern und Zahnextraktion in Narkose (ohne Intubation) besonders groß (Bloedner 1958, Buschinger 1955). Wir führen heute Narkoseextraktionen ohne Intubation nicht mehr durch. Beim wachen Patienten kann massiver Hustenreiz auf die Aspiration hinweisen und sollte ein Alarmsignal sein (Overdiek und Zeidler 1980). Zur Vermeidung eines derartigen Zwischenfalls gilt:

- Keine Zähne oder Zahnteile mit der Dentalpinzette fassen, sondern immer mit der entsprechenden Zange.
- Keine Zahnextraktion in Masken- oder i. v. Narkose, sondern nur nach Intubation und mit Rachentamponade.
- Bei Unfallpatienten vor der Narkose alle total luxierten Zähne aus der Mundhöhle entfernen.

9.1.4 Fraktur des Tuber maxillae

Bei Extraktion massiv im Knochen verankerter oberer Molaren kann das Tuber maxillae abgerissen werden (Abb. 9.14). Die Tuberfraktur entsteht in der Regel beim Arbeiten mit der Zange und nicht mit dem Hebel. Der Knochen im posterioren

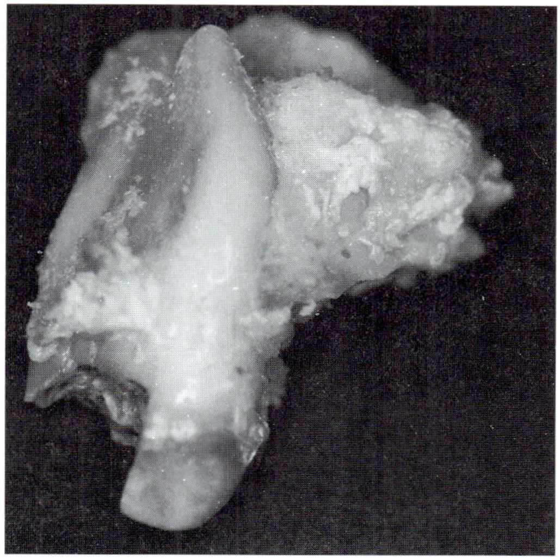

Abb. 9.14 Tuberabriß bei der Entfernung von 18 mit der Zange

Oberkiefer ist vergleichsweise porös und hat keine starke Kompakta. Auch ist das Tuber nach posterior nicht von Knochen begrenzt, der es stabilisieren würde. Deshalb kann es bei transversaler oder sagittaler Kraftrichtung abbrechen. Wenn das Tuber dann mit dem Molaren entfernt wird, kommt es oft zu einer breiten Eröffnung der Kieferhöhle mit starker Blutung. Der dabei entstehende Alveolarfortsatzdefekt ist prothetisch ungünstig. Der Tuberabriß muß also unbedingt vermieden werden.
Die Tuberfraktur ist ein Alveolarfortsatzbruch. Wenn man bei der Extraktion bemerkt, daß sich das Tuber maxillae (eventuell zusammen mit anderen Molaren) bewegt, ist die Extraktion sofort abzubrechen. Eine Überweisung an die Klinik ist angebracht.

Bei ersten Anzeichen einer Luxation des Tuber die Extraktion stoppen.

Die Behandlung besteht im allgemeinen, wie bei anderen Alveolarfortsatzbrüchen, in Reposition und Fixation des Fragmentes. Wir können dazu eine entsprechende Fixationsplatte an den Zähnen ligieren. Frühestens nach 6 Wochen wird diese entfernt, und die Extraktion des Zahnes erfolgt erst dann nach operativer Freilegung und unter größter Vorsicht.
Wenn das Tuber doch mit dem Zahn extrahiert wurde, kommt nur der dichte Wundverschluß durch Nähte in Frage. Er gelingt infolge des Weichteilüberschusses leicht. Die meist unvermeidliche Einblutung in die Kieferhöhle (Hämatosinus) erfordert keine spezifische Behandlung, jedoch sind Dampfbäder und Nasentropfen nicht falsch.

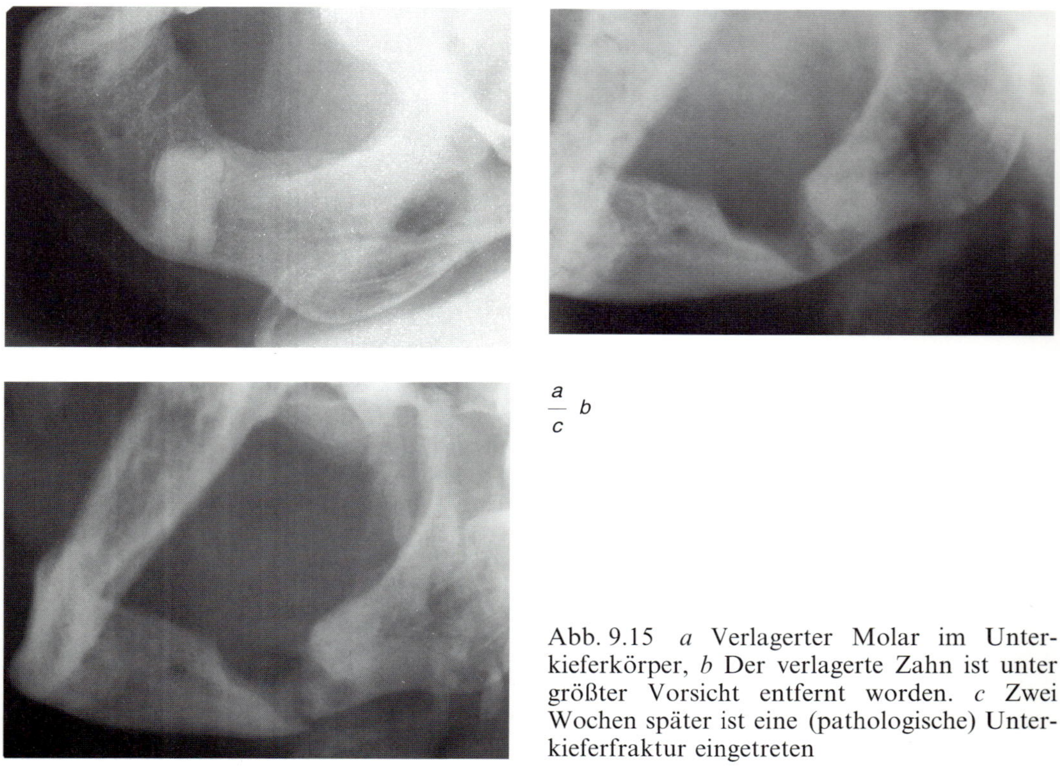

a/c b

Abb. 9.15 *a* Verlagerter Molar im Unterkieferkörper, *b* Der verlagerte Zahn ist unter größter Vorsicht entfernt worden. *c* Zwei Wochen später ist eine (pathologische) Unterkieferfraktur eingetreten

9.1.5 Unterkieferfraktur unter der Zahnentfernung

Der Unterkiefer kann unter der Zahnentfernung brechen. Die Angaben über die Häufigkeit dieser sehr unangenehmen Komplikation schwanken. Im Krankengut großer Kliniken sind zwischen 0,3% und 1% aller behandelten Kieferfrakturen bei der Zahnentfernung entstanden (GABKA 1977, HÄRTEL und Mitarb. 1988, HAUNFELDER und TETSCH 1972). Es handelt sich überwiegend um die Folgen von Entfernungen teilretinierter unterer Weisheitszähne mit dem Hebel. Aber auch bei operativer Entfernung verlagerter Prämolaren kann eine iatrogene Fraktur auftreten. Hier ist die Gefahr besonders groß, wenn die Zahnentfernung aus dem atrophischen und sklerotischen Greisenkiefer erfolgen muß (Abb. 9.15).
Die Frakturen treten immer dann auf, wenn mit massiver Kraft versucht wird, einen retinierten oder teilretinierten Zahn zu luxieren. Wenn dieser nicht genügend freigelegt ist und sich aus anatomischen Gründen nicht bewegen läßt, brechen Zahn oder Kiefer. Es ist immer zu bedenken:

Bei Arbeiten mit dem Hebel kommt es bei Drehbewegungen zu erheblicher Kraftverstärkung.

An der Hebelspitze wirkt sich jede Kraft vervielfacht aus (s. Abb. 5.16). Bei allen Hebeln mit Türklinkengriff ist die Kraftverstärkung noch wesentlich höher. So sind die meisten Frakturen bei Weisheitszahnentfernung nach Anwendung des LECLUSE-Hebels entstanden (den wir überhaupt nicht mehr verwenden). Welche Kraft der Hebel entfalten kann, zeigt auch Abb. 9.16. Beim Versuch der Hebelextraktion von 38 wurde die Krone abgesprengt und in die Weichteile medial des Unterkieferastes »geschossen«. Der Zahnarzt konnte die Wurzel zwar dann entfernen, fand aber die Krone nicht mehr. Erst in der Klinik wurde diese mühevoll in der Nähe der Tonsilla palatina aufgefunden. Wegen der Gefahr unkontrollierter Wirkungen wird auch vor dem Drehmeißel nach PARTSCH und der sogenannten Keilzange gewarnt (EINRAUCH und Mitarb. 1980, HAUNFELDER und TETSCH 1972). Beide Instrumente leisten in der leichten Hand des Geübten Hervorragendes, sind aber wegen der erheblichen Kraftentfaltung gefährlich und ohnehin kaum noch in Gebrauch. Zur Vermeidung von Kieferfrakturen unter der Zahnentfernung gilt es also zu beachten:

- exakte präoperative Röntgendiagnostik,
- mechanische Hindernisse abtragen und nicht abbrechen, ausreichende Freilegung des Zahnes;
- jede Kraftanwendung »mit Gefühl« nur »tastende Versuche« mit dem Hebel.

Eine Unterkieferfraktur im Kieferwinkelbereich nach versuchter Weisheitszahnent-

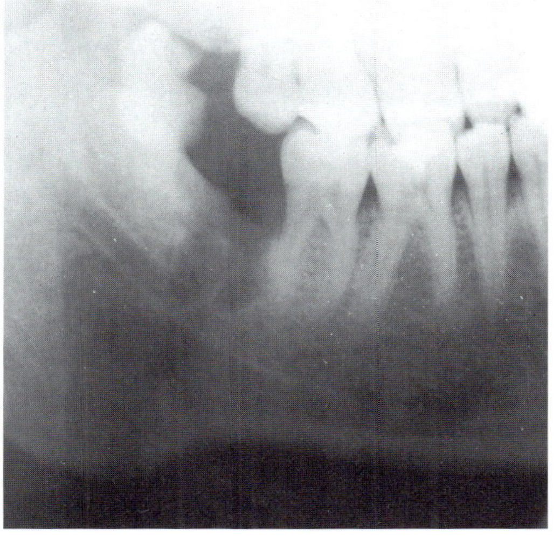

Abb. 9.16 Bei Hebelextraktion in die posterioren Weichteile luxierte Krone des 38

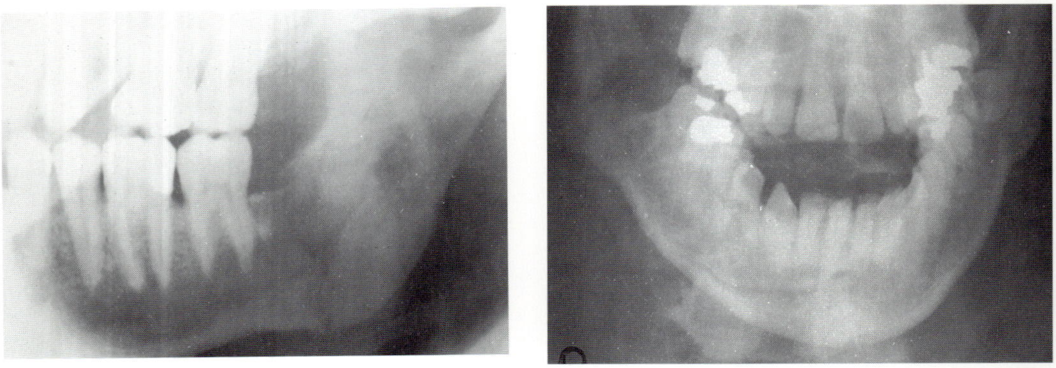

Abb. 9.17 Unterkieferfraktur bei Entfernung von Zahn 48 mit dem Hebel ohne entsprechende Freilegung. Zarte Frakturlinie, geringfügige Verlagerung der Fragmente

fernung wird meist als Fissur (Infraktion) in Erscheinung treten, die Fragmente werden also nicht oder nur geringfügig disloziert sein (Abb. 9.17). Wenn unter der Extraktion die Knochenteile plötzlich stark federn, sollte an eine Fraktur gedacht werden. Die sofortige Röntgendiagnostik schafft Klarheit. Dazu kann die Zahnfilmaufnahme des betreffenden Gebietes ausreichen; besser ist die korrekte Diagnostik mit Aufnahmen in zwei Ebenen. Im Falle einer Fraktur oder des dringenden Frakturverdachtes ist die Zahnentfernung sofort abzubrechen und eine Überweisung an die Klinik erforderlich. Exakte Dokumentation des Zwischenfalls und Aufklärung des Patienten sind selbstverständlich.
Problematischer sind Frakturen des atrophischen Unterkieferkörpers nach Entfernung verlagerter Prämolaren oder Eckzähne. Hier gilt es, durch besonders gefühlvolles Arbeiten jede Überlastung des Knochens zu vermeiden und soviel Knochensubstanz wie möglich zu erhalten. Eine Trennung des Zahnes ist dafür oft nützlich.

9.1.6 Starke Blutungen unter der Zahnentfernung

Eine Blutung aus Gingiva bzw. Periost und Knochen unter der Zahnentfernung ist physiologisch. Da meist nur kleine Gefäße eröffnet werden, kommt diese bei ungestörter Blutgerinnung bald zum Stehen. Dabei gibt es starke individuelle Unterschiede. Die Blutung sollte stehen, wenn der Patient die Sprechstunde verläßt.
Die auffallend starke Blutung aus der Alveole unmittelbar unter oder nach der Extraktion kann folgende Ursachen haben:

- Keine Vasokonstriktion durch das Lokalanästhetikum. Der Blutverlust bei zahnärztlichen Eingriffen ohne Vasokonstriktor ist doppelt so groß, wie mit diesem Zusatz (SVEEN 1979);
- starke Traumatisierung der Gewebe, Zerfetzung der Gingiva;
- anatomische Besonderheiten oder pathologische Veränderungen am Extraktionsort (Hämangiom der Gingiva oder des Knochens);
- Bluthochdruck.

Jede stärkere Blutung bedeutet für Patienten und Behandler Streß. Grundsätzlich sollten wir dann bedenken:

- Ruhe bewahren und die eigene Erregung nicht merken lassen;
- logisch und zielgerichtet einen Schritt nach dem anderen unternehmen. Keine Polypragmasie.

Kommt eine in ihrer Intensität nicht auffallende Blutung nicht zur Ruhe, muß an eine Gerinnungsstörung gedacht werden (s. Abschnitt 12.2). Die starke, evtl. spritzende Sofortblutung weist auf die Eröffnung eines relativ großen Gefäßes hin. Blutet es aus der Alveole »wie aus der Wasserleitung«, ist ein Hämangiom des Knochens wahrscheinlich. Es ist jedoch sehr selten. Wenn eine knöcherne Unterlage vorhanden ist, stellt Druck die wichtigste Sofortmaßnahme zur Blutstillung dar.

Bei bedrohlicher Blutung unmittelbar nach Zahnextraktion: Druck auf die Alveolenöffnung.

Der Druck soll den Gingivalsaum komprimieren und die Alveolenöffnung abdichten. Die Blutung steht, wenn der Druck in der Alveole auf Werte über den intravasalen Druck angestiegen ist (Selbsttamponade). Erst wenn Blut nicht mehr wesentlich fließt, kann durch Gerinnung ein Verschluß der Gefäße eintreten. Der Druck muß also mindestens 3–4 Minuten einwirken (Gerinnungszeit). *Nicht nach wenigen Sekunden nachschauen, ob die Blutung schon steht*; frische Koagula werden dann wieder weggespült. Druck kann ausgeübt werden durch:

Fingerdruck. Er ist nicht an allen Kieferabschnitten möglich, im zahnlosen Bereich und bei kleineren Wunden aber wirksam (»Daumen drauf!«). Besser jedoch ist die **Tupferauflage.** Die gezielte Tupferauflage mit Druck durch den Zahnreihenschluß (Aufbißtupfer) oder besser zusätzlichen Fingerdruck ist meist ausreichend wirksam zumal nach Extraktion aus der geschlossenen Zahnreihe. Der Tupfer dichtet jedoch nicht vollständig ab und verleitet den Patienten zum »Kauen«, wodurch eine ungünstige Pumpwirkung entsteht.

Zurücksetzen des extrahierten Zahnes. Da der entfernte Zahn eine anatomisch exakte Ausfüllung des Defektes verspricht, wird diese Maßnahme gerade beim zentralen Hämangiom des Kieferknochens zur Soforthilfe empfohlen.

Tamponade der Alveole. Bei heftiger Blutung aus dem Fundus der Alveole kann die Tamponade mit ausgezogenem Tupfer oder Tamponadestreifen erst einmal helfen. Über diese Tamponade wird ein großer Aufbißtupfer gelegt. Resorbierbares Tamponadenmaterial (Sorbacel®, Resortamp®) könnte sogar belassen werden, jedoch um den Preis einer sekundären Wundheilung.

Wenn die beängstigende Blutung erst einmal steht, kann in Ruhe über weitere Schritte nachgedacht und eine definitive Versorgung der Wunde vorbereitet werden. Sofern die Anamnese nicht Hinweise auf eine Gerinnungsstörung bietet, gilt:

Der möglichst dichte Wundverschluß durch Nähte ist zur Blutstillung fast immer ausreichend.

Um diesen zu erreichen, können die Abtragung der Alveolenränder oder die Bildung eines kleinen Mukoperiostlappens erforderlich sein. Oftmals gelingt der dichte Wundverschluß aber schon durch einfache Nähte. Sie komprimieren den Gingivalsaum (häufigste Blutungsquelle!) und dichten die Alveole ab.

Als Nähte kommen im Bereich des Gingivarandes vor allem Matratzennähte (U-Nähte) in Frage. Das Nahtmaterial wird nicht zu dünn gewählt (2–0 entspr. 3 metric). Auf ordnungsgemäße Knüpftechnik ist besonders zu achten, damit keine (unwirksamen) »Luftknoten« entstehen.

Bei operativer Zahnentfernung ist mit der größeren Wundfläche auch die Blutungsgefahr größer. Die Substantia compacta ist vergleichsweise gering, die lockere Spongiosa des Kieferknochens aber recht gut durchblutet. Zum *sauberen Operieren* ist *gute Übersicht unbedingt erforderlich.* Schon deshalb sollte nie »unter Wasser« gearbeitet werden. Nur geringfügige Blutungen bleiben unberücksichtigt. Deutliche Blutungen aus eröffneten Spongiosaräumen müssen durch Tamponade gestillt werden, bevor weiter operiert wird. Die örtliche Anwendung blutstillender Medikamente während der Operation ist nicht angebracht. Einige dieser Mittel sind uneffektiv, andere nicht unbedenklich. Die früher manchmal empfohlene Tamponade mit einer Adrenalinlösung 1 : 1000 ist wegen der Gefahr unkontrollierter Resorption abzulehnen. Nach Beendigung des eigentlichen Eingriffs können hämostyptische und biologisch unbedenkliche Medikamente zur Wundversorgung zweckmäßig sein. So wirkt Kollagenvlies zuverlässig und rasch hämostypisch. Es wird in wenigen Tagen rückstandslos abgebaut und führt zu keiner wesentlichen Abwehrreaktion des Organismus (s. Abschnitt 8.2). Wir werden Präparate auf der Basis von Kollagen oder Fibrin vor allem dann anwenden, wenn die Wunde darüber geschlossen wird. Wenn sich eine offene Wundbehandlung anschließt, kommen resorbierbare und nichtresorbierbare Tamponaden zur Anwendung.

Heftige Blutungen können bei Verletzung der Wangen- oder Mundbodenweichteile auftreten (A. und V. facialis, A. lingualis). Sie drohen, wenn etwa der Schnitt zur operativen Freilegung eines Zahnes unnötigerweise zu weit in die Umschlagfalte gelegt wird oder wenn ein scharfes Instrument in den Mundboden abgleitet. Weichteilverletzungen müssen unbedingt vermieden werden!

Wenn ein blutendes Gefäß nicht gezielt gefaßt und unterbunden werden kann, kommt nur eine großzügige Umstechung des blutenden Bezirks in Frage und gegebenenfalls die unverzügliche Überweisung an die Klinik. Tamponaden nutzen in den Weichteilen kaum, sondern sind nur bei knöcherner Unterlage wirklich effektiv.

Nach erfolgter Blutstillung muß der Patient immer wenigstens noch 15 – 30 Minuten kontrolliert werden. Er wird auf die Möglichkeit einer erneuten Blutung und die dann erforderliche Hilfe aufmerksam gemacht. Bei Verdacht auf eine Gerinnungsstörung wird eine globale Gerinnungsprüfung veranlaßt (Thromboplastinzeitbestimmung nach Quick, partielle Thromboplastin-Zeit, Thrombozytenzählung). Wenn hier auffällige Werte erhoben werden, muß mit einem in der Hämostaseologie versierten Internisten zusammengearbeitet werden.

9.1.7 Verletzung benachbarter Strukturen

Wie bei jedem operativen Eingriff können auch bei der einfachen oder komplizierten Zahnentfernung benachbarte Strukturen unbeabsichtigt verletzt werden. Das betrifft neben der im Abschnitt 9.1.2.1 besprochenen Eröffnung der Kieferhöhle vor allem die Schädigung von Nachbarzähnen, Weichteilen und Nerven.

9.1.7.1 Versehentliche Schädigung von Nachbarzähnen

Beim Arbeiten mit Hebel oder Zange sind Verletzungen von Nachbarzähnen möglich. Wenn sich der Hebel etwa zur Luxation eines unteren Weisheitszahnes am Nachbarzahn abstützt, wird eine entsprechende Kraft auch an diesem wirksam. Er kann dadurch luxiert werden, auch eine Kronenfraktur ist möglich. Nicht selten wird eine Füllung aus dem Nachbarzahn herausgehebelt.

Die Schädigung von Nachbarzähnen ist vermeidbar und Ausdruck falscher Kraftanwendung.

Stets muß man die Nachbarzähne während der Extraktion »im Auge« behalten. Beim Arbeiten mit dem Hebel liegt ein Finger der linken Hand auf den Nachbarzähnen und registriert deren Bewegungen. Es sei nochmals eindringlich vermerkt, daß der Hebel zur Luxation des 3. Molaren nur dann am 2. Molaren abgestützt werden darf, wenn die Zahnreihe davor geschlossen ist. Bei der Zangenextraktion ist peinlich darauf zu achten, daß die Branchen während der Luxationsbewegungen keine Nachbarzähne berühren. Auch muß unbedingt vermieden werden, daß die Zange unmittelbar nach der Extraktion an Zähne des Gegenkiefers anschlägt und diese verletzt.
Ist es doch zur *versehentlichen Luxation eines Nachbarzahnes* gekommen, muß sofort entschieden werden, ob dieser erhalten werden kann. Es hängt vom Ausmaß der aktuellen Schädigung und vom Grad der Vorschädigung ab, ob Reposition und Fixation sinnvoll sind. Gelegentlich umgreifen die Wurzeln der Milchmolaren die Keime der darunterliegenden Prämolaren, so daß diese mit extrahiert werden. Hier ist der Versuch einer sofortigen Replantation des bleibenden Zahnkeimes immer sinnvoll.
Besonders peinlich ist die *versehentliche Extraktion des falschen Zahnes*. Sie sollte eigentlich grundsätzlich vermeidbar sein, kommt aber immer wieder vor. Gründe hierfür könnten sein:

- *Verwechslung der Kieferseite*. Die Gefahr ist besonders groß, wenn in den Unterlagen bereits unrichtige Eintragungen gemacht wurden oder wenn Röntgenbilder falsch aufgesteckt sind.
- *Verwechslung von Zähnen*. Es ist möglich, daß die Zange am falschen Zahn angesetzt wird. Die Verwechslungsgefahr besteht vor allem bei Zähnen ähnlichen Aussehens wie 1. und 2. Prämolaren oder Molaren. Sie ist besonders groß, wenn ohne ausreichende Übersicht und Beleuchtung oder in Eile extrahiert werden soll (Abwehrbewegungen des Patienten!). Deshalb sollten wir nie vergessen:

Vor der Extraktion wird die Indikation zum Eingriff nochmals überprüft. Hektik begünstigt Komplikationen.

Unter der operativen Zahnentfernung kann beim Fräsen die *Wurzeloberfläche* von benachbarten Zähnen *freigelegt* werden. Das ist bedauerlich, aber meist ohne Folgen. Wenn dagegen die Wurzelspitze freiliegt, muß eine endodontische Behandlung angeschlossen werden.

9.1.7.2 Verletzungen der Gingiva

Sichtbare Zerfetzungen der Gingiva unter der Zahnextraktion sind Folge eines *rücksichtslosen Umgangs mit den Instrumenten*. Sie sind leider häufig und immer vermeidbar. Je stärker die Gingiva geschädigt ist, um so größer sind die Nekrosezonen, die Gefahr einer Heilungsstörung sowie der Blutung, ganz abgesehen von den vermehrten Wundschmerzen. Mit aller Sorgfalt müssen also Gingivaverletzungen verhindert werden.
Wenn das marginale Parodont nicht sauber abgelöst wurde, muß es unter der Zangenextraktion einreißen, die Wundfläche wird unnötig größer. Lediglich bei starkem Zahnbettschwund tritt dieser Effekt nicht ein. Die meisten Verletzungen entstehen, wenn die Zange Anteile der Gingiva mit faßt. Auch kann die vestibuläre Gingiva bei der Wurzelentfernung mit dem Hebel »aufgeschlitzt« werden. Wenn diese Gefahr besteht, wird man besser eine saubere operative Freilegung (»Aufklappung«) vornehmen. Ist trotz aller Vorsicht eine deutliche Gingivaverletzung eingetreten, sollte durch feine Nähte eine Rekonstruktion der zerstörten Strukturen versucht werden.

9.1.7.3 Verletzungen von Nerven

Schädigungen von Nerven bei der Zahnentfernung sind durch unmittelbare Zerstörung, aber auch durch Hämatome und Ödeme möglich. Betroffen sind ausnahmslos sensible Äste des N. trigeminus. Das Ausmaß einer Nervenschädigung ist klinisch nicht sicher einzuschätzen. Der Nerv reagiert auf ein Trauma zunächst immer mit Funktionsstörungen oder Funktionsausfall. Zugrunde liegen kann dabei eine

Neurapraxie. Begrenzte Schädigung von Markscheiden mit günstiger Prognose und baldiger Rückkehr der Funktion.
Axonotmesis. Durch Kompression oder lokalisierte Ischämie kommt es zur Schädigung einzelner Axone. Die Regeneration erfolgt vom zentralen Stumpf aus entlang den noch vorhandenen Strukturen, wobei die Regenerationsgeschwindigkeit 0,2 bis 3 mm pro Tag beträgt. Nach etwa einem halben Jahr ist dann eine Wiederkehr der Funktion wahrscheinlich.
Neurotmesis. Durchtrennung des Nerven mit Degeneration aller Fasern distal der Verletzungsstelle. Die Nervenden weichen häufig auseinander (N. lingualis, N. facialis), so daß die Regeneration erschwert ist. Diese geht vom nächsten zentralen Ganglion (Ggl. trigeminale) aus, von wo Dendriten entlang den vorhandenen Nervenstrukturen erneut auswachsen. Sie suchen mitunter vergeblich Anschluß an die Reste des distalen Nervenkabels (BARSEKOW und HAUSAMEN 1980).

Das Risiko der Nervenschädigung ist besonders groß bei der operativen Entfernung unterer Weisheitszähne. Eine retrospektive Studie in den USA (ALLING 1986) ergab, daß nach 367170 Weisheitszahnentfernungen immerhin 1731 Funktionsstörungen an Nerven registriert wurden. Eine Störung am N. lingualis trat einmal unter 1756 Operationen, eine Dysästhesie im Gebiete des N. alveolaris inferior einmal unter 241 Weisheitszahnentfernungen auf. WOFFORD und MILLER (1987) fanden nach 576 operativen Weisheitszahnentfernungen in 3,3% Dysästhesien im Gebiet des N. lingualis und des N. alveolaris inferior. Das Problem hat also praktische Bedeutung.

Verletzungen des N. alveolaris inferior und des N. mentalis

Bei der Nähe von Mandibularkanal und Alveolenfundus im Bereich der unteren Molaren (Abb. 9.18) können Verletzungen des N. alveolaris inferior vor allem bei der Suche nach Wurzelfragmenten entstehen. Der Kanalverlauf ist individuell recht unterschiedlich. Immer jedoch ist der Abstand zu den Wurzelspitzen der 3. und 2. Molaren vergleichsweise gering, zu denen des 1. Molaren ziemlich groß. Der Kanal liegt im Bereich der hinteren Molaren mehr lingual, in Gegend des Sechsjahrmolaren mehr der bukkalen Kortikalis an (FISCHER 1939, REICH 1980). Durch rechnergestützte Röntgenbildauswertung ist heute eine exakte Darstellung des Verlaufs und der anatomischen Beziehungen des Nervenkanals möglich (LUKAS und SEYFRIED 1979). In der Praxis sind wir aber auf einfache Röntgenbilder angewiesen. Nur manchmal werden die engen Beziehungen zwischen Kanal und Wurzelspitzen im Röntgenbild sichtbar, wobei die Panorama-Schichtaufnahme besonders wertvoll ist (Abb. 9.19 und 9.20). Hier weist besonders eine *Unterbrechung der superioren knöchernen Kanalbegrenzung* angrenzend an den verlagerten Weisheitszahn (Abb. 9.21) auf die Gefahr einer Nervenschädigung hin (ROOD und Mitarb. 1990). Sie ist besonders groß bei kompletter *knöcherner Impaktion, mesioangulärer Lage* und wenn mit *rotierenden Instrumenten* gearbeitet wird (WOFFORD und MILLER 1987). Erstes und wichtigstes klinisches Zeichen einer Kanaleröffnung ist die heftige venöse Blutung, die durch Tamponade gestillt werden muß.

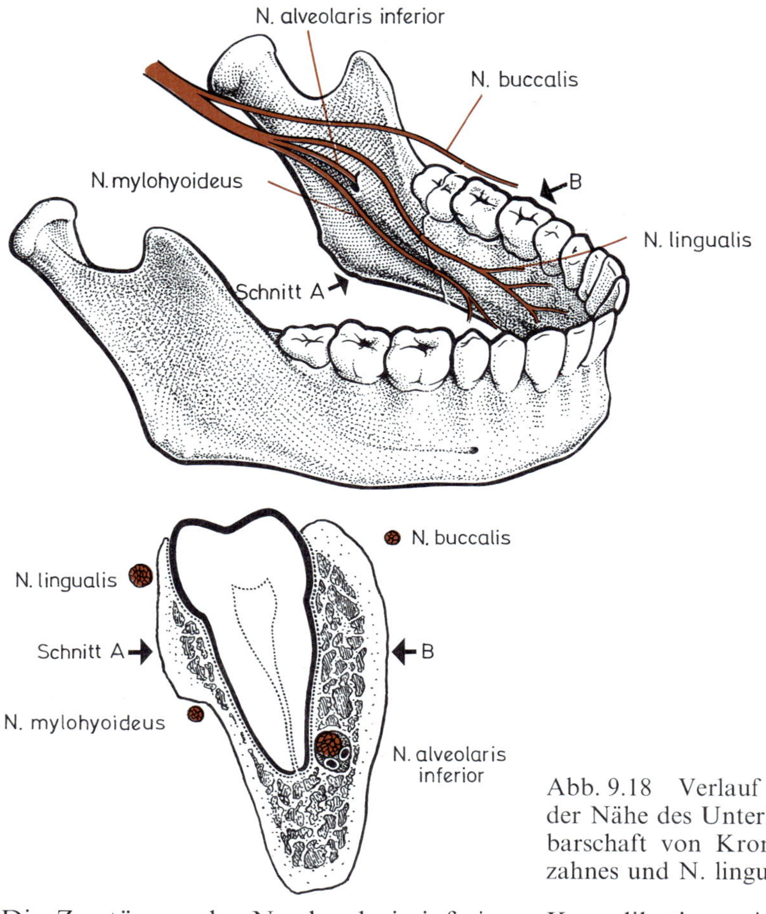

Abb. 9.18 Verlauf der wichtigsten Nerven in der Nähe des Unterkieferkörpers. Enge Nachbarschaft von Krone des unteren Weisheitszahnes und N. lingualis (nach ALLING 1986)

Die Zerstörung des N. alveolaris inferior ist häufig Folge *unkontrollierter Wirkungen des Hebels*. So kann bei horizontaler Lage des Weisheitszahnes beim Hebeln ein axialer Druck auf den Zahn ausgeübt werden, der sich auf den Kanal und Nerven überträgt (Abb. 9.22). In Kanalnähe sollte deshalb nicht mit Hebeln gearbeitet werden, sondern es wird besser sehr sorgsam gefräst. Wie oben erwähnt, ist jedoch auch das Fräsen in Kanalnähe nicht gefahrlos. Ganz selten umgreifen die Wurzelspitzen unterer Weisheitszähne den Nerven, der dann bei der Extraktion unvermeidlich zerreißt. Ein merkwürdiges »Federn« des Zahnes bei der Extraktion soll auf diese Situation hinweisen. Selbst bei sehr guter präoperativer Röntgendiagnostik ist diese Komplikation nicht sicher vermeidbar. Dagegen ist die Schädigung des N. mentalis bei der Zahnentfernung Folge rücksichtslosen Operierens oder einer Häufung äußerst ungünstiger Zufälle. Muß man in der Nähe des Nerven operieren, wird man ihn möglichst nicht tangieren, also eine *schützende Bindegewebsschicht* in der Umgebung *erhalten*. Wenn ein unmittelbarer Nervenkontakt nicht zu umgehen ist, sollte man ihn darstellen.

Nur wenn man einen Nerven sieht, kann man ihn gezielt schonen.

Operationstechnisch ist es von Wert, verlagerte Zähne im Mentalisgebiet von vornherein zu trennen (SCHROLL 1984).

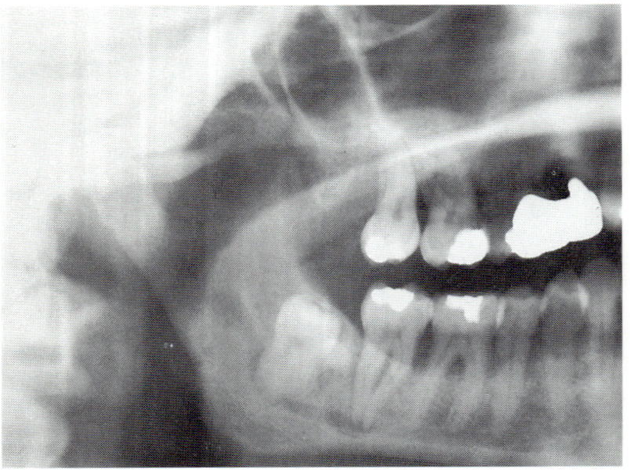

Abb. 9.19 Der N. alveolaris inferior verläuft bogenförmig um die Wurzelspitze des 48; Komplikationen seitens des Nerven sind bei der Zahnentfernung wahrscheinlich

Wenn auch eine Durchtrennung des N. mentalis meist vermeidbar ist, sind doch *passagere Funktionsausfälle* keineswegs sicher auszuschließen. Nach operativer Freilegung reagiert er oftmals mit vorübergehenden Funktionsstörungen wie *Hypästhesie* und *Parästhesien*. Sie bilden sich meist nach Monaten zurück, ohne daß der Zustand therapeutisch zu beeinflussen wäre. Besonders empfindlich reagiert der N. mentalis auf Zug und Zerrung.

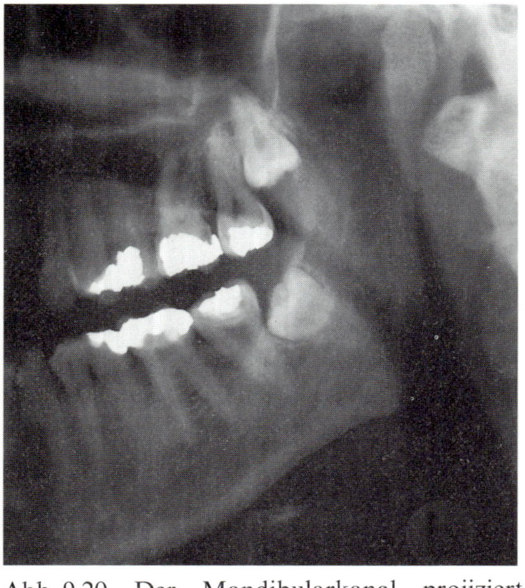

Abb. 9.20 Der Mandibularkanal projiziert sich neben die Wurzel des unteren Weisheitszahnes. Zumal bei der operativen Zahnentfernung, ist eine Eröffnung des Kanals leicht möglich

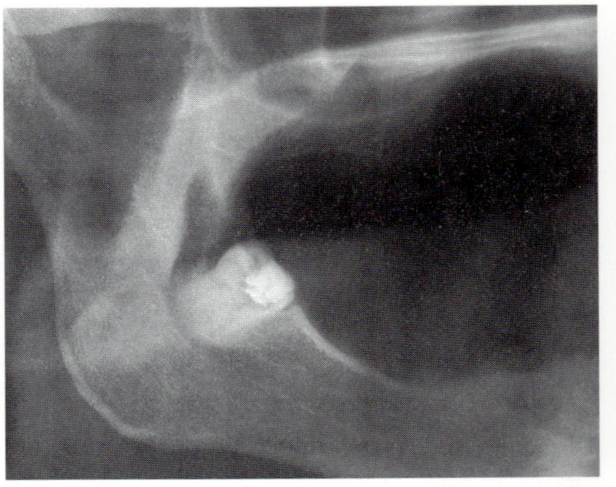

Abb. 9.21 Der Mandibularkanal ist gegen die Wurzelspitze des retinierten Weisheitszahnes nicht klar abgegrenzt. Bei der Zahnentfernung wurde erwartungsgemäß der N. alveolaris inferior auf etwa 1 cm freigelegt. Ausfallserscheinungen traten nicht auf

Der Zug des Wundhakens auf den freigelegten oder noch bedeckten Nerv verursacht oft Funktionsausfälle. Während des Eingriffs mehrfach die Lage der Hakenspitze überprüfen!

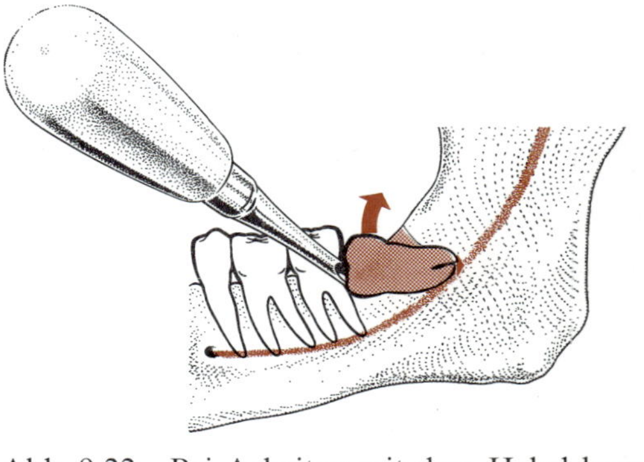

Abb. 9.22 Bei Arbeiten mit dem Hebel kann durch axiale Fortleitung der Kraft über den Weisheitszahn ein Druck auf den N. alveolaris inferior ausgeübt werden und diesen schädigen

Ist eine Schädigung des N. mentalis eingetreten, muß der Patient über Ursachen und mögliche Folgen aufgeklärt werden. Wichtig ist auch hier die exakte Dokumentation. Die Größe des an- oder hypästhetischen Bezirkes an der Unterlippenhaut sollte bei jeder Kontrolluntersuchung bestimmt und notiert werden. Hierzu eignet sich die Prüfung der »Spitz-Stumpf-Diskriminierung« mit Spitze und Knie der zahnärztlichen Sonde. Der anästhetische Bezirk wird mit einem Farbstift auf der Haut markiert und vermessen, eventuell in den Patientenunterlagen skizziert.
Bei vollständiger Durchtrennung des N. alveolaris inferior oder des N. mentalis ist nach etwa 2 Jahren mit der Wiederkehr der Sensibilität zu rechnen. Trotz objektiv nachweisbarer Empfindlichkeit der Haut im Versorgungsgebiet des N. mentalis verbleiben dann oft ein »taubes Gefühl« und eine Unsicherheit, die gutachterliche Bedeutung haben können und den Patienten auf viele Jahre erheblich belästigen.

Verletzung des N. lingualis

Bei der operativen Entfernung unterer Weisheitszähne droht eine Verletzung des N. lingualis. Er verläuft hier sehr nahe an der lingualen Fläche des Unterkieferkörpers und vergleichsweise flach unter der beweglichen Schleimhaut (s. Abb. 9.19). Bei anatomischen Studien an Leichen fanden KIESSELBACH und CHAMBERLAIN (1984) in 17,4% der Fälle den N. lingualis in Höhe des knöchernen Alveolarrandes des Weisheitszahnes, in 62% der Präparate hatte der Nerv unmittelbaren Kontakt zur lingualen Knochenoberfläche neben dem Weisheitszahn. Die Möglichkeit einer Schädigung ist also sehr häufig gegeben. Der Funktionsausfall äußert sich in Anästhesie der vorderen Zungenhälfte und in Geschmacksstörungen. Nur mühsam lernt der Patient mit der tauben Zungenseite richtig zu kauen und die Bissen zu dirigieren; Bißverletzungen der Zunge sind häufig. Der Ausfall des N. lingualis beeinträchtigt also den Betroffenen ganz erheblich.
Nach Eingriffen in Lokalanästhesie ist nicht klar auszusagen, ob der Nervenschaden durch die Betäubung oder durch die Operation entstanden ist. Leider ist sicher, daß trotz sorgfältigen Arbeitens der Nerv nicht selten durch die Operation geschädigt wird. Zu seinem Schutz müssen die lingualen Weichteile bei der Weisheitszahnentfernung sauber abgelöst und durch ein breites Raspatorium ständig vor Traumatisierung geschützt werden (SCHROLL 1988).

Bei operativer Entfernung unterer Weisheitszähne immer an die Möglichkeit einer Schädigung des N. lingualis denken; Weichteile sicher abhalten und schützen.

SCHEUNEMANN und HAUSAMEN schätzten 1980, daß unter 1000 Entfernungen unterer Weisheitszähne 1 bis 2 Schädigungen des N. lingualis vorkommen. Über die wirkliche Häufigkeit dieses Schadens orientiert eine Studie von MASON (1988), der 1040 operative Weisheitszahnentfernungen in Narkose auswerten konnte. Er fand in 11,5% der Fälle eine postoperative Dysästhesie im Lingualisbereich. Schädigungen traten besonders auf, wenn der Weisheitszahn tief impaktiert war, überhängender Knochen distal davon entfernt werden mußte, wenn ein lingualer Mukoperiostlappen gebildet wurde und wenn die Entfernung sich insgesamt als schwierig und langwierig erwies. Nach einer von HOFFMEISTER (1989) veranlaßten Umfrage in Deutschland muß statistisch gesehen nach jeder 2600. operativen Weisheitszahnentfernung im Unterkiefer mit einem bleibenden Ausfall des N. lingualis gerechnet werden. Wenn sich nicht wenige Wochen nach der Operation Anzeichen einer Wiederkehr der Nervenfunktion er-

geben, sollte eine Fachklinik zur Frage der *mikrochirurgischen Rekonstruktion* des Nerven konsultiert werden. Erfolge damit sind nicht sicher, werden aber mit zunehmender Erfahrung und Verbesserung der operativen Technik immer besser (HOFFMEISTER 1989, 1990).
Die *besten Resultate* werden erzielt, wenn die Rekonstruktion durch *Nervennaht frühzeitig*, d. h. innerhalb von 3 Wochen nach der Verletzung erfolgt (WIETHÖLTER und Mitarb. 1990). Eine Wiederkehr der Geschmacksfunktion ist auch dann nur selten zu erreichen. Mit einer spontanen Regeneration nach vollständiger Durchtrennung des N. lingualis können wir nicht rechnen (SCHROLL 1988), wogegen sich die meisten *Dysästhesien nach partieller Schädigung von selbst zurückbilden.* In einer Studie von ALLING (1986) konnte bei 96,5% der Schäden am N. alveolaris inferior und nach 87% jener am N. lingualis eine vollständige Normalisierung der Funktion beobachtet werden.
Nach vollständiger Durchtrennung des N. alveolaris inferior ist die sofortige Nervenrekonstruktion anzustreben. Man kann jedoch auch auf eine spontane Regeneration im Laufe von Monaten und Jahren hoffen.
Wenn der N. lingualis sicher durchtrennt ist, sollte seine mikrochirurgische Rekonstruktion möglichst rasch veranlaßt werden; die Nervenfunktion kehrt spontan nicht wieder. Ist noch eine Restfunktion des Nervs nachweisbar, kann mehrere Monate bis zur endgültigen Entscheidung über eine Operation abgewartet werden.

9.1.8 Bakteriämie unter der Zahnentfernung

Die Bakteriämie unter der Zahnextraktion ist keine Komplikation, sondern eine regelmäßige Erscheinung. Sie kann aber zu Komplikationen führen.

Aus jeder Wunde in der Mundhöhle können Bakterien in das Blut gelangen.

So sind kurzzeitige Bakteriämien bei allen intraoralen Eingriffen, ja sogar durch Einstiche zur Lokalanästhesie, Nahtentfernungen oder durch Zähneputzen beobachtet worden (KNOLL-KÖHLER 1989). Über die Häufigkeit transitorischer Bakteriämien nach Zahnentfernung liegen unterschiedliche Angaben vor. Sie lassen sich nach 30 – 89% aller Zahnextraktionen nachweisen wohl in Abhängigkeit von der Qualität der mikrobiologischen Diagnostik (KNOLL und KÖHLER, 1989, MÜLLER und Mitarb. 1980, RAHN und Mitarb. 1987 a und b, RAHN 1989, RECHMANN und Mitarb. 1986). Wir müssen annehmen, daß bei jeder Zahnextraktion Keime in die Blutbahn gelangen können. Sie entstammen überwiegend dem Sulcus gingivae. So ist auch die Bakteriämie um so deutlicher, je tiefer die parodontalen Taschen sind (RECHMANN und Mitarb. 1986) und je schlechter der hygienische Zustand der Mundhöhle ist (KRUG und WARMUTH 1990). Es kann sich dabei um alle in der Mundhöhle vorkommenden Bakterien handeln, wobei Streptokokken überwiegen. Diese Keime werden unter normalen Umständen rasch von den Abwehrmechanismen des strömenden Blutes beseitigt. Etwa 2 – 3 Minuten nach der Zahnextraktion sind die meisten Keime im Blut nachweisbar; ihre Zahl nimmt dann kontinuierlich ab (RAHN und Mitarb. 1987a).

Durch Eindringen von Keimen in die Blutbahn kann eine Endokarditis ausgelöst oder reaktiviert werden

Besonders gefährlich sind Streptokokken, darunter die vergrünenden Formen. Aber auch andere Mundhöhlenkeime können eine Endokardiditis provozieren (HEAD und Mitarb. 1984). Gefährdet sind alle Patienten, die bereits eine Endokarditis durchgemacht haben (erworbene Herzfehler), aber auch jene mit angeborenen Herzfehlern und nach Herzoperationen wie Klappenersatz. Hier ist ein gezielter Schutz vor dem unvermeidlichen Eindringen von Keimen unbedingt erforderlich. Man unterscheidet nach dem Gefährdungsgrad die folgenden 3 Risikogruppen:

Gruppe 1: Zustand nach bakterieller Endokarditis, Zustand nach Implantation von Prothesen in das Herz (Klappenersatz),
Gruppe 2: erworbene und kongenitale Vitien,
Gruppe 3: Vorhofseptumdefekt, Pulmonalisstenose, operativ total korrigierte Vitien, Zustand nach Schrittmacherimplantation, Koronarerkrankungen.

Die einfache »Abschirmung« mit Penicillin reicht bei Patienten mit hohem Endokarditisrisiko (Risikogruppe I) wahrscheinlich nicht aus. Die New York Heart Association (1984) empfiehlt dazu die kombinierte Anwendung von Ampicillin und Gentamycin (PANZNER und MEYER 1989). Nach Untersuchungen von RAHN und Mitarb. (1988) ist jedoch ein ausreichender Schutz auch durch Oralpenicilline zu erreichen. Jedenfalls sollte der antibiotische Schutz durch den Internisten verabreicht und verantwortet werden. Der Zahnarzt muß die Gefährdung erkennen (Anamnese!) und sich dann vor jedem Eingriff mit dem Kardiologen in Verbindung setzen.

Wird die Endokarditis-Gefährdung vom Zahnarzt nicht erfragt oder erkannt und ohne Schutz extrahiert, drohen schwerwiegende Folgen für den Patienten und juristische Konsequenzen für den Behandler.

Der Wert *präoperativer antiseptischer Maßnahmen* in der Mundhöhle bezüglich des Ausmaßes der Bakteriämie ist umstritten. Einige Autoren haben eine Reduktion der Bakteriämie-Rate durch präoperative Mundspülung mit Antiseptika nachgewiesen (KREKMANOV und HALLANDER 1989). In eigenen Untersuchungen konnten wir durch präoperative Anwendung von 0,2% Chlorhexidinlösung oder 0,1% Peressigsäurelösung die Bakteriämie-Rate nicht senken (KRUG und WARMUTH 1990). RECHMANN und Mitarb. (1989) berichten ähnliche Ergebnisse. Vermutlich erreichen die Antiseptika beim einfachen Mundbad nicht die Keime im Sulcus gingivae. Wir empfehlen dennoch antiseptische Maßnahmen zusätzlich zum antibiotischen Schutz.

9.2 Allgemeine Komplikationen

Unter dem erheblichen Streß der Zahnentfernung können vielerlei bedrohliche oder leichte allgemeine Störungen auftreten. Dabei überlappen sich die psychischen und physischen Auswirkungen der Lokalanästhesie und des Eingriffs (s. Abschnitt 4.2.1). Insgesamt sind schwerwiegende Zwischenfälle unter der Zahnentfernung selten. In unserer Studie wurden unter mehr als 4000 exakt dokumentierten Extraktionen insgesamt 1,5% allgemeine Störungen registriert. Wenn auch ernste Zwischenfälle selten sind, muß doch das zahnärztliche Team bis zum Eintreffen qualifizierter Hilfe die vitalen Funktionen von Atmung und Kreislauf aufrecht erhalten. Zu Diagnostik und Therapie gilt, was in Zusammenhang mit Komplikationen der Lokalanästhesie in Abschnitt 4.2.7.2 und 4.2.7.3 dargestellt ist.

Schlußsätze

- Bei jeder ärztlichen Maßnahme können Komplikationen auftreten.

- Die Mehrzahl aller Komplikationen ist vorhersehbar und vermeidbar.
- Wenn eine Komplikation eingetreten ist, werden ganz exakte Aufzeichnungen in den Patientenunterlagen veranlaßt. Der Patient wird über Ursachen und mögliche Folgen aufgeklärt.
- Nach Zahnfraktur verbliebene Wurzelreste werden grundsätzlich entfernt. Nur in seltenen begründeten Ausnahmefällen dürfen sie im Sinne eines kalkulierten Risikos belassen werden.
- Nach jeder Extraktion oberer Molaren ist der Nasen-Blasversuch durchzuführen.
- Eine Kieferhöhleneröffnung unter der Zahnextraktion ist nicht sicher vermeidbar. Die Perforation wird, sofern sie erkannt wurde, so rasch als möglich operativ geschlossen.
- Ein erheblicher Teil kleinerer Mund-Kieferhöhlen-Fisteln heilt spontan.
- Wenn die Mund-Kieferhöhlen-Fistel nicht sogleich diagnostiziert wurde und »veraltet« zur Behandlung kommt, kann für mehrere Monate eine spontane Verheilung unter konservativer Therapie abgewartet werden.
- Eine in die Kieferhöhle luxierte Wurzel muß immer so rasch wie möglich entfernt werden. Dazu ist eine Überweisung an die Klinik erforderlich. Die Wunde wird bis zur definitiven Operation weder vernäht noch tamponiert. Der frakturierte Zahn wird dem Patienten mitgegeben.
- Nach Kieferhöhlenperforation entwickelt sich stets eine mehr oder weniger ausgeprägte Entzündung, jedoch nicht immer eine eitrige Sinusitis maxillaris.
- Weichteilverletzungen bei der Zahnentfernung müssen sicher vermieden werden.
- Bei der Entfernung unterer 2. und 3. Molaren kommt es nicht selten zu einer Schädigung des N. alveolaris inferior.
- Der N. lingualis verläuft in unmittelbarer Nähe des unteren Weisheitszahnes, bei dessen operativer Entfernung er leicht verletzt werden kann.
- Die meisten postoperativen Funktionsstörungen des N. alveolaris inferior und N. linguals bilden sich spontan nach Monaten zurück.
- Auf die Möglichkeit einer vorübergehenden oder bleibenden Nervenstörung muß der Patient vor der Entfernung unterer Molaren hingewiesen werden.
- Bei jedem Eingriff können Mundhöhlenkeime in das Blut gelangen.
- Eine Endokarditis-Gefährdung muß vom Zahnarzt erkannt werden. In Abstimmung mit dem Internisten erfolgen dann alle Eingriffe unter Antibiotikaschutz.

Literatur

Alling, Ch. C.: Dysesthesia of the lingual and inferior alveolar nerves following third molar surgery. J. Oral Maxillofac. Surg. 44 (1986) 454–457

Axhausen, C.: Über den plastischen Verschluß von Antrum-Mundhöhlenverbindungen. Dtsch. Monatsschr. Zahnheilk. 48 (1930) 193–204

Barsekow, F., Hausamen, J.-E.: Therapeutische Möglichkeiten nach Nervenverletzungen bei zahnärztlich-chirurgischen Eingriffen. Zahnärztl. Welt/Reform 89 (1980) 44–47

Beckedorf, H., Sonnabend, E.: Die Häufigkeit der Kieferhöhlenperforationen bei Zahnextraktionen. Zahnärztl. Rdsch. 63 (1954) 566–569

Bloedner, C. D.: Aspirierte Zahnwurzel nach Extraktion in Narkose. Dtsch. zahnärztl. Z. 13 (1958) 1319–1321

Boenninghaus, H. G.: Über Kieferhöhlen-Alveolarkammfisteln. Z. Laryng. Rhinol. 35 (1956) 696–711

Buschinger, K.: Dens in pulmone. Dtsch. zahnärztl. Z. 10 (1955) 1302–1304

EINRAUCH, H. D., OTTE, H., SELLE, G.: Zur Problematik der iatrogenen Kieferfraktur. Dtsch. zahnärztl. Z. 35 (1980) 209–213

ESCHLER, J., SCHINDLER, K.: Beitrag zur Behandlung der Kieferhöhlenperforation nach Zahnextraktion. Dtsch. Zahnärztebl. 8 (1954) 4–6

FISCHER, C. H.: Die Lagebeziehungen der unteren Molaren zum Mandibularkanal auf Grund vergleichender röntgenologischer und histologischer Untersuchungen. Dtsch. Zahn-Mund-Kieferheilk. 6 (1939) 237–262, 369 bis 382

GABKA, J.: Kieferfrakturen bei der Zahnentfernung. Zahnärztl. Welt/Reform 86 (1977) 8–10

GÜNTHER, R.: Der palatinale Insellappen zum Verschluß oroantraler Kommunikationen. Stomatol. DDR 37 (1987) 490–493

GUNDLACH, K. K. H., SIEGERT, R., PFEIFER, G.: Die konservative Kieferhöhlenoperation unter Erhalt von Mukosa und Weichteilgestieltem fazialem Knochendeckel. Dtsch. Z. Mund-Kiefer-GesichtsChir. 13 (1989) 275–277

HÄRTEL, J., FLEMMING, G., GROTH, G.: Ein Beitrag zur iatrogenen Unterkieferfraktur. Stomatol. DDR 38 (1988) 95–98

HAUNFELDER, D., TETSCH, P.: Unterkieferfrakturen im Rahmen von Zahnextraktionen. Dtsch. zahnärztl. Z. 27 (1972) 881–887

HEAD, T. W., BENTLEY, K. C., MILLAR, E. P., DE VRIES, J. A.: A comparative study of the effectiveness of metronidazole and penicillin V in eliminating anaerobes from postextraction bacteriemias. Oral Surg., Oral Med. Oral Pathol. 58 (1984) 152–155

HOFFMEISTER, B.: Verletzung des Nervus lingualis – eine klinische und tierexperimentelle Studie. Quintesssenz-Verlag Berlin 1989

HOFFMEISTER, B.: Regeneration der Geschmacksknospen nach Verletzung des N. lingualis. In: »Fortschritte der Kiefer- u. Gesichtschirurgie«, herausgeg. v. N. Schwenzer und G. Pfeifer, Bd. 35, S. 125–127 Thieme Stuttgart-New York 1990

KEMPFLE, B.: Statistische Erhebung über das Vorliegen von Kieferhöhlenerkrankungen. Zahnärztl. Welt/Reform 86 (1977) 1132 bis 1137

KIESSELBACH, J. E., CHAMBERLAIN, J. G.: Clinical and anatomic observations on the relationship of the lingual nerve to the mandibular third molar region. J. Oral Maxillofac. Surg. 42 (1984) 565–567

KINNER, U., FRENKEL, G.: Alternative Methoden des Verschlusses von Mund-Antrumverbindungen. Zahnärztl. Welt/Reform 99 (1990) 890–896

KNOLL-KÖHLER, E.: Endokarditis-Chemoprophylaxe in der zahnärztlichen Praxis. Zahnärztl. Welt/Reform 98 (1989) 246–252

KNOTHE, H.: Orale Endokarditisprophylaxe bei zahnärztlich-chirurgischen Eingriffen. Schweiz. Monatsschr. Zahnmed. 98 (1988) 478–481

KREKMANOV, J., HALLANDER, H. O.: Relationship between bacterial contamination and alveolitis after third molar surgery. Int. J. Oral Surg. 9 (1980) 274–280

KRUG, R., WARMUTH, G.: Untersuchungen zur Bakteriämie und Fungämie nach Zahnextraktion – die Beeinflussung ihrer Häufigkeit durch keimvermindernde Mundspülungen. Med. Dissertation, Akad. f. Ärztl. Fortbild. Berlin 1990

KUSTRA, T., HAJNIS, K., FARKAS, L. G., FEIGLOVÁ, B.: Das Niveau des Kieferhöhlenbodens und seine prognostische Bedeutung. Schweiz. Monatsschr. Zahnheilk. 76 (1966) 945–953

LAMBRECHT, J. TH., BÖHLCK, J., DIERCK, P.: Ist die Kieferhöhle physiologischerweise keimfrei? In: WATZEK, G. und MATEJKA, W. (Herausg.): Erkrankungen der Kieferhöhle, Springer Wien–New York 1986

LANDAU, H., GONSER, U.: Untersuchungsergebnisse zum Methodenwechsel bei der Behandlung der odontogenen Sinusitis maxillaris bei Mund-Antrum-Perforation. Dtsch. zahnärztl. Z. 43 (1988) 1313–1315

LINDORF, H. H.: Knochendeckelverschluß nach oraler Kieferhöhleneröffnung. Dtsch. zahnärztl. Z. 29 (1974) 587–590

LUKAS, D., SEYFRIED, A.: Der räumliche Verlauf des Mandibularkanals – eine rechnergestützte trigonometrische Röntgenbildauswertung. Dtsch. zahnärztl. Z. 34 (1979) 227–230

MASON, D. A.: Lingual nerve damage following lower third molar surgery. Int. J. Oral Surg. 17 (1988) 290–294

MÜLLER, E. I., KÖHLER, W., KLINGENFELD, U., BAUMBACH, E., KUNZE, M.: Untersuchungen zur Frage von Bakteriämien nach Zahnextraktion. Dtsch. Gesundh.wes. 35 (1980) 349–351

OVERDIEK, H. F., ZEIDLER, D.: Aspirationszwischenfälle in der zahnärztlichen Praxis. Dtsch. zahnärztl. Z. 35 (1980) 217–219

PANZNER, B., MEYER, E.: Prophylaxe der bakteriellen Endokarditis. Medizin aktuell 15 (1989) 306–307

PLENK, H., TSCHABITSCHER, M.: Entwicklung, Makro- und Mikromorphologie der Kieferhöhle. In: »Erkrankungen der Kieferhöhle«, herausgeg. v. G. Watzek und M. Matejka, S. 1–12. Springer Wien-New York 1986

RAHN, R.: Bakteriämien bei zahnärztlich-chirurgischen Eingriffen. Hanser München–Wien 1989

RAHN, R., SHAH, P. M., SCHÄFER, V., NIKFARIAM, M., FRENKEL, G., STILLE, W.: Bestimmung der Keimzahl und Kinetik der Keimeliminierung bei Bakteriämie nach Zahnentfernung. Dtsch. zahnärztl. Z. 42 (1987) 964–969 (a)

RAHN, R., SHAH, P. M., SCHÄFER, V., FRENKEL, G., KNOTHE, H.: Endokarditisprophylaxe bei zahnärztlich-chirurgischen Eingriffen. Zahnärztl. Welt/Reform 96 (1987) 438–440 (b)

RAHN, R., SHAH, P. M., SCHÄFER, V., MUGGENTHALER, F., FRENKEL, G., RECHMANN, P., SEEWALD, M., THOMAS, L., HORSTKOTTE, D.: Untersuchungen zur Bakteriämie bei zahnärztlichen Eingriffen. Dtsch. zahnärztl. Z. 41 (1986) 996–999

RECHMANN, P., SEEWALD, M., STRASSBURG, M., NAUMANN, P.: Bakteriämie-Häufigkeit bei Extraktionen. Dtsch. zahnärztl. Z. 44 (1989) 622–624

REHRMANN, A.: Eine Methode zur Schließung von Kieferhöhlenperforationen Dtsch. zahnärztl. Wochenschr. 39 (1936) 1136–1138

REICH, R. H.: Anatomische Untersuchungen zum Verlauf des Canalis mandibularis. Dtsch. zahnärztl. Z. 35 (1980) 972–975

ROOD, J. P., NOORALDEEN SHEHAB, B. A. A.: The radiological predication of inferior alveolar nerve injury during third molar surgery. Br. J. Oral Maxillofac. Surg. 28 (1990) 20–25

SCHEUNEMANN, H., HAUSAMEN, J. E.: Gutachterliche Erfahrungen bei Verletzungen des Nervus lingualis in Verbindung mit zahnärztlich-chirurgischen Eingriffen. Dtsch. zahnärztl. Z. 35 (1980) 196–198

SCHMELZEISEN, R., HESSLING, K. H., BARSEKOW, F., GIROD, S.: Komplikationen beim plastischen Verschluß von Mund-Antrumverbindungen. Dtsch. zahnärztl. Z. 43 (1988) 1335–1337

SCHROLL, K.: Die Schonung des Nervus lingualis bei Eingriffen im Molarenbereich. Z. Stomatol. 85 (1988) 47–57

SCHROLL, K.: Komplikationen bei der Entfernung retinierter Zähne im Unterkiefer. Zahnärztl. Welt/Reform 93 (1984) 616–621

SCHRUDDE, J.: Zur Methodik des plastischen Verschlusses von Antrum-Mundhöhlenverbindungen. Dtsch. zahnärztl. Z. 11 (1956) 131–144

SCHUCHARDT, K.: Zur Methodik des Verschlusses von Defekten im Alveolarfortsatz zahnloser Oberkiefer. Dtsch. Zahn-Mund-Kieferheilk. 17 (1953) 366–369

SCHULZ, S., BAUMBACH, E., HÖHNE, C., TIMMEL, H.: Vergleichende mikrobiologische, makro- und mikroskopische sowie röntgenologische Befunde bei iatrogener Kieferhöhlenperforation in Abhängigkeit von der Eröffnungsdauer. Zahn-Mund-Kieferheilk. 77 (1989) 273–275

STOEHR, K.: Der Verschluß von Mund-Antrum-Verbindungen mit lyophilisierter Dura. Dtsch. Stomatol. 23 (1973) 481–484

SVEEN, K.: Effect of the addition of a vasoconstrictor to local anesthetic solution on operative and postoperative bleeding, analgesia and wound healing. Int. J. Oral Surg. 8 (1979) 301–306

WALDMANN, W., KLAMMT, J., HANDREG, W.: Statistische Untersuchungen zu Komplikationen der Zahnextraktion. Z. Klin. Med. 41 (1986) 195–198

WASSMUND, M.: Lehrbuch der praktischen Chirurgie des Mundes und der Kiefer, Bd. 2, Barth Leipzig 1939

WIETHÖFER, H., RIEDIGER, D., EHRENFELD, M., CORNELIUS, C. P.: Ergebnisse der Mikrochirurgie sensibler peripherer Äste des N. mandibularis. In: »Fortschritte der Kiefer- u. Gesichtschirurgie«, herausgeg. v. N. Schwenzer und G. PFEIFER, Bd. 35, S. 128–133, Thieme Stuttgart – New York 1990

WOFFORD, D. T., MILLER, R.: Prospective study of dysesthesia following odontectomy of impacted mandibular third molar. J. Oral Maxillofac. Surg. 45 (1987) 15–19

ZINNER, R.: Technik und Erfolgsbewertung des Verschlusses von Mund-Kieferhöhlenverbindungen durch ein stabilisiertes Venenblutkoagulum und Gewebekleber. Stomatol. DDR 32 (1982) 776–778

Heilungsstörungen nach Zahnentfernung 10

Die offene oder geschlossene Wunde nach Zahnextraktion heilt unter den komplizierten Bedingungen der Mundhöhle meist erstaunlich rasch (s. Kap. 2). Dennoch drohen Störungen verschiedener Art. Sie sind insgesamt nicht zu häufig und selten schwerwiegend, haben aber angesichts der hohen Zahl der täglich extrahierten Zähne eine große medizinische und auch ökonomische Bedeutung (ANDRÄ und Mitarb. 1990). In unserer Schweriner Studie wurden postoperative Komplikationen nach einfachen Zahnextraktionen mit folgender Häufigkeit registriert (Tab. 10.1; Abb. 10.1):

Es traten also nach jeder 8. Zahnextraktion Störungen der Wundheilung ein. Nach operativer Zahnentfernung sind sie ent-

Tabelle 10.1 Art und Häufigkeit von Heilungsstörungen nach Extraktion von 4195 permanenten Zähnen

Art	Häufigkeit absolut	prozentual
Keine Störung	3673	87,6
Nachblutung (nach Angabe des Pat.)	70	1,7
Nachblutung mit ärztl. Versorgung	21	0,5
Alveolitis	346	8,2
postop. Weichteilinfektion	33	0,8
Sonstige Heilungsstörungen	52	1,2

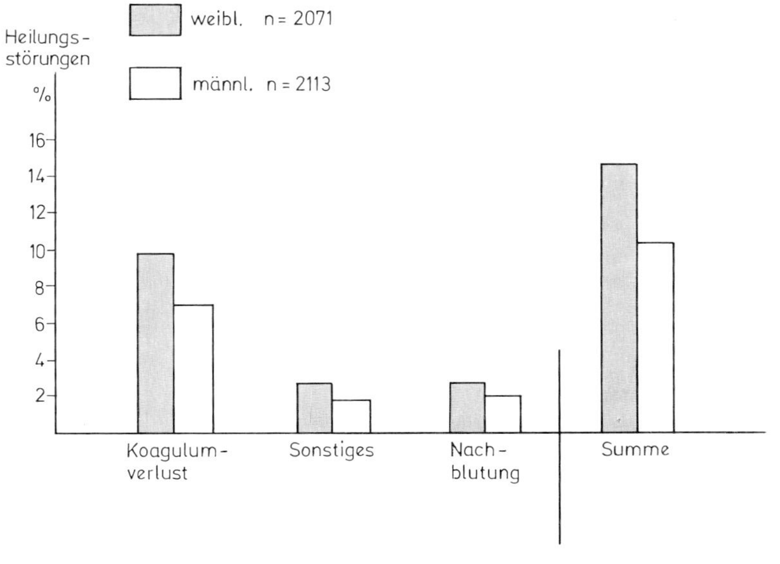

Abb. 10.1 Prozentualer Anteil von Heilungsstörungen bei männlichen und weiblichen Patienten nach Zahnextraktion

sprechend dem größeren Gewebstrauma und der ausgedehnteren Wunde noch häufiger. Vergleiche der Angaben verschiedener Autoren zum Vorkommen von Heilungsstörungen sind kaum möglich, da die Bewertungskriterien nicht einheitlich sind.
Die einzelnen postoperativen Komplikationen sind nicht isoliert zu betrachten, sondern stehen in ursächlichem oder zeitlichem Zusammenhang miteinander. So kann eine Blutung, vielleicht auch deren Behandlung eine entzündliche Heilungsstörung nach sich ziehen. Andererseits kann eine Nachblutung im Ablauf der Alveolitis aus dem Granulationsgewebe auftreten. Daß eine postoperative Weichteil- oder Knocheninfektion sich aus einer Alveolitis entwickeln kann, ist ohnehin bekannt. Wenn im folgenden die einzelnen Erscheinungsformen komplizierter Heilung gesondert abgehandelt werden, sollte also deren möglicher Zusammenhang bedacht werden.

10.1 Entzündliche Heilungsstörungen

10.1.1 Alveolitis

10.1.1.1 Begriffsbestimmung und Vorkommen

Als Alveolitis bezeichnen wir eine entzündliche Heilungsstörung nach Zahnentfernung, die klinisch durch mangelnde Ausbildung oder *Verlust des Koagulums* mit *freiliegendem Knochen*, histologisch durch eine akute eitrige Entzündung in der unmittelbaren Umgebung der Alveole gekennzeichnet ist. Folgende Synonyme sind gebräuchlich:

- Dolor post extractionem,
- Alveolitis sicca dolorosa,
- fibrinolytische Alveolitis,
- trockene Alveole (»dry socket«),
- Alveolar-Osteitis,
- Postextraktionssyndrom.

Die Bezeichnung Alveolitis gibt in Analogie zu anderen in der Medizin gebräuchlichen Diagnosen wie Gastritis, Enzephalitis, Pulpitis den zugrundeliegenden Zustand korrekt wieder und beschreibt nicht nur ein inkonstantes Symptom wie den Schmerz (»Dolor post extractionem«). Sie wird deshalb von uns durchgehend verwendet. Leider finden wir den Begriff »Alveolitis« in der Medizin noch einmal bei entzündlichen Veränderungen der Lungenalveolen.
Angaben über die wirkliche Häufigkeit dieser Heilungsstörung sind nur durch systematische Nachuntersuchungen zu gewinnen. Wenn lediglich die Krankenunterlagen retrospektiv ausgewertet werden, entsteht ein falsches Bild. Es werden dabei nur jene Patienten erfaßt, die den Zahnarzt noch einmal wegen Beschwerden aufgesucht haben. Dann ergibt sich ziemlich übereinstimmend eine Alveolitis-Rate von nur 2,5–4% aller Extraktionswunden (Fassauer und Mitarb. 1977, Field und Mitarb. 1985, Schilli und Scharf 1967, Wolff und Schneider 1984). Tatsächlich ist die Alveolitis häufiger. Bei gezielter Befragung werden bereits nach mehr als 10% aller Zahnextraktionen deutliche Schmerzen angegeben (Frenzel und Tiede 1987). Die systematische Nachuntersuchung ergab in unserer Studie einen völligen oder teilweisen Verlust des Koagulums nach 8,3% der mehr als 4000 ausgewerteten Extraktionen bei interessanter Alters- und Geschlechtsverteilung (Abb. 10.2). Die Alveolitis ist demnach bei Frauen jeder Altersgruppe häufiger als bei Männern und hat ihren Altersgipfel bei jungen Erwachsenen.

10.1.1.2 Klinisches Bild

Koagulumverlust und Entzündungszeichen kennzeichnen das klinische Bild der

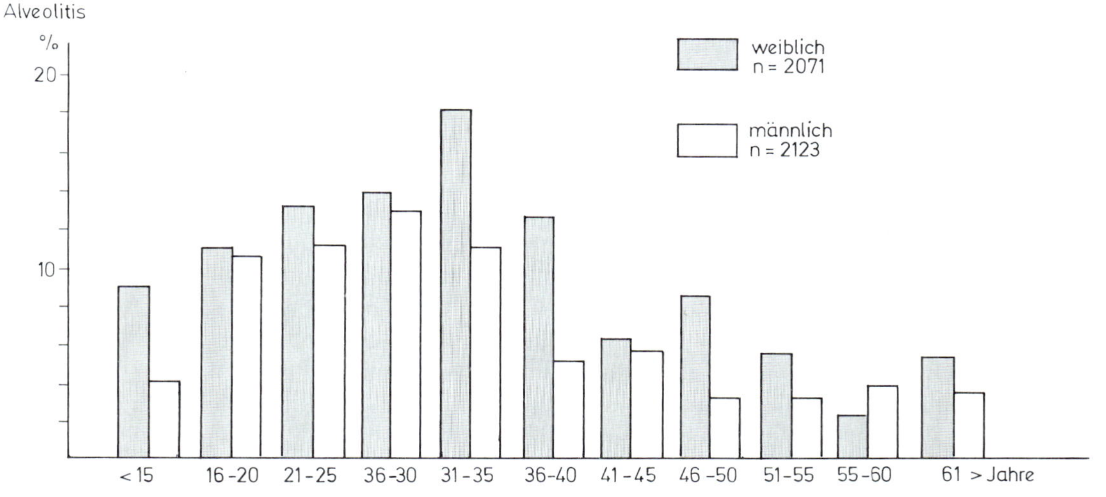

Abb. 10.2 Alters- und Geschlechtsverteilung der Fälle von Alveolitis nach Zahnextraktion

Alveolitis nach Zahnextraktion. So ist die Alveole leer oder enthält schmierige übelriechende Massen, Reste des Gerinnsels, Wundsekret und Mundhöhlenkeime. In typischen Fällen liegen die knöchernen Wände der Alveole frei (»trockene Alveole«); der nekrotische Knochen sieht bräunlich aus. Die Gingiva der Wundumgebung ist ödematös gequollen, schmierig-gelblich belegt und stark berührungsempfindlich. Der Alveolarfortsatz in der Wundumgebung ist druckschmerzhaft, benachbarte Zähne können leicht gelockert und klopfempfindlich sein. Die Entzündung bleibt meist auf die unmittelbare Umgebung der Wunde beschränkt, lediglich die regionären Lymphknoten können mit Schwellung und Druckschmerz reagieren. Die Körpertemperatur ist selten erhöht.

Das Fehlen oder der Zerfall des Koagulums in der Alveole sind die wichtigsten Zeichen der Alveolitis nach Zahnextraktion.

Schmerzen sind ein wesentliches, aber keineswegs immer vorhandenes Symptom. Vielfach verursacht die Alveolitis heftige Dauerschmerzen, die ausstrahlen und den üblichen Analgetika trotzen. Diese ständigen Schmerzen zermürben den Patienten. Da Nahrungsaufnahme und Nachtschlaf erheblich beeinträchtigt sind, verschlechtert sich der psychische und physische Zustand sichtlich. Nach etwa 14 Tagen ist die schmerzhafte Phase der Alveolitis auch ohne Behandlung meist überwunden. Es kommen jedoch auch wesentlich längere Verläufe vor, die Arzt und Patienten zur Verzweiflung bringen.

Überraschenderweise beobachten wir immer wieder typische Heilungsstörungen, die ohne wesentliche Schmerzen ablaufen. Auch betrachten manche Menschen Wundschmerzen als eine normale Erscheinung und nehmen sie als notwendig hin, ohne den Zahnarzt nochmals aufzusuchen. Andererseits melden sich immer wieder Patienten nach Zahnentfernungen mit »wahnsinnigen Schmerzen«, ohne daß wir Auffälligkeiten der Wundheilung feststellen können. Dennoch müssen sie eine Ursache haben.

Schmerzen nach Zahnextraktionen sind Zeichen einer Störung und müssen immer abgeklärt werden.

10.1.1.3 Ätiologie und Pathogenese

Die formale Pathogenese der Alveolitis ist im Abschnitt 2.5 beschrieben. Die Gründe für den Zerfall des Koagulums in der Alveole können vielfältig sein. Zweifellos besteht bei manchen Menschen eine *endogene Bereitschaft*, mit einer derartigen Heilungsstörung zu reagieren. Als *auslösende Faktoren* kommen dann *exogene Einflüsse* dazu. Wenn starke endogene Risikofaktoren vorliegen, reicht schon ein geringfügiger äußerer Reiz, um die Heilungsstörungen auszulösen. Andererseits können auch bei geringer endogener Disposition starke äußere Einflüsse die Heilungsstörung in Gang setzen.

Endogene und exogene Einflußfaktoren zusammen lösen eine Alveolitis aus.

Es gibt also nicht eine definierte Ursache, sondern einen *Ursachenkomplex* der Alveolitis, wobei die Bedeutung der einzelnen Einflußgrößen nach den äußeren Umständen und der individuellen Disposition unterschiedlich sein kann.
Es gilt als sicher, daß der initiale Zerfall des Gerinnsels durch *gesteigerte Fibrinolyse* ausgelöst wird (s. Abschnitt 2.5). Diese kann durch Entzündung, Traumatisierung der Gewebe oder lokale Ischämie begünstigt werden. Schon während der Wundsetzung oder unmittelbar danach entscheidet sich also, ob das Gerinnsel erhalten bleibt oder nicht. Wir konnten nachweisen, daß bereits im frischen Blut der Alveole die fibrinolytische Aktivität höher ist, wenn sich nachfolgend eine Alveolitis entwickelt (Masuck und Klammt 1991). Das komplizierte Zusammenspiel von Hemmung und Aktivierung der Fibrinolyse und die Wundheilung werden durch verschiedene Einflüsse gestört. Als solche kommen in Frage:

Hormonelle Faktoren

Das in mehreren Untersuchungen bestätigte Überwiegen des weiblichen Geschlechts läßt an einen Einfluß hormoneller Faktoren denken (Abb. 10.2). Dabei betrifft die auffallend höhere Alveolitisrate überwiegend Frauen in der Geschlechtsreife; bei jüngeren oder älteren Personen finden sich kaum Unterschiede hinsichtlich der Häufigkeit der Alveolitis gegenüber Männern (Gänsicke und Mitarb. 1986). So zeigt sich auch, daß Frauen unter oraler hormoneller Kontrazeption doppelt so häufig an einer Alveolitis erkranken als andere (Abb. 10.3). Es ist denkbar, daß der bei diesen Frauen erhöhte Plasminogenspiegel im Blut eine verstärkte Fibrinolyse begünstigt (Gänsicke und Mitarb. 1986, Nordenram und Grave 1983, Poethe 1984, Schroeder und Fischer 1990).
Einflüsse des menstruellen Zyklus auf Heilungsvorgänge sind nicht eindeutig. Einige Autoren fanden eine vermehrte Häufigkeit der Alveolitis unmittelbar vor, während oder kurz nach der Menstruation. Wir

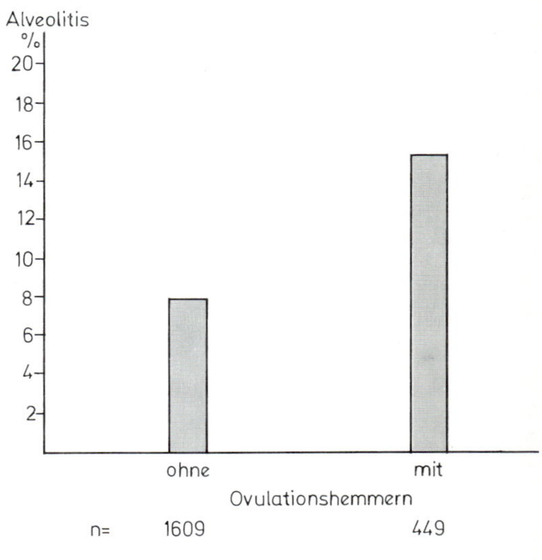

Abb. 10.3 Prozentuale Häufigkeit der Alveolitis nach Zahnextraktion bei Frauen ohne und mit hormoneller Kontrazeption

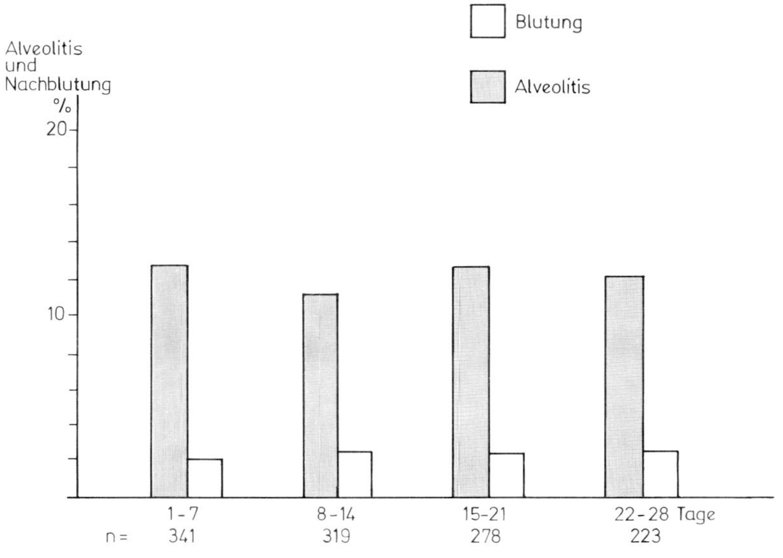

Abb. 10.4 Prozentuale Häufigkeit von Alveolitis und Nachblutungen nach Zahnextraktion in den einzelnen Phasen des menstruellen Zyklus

konnten keine statistisch gesicherten Unterschiede zwischen den einzelnen Zyklusphasen hinsichtlich Alveolitis und Nachblutung auffinden (Abb. 10.4), jedoch deutet sich eine bessere Heilungstendenz bei Extraktion zwischen dem 8. und 14. Zyklustag an. Wir dürfen also annehmen, daß eventuell vorhandene Unterschiede geringfügig und ohne größere klinische Bedeutung sind. Es ist demnach nicht begründet, wegen der Gefahr einer Heilungsstörung oder Nachblutung die Zahnentfernung in eine bestimmte Zyklusphase zu legen.
Einen Einfluß der *Schwangerschaft* auf die Heilungsvorgänge nach Zahnextraktion konnten wir nicht nachweisen.

Wettereinflüsse

Vielfache Beobachtungen belegen, daß nach bestimmten Wettersituationen vermehrt Heilungsstörungen auftreten. Auch gibt es einen charakteristischen Jahresgang der Erkrankungen (Klockmann 1988). Diese Befunde sind jedoch uneinheitlich und teilweise widersprüchlich. Es ist anzunehmen, daß der Kaltfrontdurchgang und die Dauer der Sonneneinstrahlung Einfluß auf die Häufigkeit der Alveolitis haben. Nach Untersuchungen von Klinker und Schlötcke (1983) sowie Klinker und Siegel (1986) tritt die Alveolitis im Sommer vorwiegend nach Zahnextraktion an strahlungsarmen Tagen auf, im Winter sei der Zusammenhang umgekehrt. Auch in unseren Erhebungen bestätigt sich, daß bei Extraktion an Tagen mit länger dauernder Sonneneinstrahlung als statistisch erwartet die Alveolitisrate geringer ist. Mit Absinken der Sonnenscheindauer nimmt sie zu (Abb. 10.5; Klockmann 1988). Als Maß für die Strahlung wurde dabei eine Charakterzahl benutzt, welche Abweichungen von den langjährigen Durchschnittswerten angibt.
Bemerkenswert ist das gegensinnige Verhalten der Nachblutungen. Nach Extraktionen an sonnigen Tagen sind Nachblutungen häufiger, dagegen entzündliche Heilungsstörungen weniger zu erwarten; an trüben und regnerischen Tagen ist es umgekehrt (Abb. 10.5). Die Zuordnung der Häufigkeit der Alveolitis zu den Wetterphasen nach Brezowski und Unge-

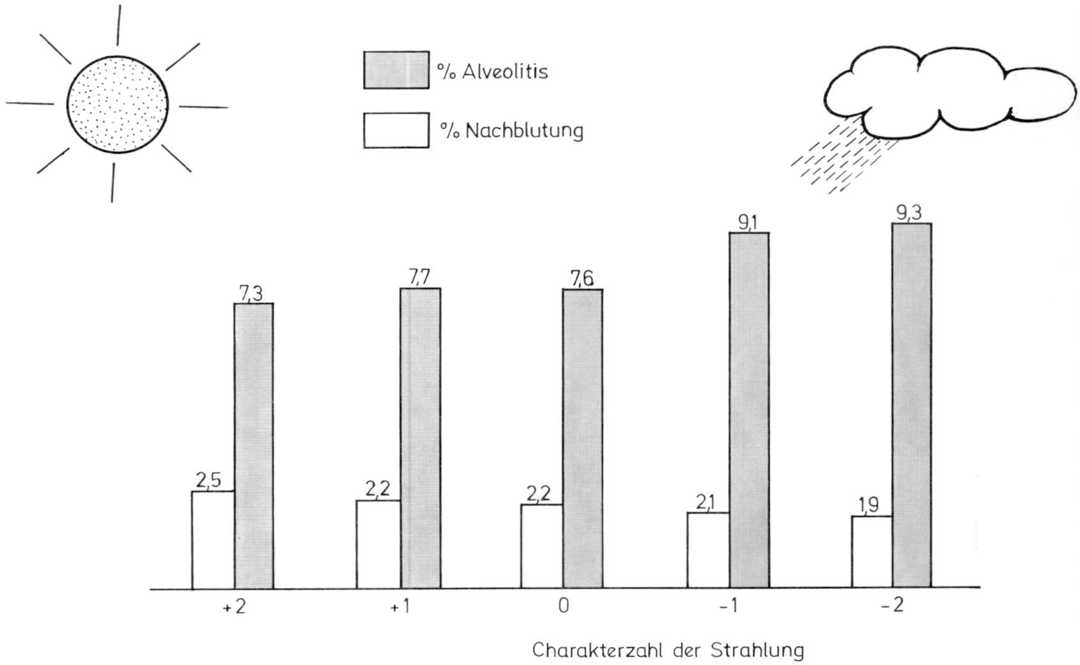

Abb. 10.5 Die Häufigkeit von Alveolitis und Nachblutungen ist von der Dauer der Sonneneinstrahlung (gewertet an Hand von Charakterzahlen) abhängig: Bei übernormaler Strahlungsdauer wenig Alveolitis, aber vermehrt Nachblutungen; gegensinniges Verhalten bei geringer Strahlungsdauer

HEUER, wie sie in der Bioklimatologie heute üblich ist, ergibt in unserem Material einen signifikanten Anstieg der Alveolitisfälle nach Kaltfrontdurchgang (Abb. 10.6). Wettereinflüsse auf den Ablauf der Wundheilung sind also sicher. Im Ursachenkomplex der Alveolitis spielen sie aber nur eine untergeordnete Rolle.

Allgemeinerkrankungen

Schwerwiegende Stoffwechselerkrankungen haben Einfluß auf die Wundheilung. So ist bei dekompensierter Leber- oder Niereninsuffizienz sowie bei schwerem Diabetes mellitus oder AIDS mit erheblich verzögerter Heilung zu rechnen. Bei gut eingestelltem Diabetes ist aber ebenso wie bei den meisten anderen Allgemeinerkrankungen keine auffallende Störung zu erwarten. Unter der Behandlung mit Kortikosteroiden und Immunsuppressiva laufen alle Heilungsvorgänge verlangsamt ab und sind störungsanfälliger. Statistisch gesehen ließ sich bei mehr als 4000 dokumentierten Extraktionen unserer Studie kein Einfluß von Allgemeinerkrankungen auf die Wundheilung sichern (KUNKEL 1984).

Tabak und Kaffee

Zigarettenrauchen begünstigt Heilungsstörungen. So fanden wir, daß mit steigendem Zigarettenkonsum die Häufigkeit der Alveolitis zunimmt. Lediglich bei sehr starken Rauchern bestätigte sich dieser Trend nicht (Abb. 10.7). Möglicherweise erklärt

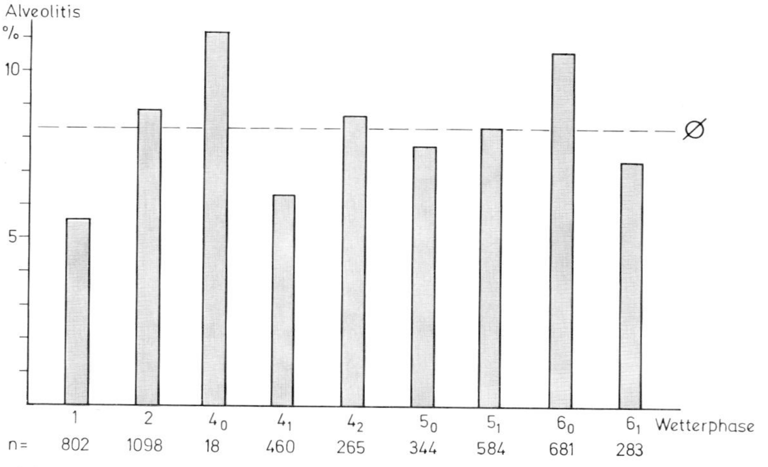

Abb. 10.6 Wenn die Häufigkeit der Alveolitis verschiedenen Wetterphasen (nach BREZOWSKI und UNGEHEUER) zugeordnet wird, ergibt sich eine interessante Verteilung. Dabei bedeuten Wetterphase *1* wolkiges Schönwetter, *2* sonniges Schönwetter, *4_0* dünner Bewölkungsaufzug, *4_1* aufkommende Wetteränderung, *4_2* Wetterumschlag, *5_0* Schlechtwetter, *5_1* Kaltfrontdurchgang, *6_0* Wetterbesserung, *6_1* leicht gestörtes Wetter

sich der negative Einfluß des Zigarettenrauchens dadurch, daß die Alveolen nach der Extraktion nicht ausreichend vollbluten, was MEECHAN und Mitarb. (1988) glauben nachgewiesen zu haben. Ungünstige Einflüsse des Gefäßgiftes Nikotin auf die Wundheilung sind von anderen Körperregionen bekannt (MOSELY und Mitarb. 1978, SYRJÄNEN und SYRJÄNEN 1981). Kommen mehrere Störfaktoren zusammen, wird das Alveolitisrisiko größer. So entwickeln Frauen, die *sowohl rauchen als auch Ovulationshemmer* einnehmen, nach jeder 4. Zahnextraktion eine entzündliche Heilungsstörung; das Erkrankungsrisiko ist also verdreifacht (KLAMMT und Mitarb. 1985). – Einen negativen Einfluß von Kaffee oder Tee konnten wir statistisch nicht nachweisen.

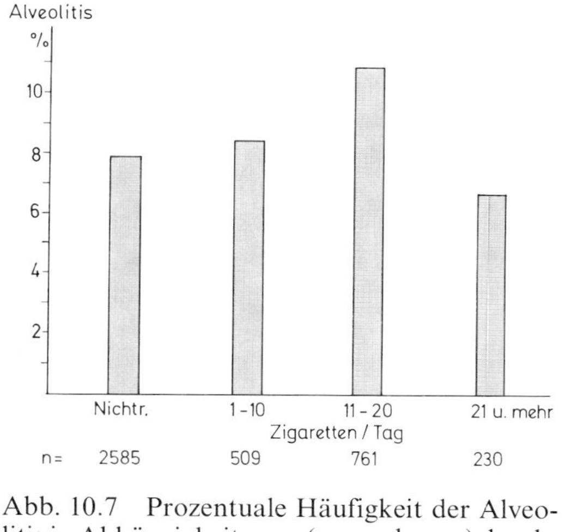

Abb. 10.7 Prozentuale Häufigkeit der Alveolitis in Abhängigkeit vom (zugegebenen) durchschnittlichen Zigarettenkonsum

Speichel

Auf die vielfältigen Einflüsse des Speichels auf die Wundheilung in der Mundhöhle wurde bereits hingewiesen (Abschnitt 2.2.1). POETHE (1984) konnte aufzeigen, daß der Gehalt des Speichels an Lysozym und S-IgA sowie die Speichel-Fließrate bereits vor der Zahnextraktion bei jenen Patienten vermindert sind, die später eine Alveolitis entwickeln. Das wurde bei Frauen unter oraler hormonaler Kontrazeption besonders deutlich (POETHE und Mitarb. 1987).

Umstritten ist noch, ob ein Speichelzutritt zur Wunde oder zum Blut der Alveole nachteilig ist. Wenn sich Speichel und Blut in der Gerinnungsphase mischen, wird das Gerinnsel instabil, und seine Haftung an den Alveolenwänden verschlechtert sich (SCHULTE und WÖRNER 1968). Eine Ablösung mit nachfolgender Alveolitis wäre dann denkbar. Möglicherweise spielt bei einer derartigen Durchmischung auch die Aktivierung der Speichelfibrinolyse eine Rolle (SCHROEDER 1985), die sonst nur untergeordnete Bedeutung hat. Die bakterielle Kontamination des Blutes durch den Speichel ist dabei wohl ohne Bedeutung für die Heilung (STIEBE und Mitarb. 1990, KREKMANOV und HALLANDER 1980). Wahrscheinlich ist eine stärkere Durchmischung von Blut und Speichel in der Gerinnungsphase ungünstig, während der Speichelzutritt in geringer Menge oder zur Oberfläche des fertigen Koagulums physiologisch und unbedenklich ist.

Mundhygiene und Antiseptika

Eine besonders gute Mundpflege verbessert leider nicht die Heilungsbedingungen (BÖHRINGER und POETHE 1986). Wir beob-

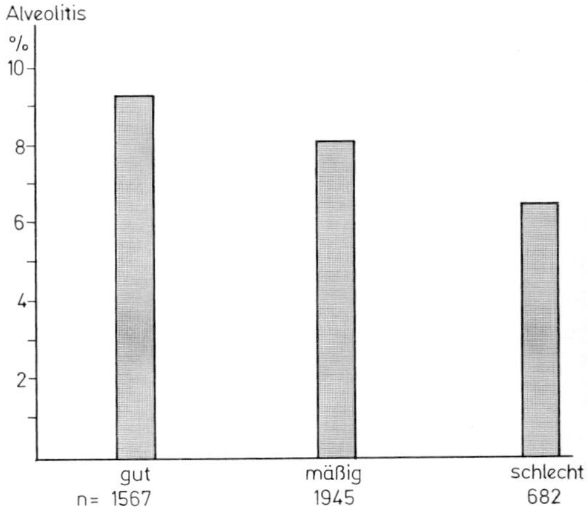

Abb. 10.8 Prozentuale Häufigkeit der Alveolitis in Abhängigkeit von der (präoperativ vom Zahnarzt eingeschätzten) Qualität der Mundhygiene

achteten sogar eine besonders schlechte Heilungstendenz bei guter Mundpflege und die niedrigste Alveolitisrate bei Patienten mit schlechter Mundhygiene (Abb. 10.8). Demgegenüber können hygienisierende Maßnahmen das Alveolitisrisiko deutlich mindern (SCHEIBNER und SCHEIBNER 1984). So war bei unseren Untersuchungen durch ein einmaliges präoperatives Mundbad mit

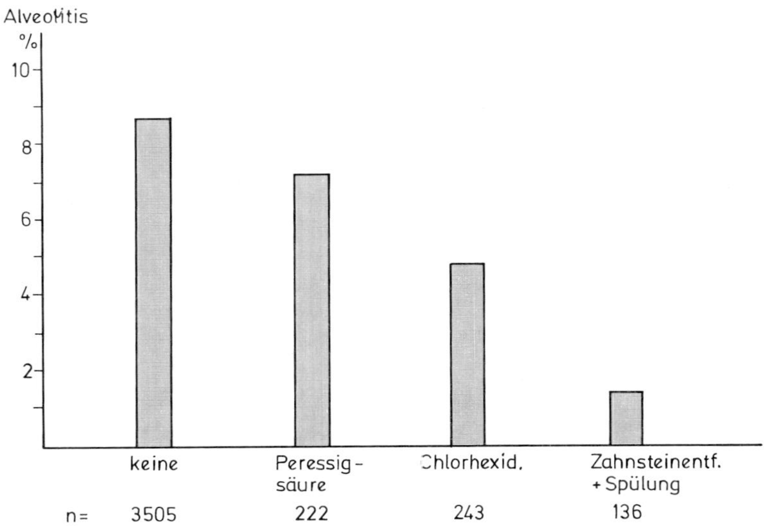

Abb. 10.9 Prozentuale Häufigkeit der Alveolitis nach unterschiedlichen Maßnahmen zur Hygienisierung der Mundhöhle

0,2% Chlorhexidinlösung die Alveolitisrate auf die Hälfte zu senken (Abb. 10.9), während die sonst so effektive Peressigsäure entgegen unserer Erwartung kaum Wirkung zeigte. Einige Autoren machten ähnlich gute Erfahrungen mit Chlorhexidin (FIELD und Mitarb. 1988, KREKMANOV und NORDENRAM 1986, SKUSA 1986, TJERNBERG 1979), andere konnten keinen sicheren Effekt hinsichtlich der Vermeidung von Heilungsstörungen nachweisen (BERWICK und LESSIN 1990, SWEET und MACYNSKI 1985). Die *Zahnsteinentfernung unmittelbar vor der Zahnextraktion treibt die Alveolitisrate in die Höhe,* wenn sie nicht mit einer antiseptischen Mundspülung verbunden wird. Wir empfehlen vor allen geplanten Eingriffen die Zahnsteinentfernung nachdrücklich, jedoch nicht am Operationstag. Sie sollte immer mit einer antiseptischen Mundspülung beendet werden.

Lokale Gewebsfaktoren

Vorgeschädigtes Gewebe neigt zu Heilungsstörungen. Das wird bei strahlengeschädigtem Knochen besonders deutlich (s. Abschnitt 10.1.2.2). Aber auch sonst sind die immunologische Situation und die Abwehrleistungen der Gewebe der Mundhöhle entscheidend dafür, ob sich eine entzündliche Heilungsstörung ausbildet oder nicht. Wenn die Immunabwehr z. B. bei AIDS zusammengebrochen oder wenn sie durch immunsuppressive Behandlung unterdrückt ist, wird die Heilungsstörung unvermeidlich sein. Aber auch ohne erkennbare Vorschädigung kann bereits vor der Extraktion die Abwehrleistung von Knochen und Gingiva reduziert sein. So fand POETHE (1984) in Gingiva-Biopsien geringere Zahlen an Granulozyten, Lymphozyten, Plasmazellen und IgG in jenen Fällen, in denen sich später eine Alveolitis entwickelte. Ähnlich wie bei den Speichelfaktoren ist also die *Heilungsstörung weitgehend durch die Abwehrlage der Gewebe programmiert.* Treten weitere Risikofaktoren hinzu, wird der pathologische Heilungsverlauf manifest werden.

Leider gestattet uns die klinische Untersuchung nicht oder nur ausnahmsweise, das durch endogene Faktoren vorgegebene Risiko einzuschätzen. Lediglich die Anamnese kann Hinweise geben, wenn die Patienten über gute oder schlechte Heilung früherer Wunden berichten. Noch bedauerlicher ist, daß wir diese *endogenen Faktoren nicht beeinflussen* können.

Auch die Erkrankung des zur Extraktion anstehenden Zahnes oder seiner Umgebung hat Einfluß auf die Häufigkeit entzündlicher Heilungsstörungen (Abb. 10.10). So fanden wir die Alveolitis besonders selten, wenn »gesunde« Zähne aus kieferorthopädischer oder prothetischer Indikation oder aber stark parodontal geschädigte Zähne entfernt wurden. Wenn dagegen wegen akuter apikaler Parodontitis oder akuter Pulpitis extrahiert wurde, traten signifikant häufiger Heilungsstörungen auf.

Lokalanästhesie und Alveolitis

Es ist denkbar, daß ein vasokonstringierender Zusatz zum Lokalanästhetikum das Vollbluten der Alveole beeinträchtigt und somit die Heilungsstörung begünstigt. Das trifft wohl für die bei uns verwendeten geringen Konzentrationen des Vasokonstriktors nur bedingt zu. So fanden wir in der Schweriner Studie etwa gleich häufig eine Alveolitis bei Verwendung von Adrenalin 1 : 100000 wie ohne Vasokonstriktor (Abb. 10.11). Die besten Heilungsergebnisse zeigten sich bei Anwendung von Noradrenalin 1 : 100000, das wir jedoch aus anderen Gründen heute ablehnen. MEECHAN und Mitarb. (1987) glauben allerdings nachgewiesen zu haben, daß ein Adrenalinzusatz zum Lokalanästhetikum die Alveolitis begünstigt. Wahrscheinlich führt eine stärkere lokale Ischämie zur vermehrten Freisetzung von Plasminogenaktivatoren aus dem Gewebe und so zu

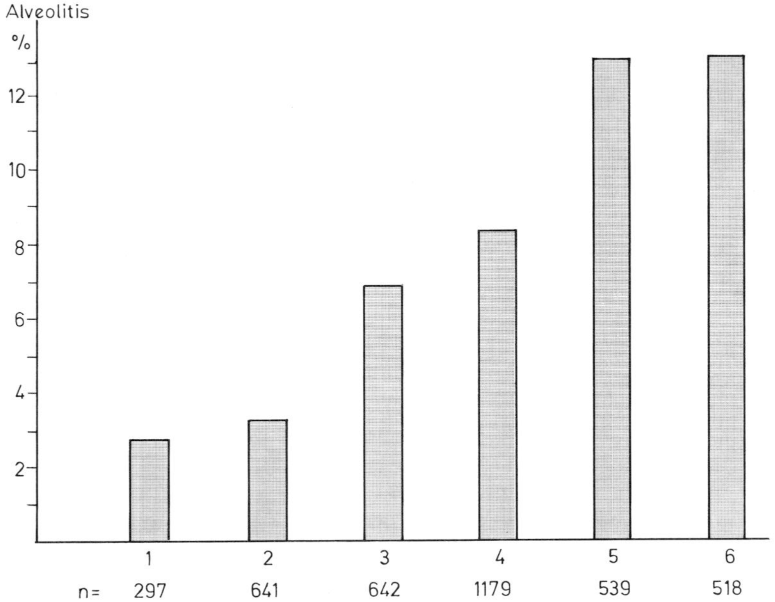

Abb. 10.10 Entzündliche Heilungsstörungen treten nach Extraktion von schmerzhaften Zähnen häufiger auf. Die Alveolitis ist seltener nach Extraktion aus prothetischer oder kieferorthopädischer Indikation (1) oder bei fortgeschrittener Parodontitis (2), durchschnittliche Werte bei Extraktion wegen chronischer apikaler Parodontitis (3) oder stärkerer kariöser Kronenzerstörung (4). Höchste Alveolitisrate bei Extraktion wegen akuter apikaler Parodontitis (5) oder akuter Pulpitis (6)

verstärkter Fibrinolyse. Es sollte daher so wenig Anästhetikum wie möglich verwendet werden. Insgesamt hat jedoch die Anästhesieart nur geringen Einfluß auf das Alveolitisrisiko. So sind auch nach Narkoseoperationen Heilungsstörungen keineswegs selten (FREITAG 1967, MEYER 1971).

Extraktionsort und Wundgröße

Die Alveolitis nach Zahnextraktion ist in den verschiedenen Kieferregionen unterschiedlich häufig zu erwarten. Die Wahrscheinlichkeit der Heilungsstörung ist am größten im unteren Seitenzahngebiet, am

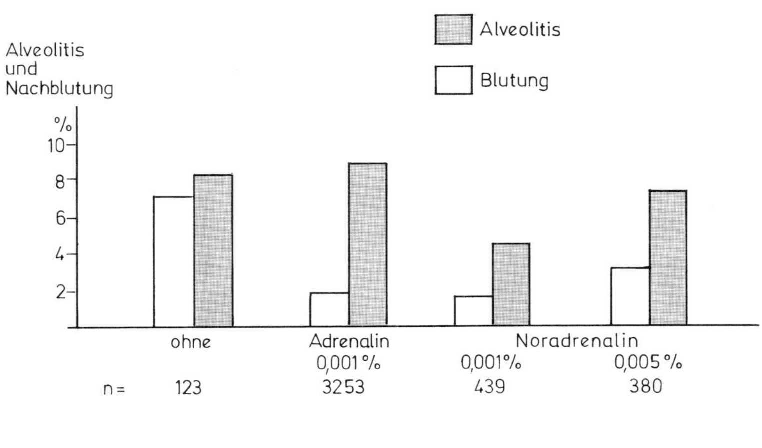

Abb. 10.11 Prozentuale Häufigkeit der Alveolitis und Nachblutung bei Verwendung verschiedener Vasokonstriktoren

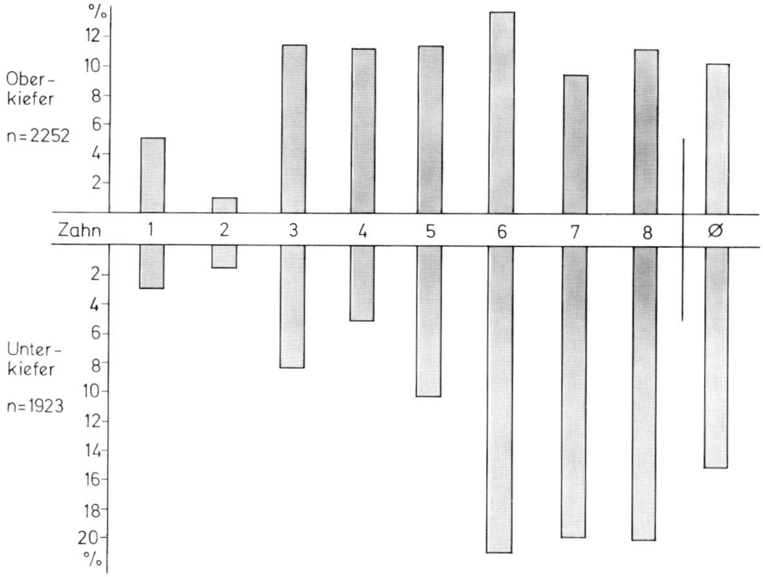

Abb. 10.12 Relative Häufigkeit von Heilungsstörungen nach Extraktion verschiedener Zähne

geringsten nach Extraktion der Frontzähne (Abb. 10.12). Insgesamt sind Heilungsstörungen im Unterkiefer häufiger. So ist die Alveolitisrate nach Extraktion unterer Molaren doppelt so hoch, wie nach Entfernung der entsprechenden Zähne des Gegenkiefers. Dabei sind operative Weisheitszahnentfernungen nicht berücksichtigt, nach denen bekanntlich eine Heilung ohne Alveolitis selten ist.

Die Größe der Wundfläche korreliert mit dem Alveolitisrisiko (GOETZKE und KLAMMT 1991). Selbst bei ungestörtem Extraktionsverlauf ist also nach der Entfernung eines großen Zahnes eher mit einer Heilungsstörung zu rechnen.

Extraktionsverlauf

Je größer die traumatische Schädigung, desto höher das Alveolitisrisiko. So liegt

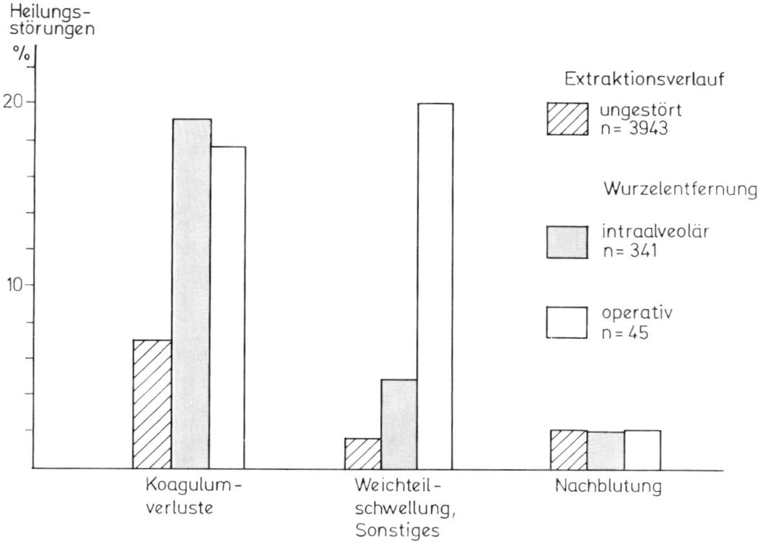

Abb. 10.13 Prozentualer Anteil verschiedener Heilungsstörungen in Abhängigkeit vom Verlauf der Zahnentfernung

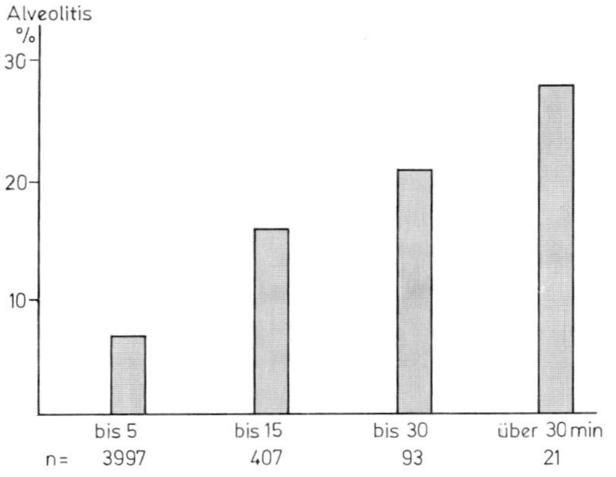

Abb. 10.14 Zwischen der Dauer der Zahnentfernung und der Häufigkeit der Alveolitis besteht ein enger Zusammenhang

die Alveolitisrate nach unkomplizierter Extraktion in unserer Untersuchung bei etwa 7%, nach komplizierter Zahnentfernung dagegen bei etwa 18% (Abb. 10.13). Es ist dabei hinsichtlich der Alveolitis kein Unterschied, ob die Wurzelentfernung intraalveolär oder nach »Aufklappung« erfolgte. Die meisten Kronen- und Wurzelfrakturen ereignen sich im unteren Molarengebiet, wo auch die Alveolitis am häufigsten auftritt. Zwischen der Dauer des Eingriffs und der Häufigkeit einer Alveolitis besteht ein eindeutiger Zusammenhang: Je länger die Zahnentfernung dauert, um so häufiger entwickelt sich die entzündliche Heilungsstörung (Abb. 10.14; KLAMMT und SCHUBERT 1986a). Das stimmt mit dem Befund stärkerer Fibrinolyse im Wundblut nach länger dauernder Zahnentfernung überein (MASUCK und KLAMMT 1991).

Art der Wundversorgung

Die Art der Wundversorgung scheint eine untergeordnete Rolle beim Zustandekommen einer Alveolitis zu spielen. Eine Adaptationsnaht der Wundränder kann jedenfalls die entzündliche Heilungsstörung nicht verhindern (KLAMMT und SCHUBERT 1986b). Die Abdeckung der Wunden mit einer Immediatprothese ist aber eindeutig von Nutzen (s. Abschnitt 8.1).
Die Exkochleation der Alveole nach der Extraktion verhindert die Alveolitis nicht und bringt auch sonst keine Vorteile (NOWAK und SCHÖNBERGER 1966).

10.1.1.4 Ansatzpunkte für eine Prävention

Bei der im einzelnen ungeklärten und komplexen Pathogenese der Alveolitis sind auch die Ansatzpunkte für eine Prävention unsicher. Insbesondere lassen sich die endogenen ursächlichen oder begünstigenden Faktoren nicht sicher beeinflussen. Auf folgende Punkte können wir aber einwirken:

- Je größer das *Gewebstrauma*, desto größer ist die Gefahr einer Alveolitis. Eine *schonende Extraktion* ist die wichtigste Voraussetzung einer ungestörten Heilung. Das betrifft nicht nur die Vermeidung der Wurzelfraktur, sondern auch die Quetschung des Gingivasaumes (Übergreifen mit der Zange, Schädigung mit dem Hebel) oder eine vermeidbare Traumatisierung von Periodontium und Alveolenknochen.
- *Keimvermindernde Maßnahmen* senken das Alveolitisrisiko. Das präoperative Mundbad mit 0,2% Chlorhexidinlösung ist vor der einfachen Zahnextraktion und vor jeder operativen Zahnentfernung zu empfehlen.
- Die Fibrinolyse kann möglicherweise durch allgemeine und lokale Anwendung von *Antifibrinolytika* beeinflußt werden. Tierversuche und erste klinische Erfahrungen zeigen günstigere Heilungsergebnisse nach Gabe von Antifibrinolytika (DOKU und Mitarb. 1966, RITZAU und THERKILDSEN 1978, SCHRÖDER 1986, SYRJÄNEN und SYRJÄNEN 1981). Bei eigenen Untersu-

chungen konnte eine günstige Wirkung des lokal applizierten Antifibrinolytikums epsilon-Aminokapronsäure (EAC) nicht sicher nachgewiesen werden (BROOKMANN 1989), jedoch deutete sich ein Effekt bei sehr starker Traumastisierung der Wunde an. Hier sind weitere klinische und experimentelle Untersuchungen notwendig. Noch kann eine lokale oder allgemeine antifibrinolytische Behandlung zur Prävention der Alveolitis nicht empfohlen werden.

- Die *Abdeckung gefährdeter Wunden* durch Immediatprothesen oder eine Schutzplatte ist sicher günstig. Die Wunde wird dann vor mechanischer Belastung und der Spülwirkung des Speichels geschützt.
- *Antibiotische Allgemein- oder Lokalbehandlung*. Vielfache Untersuchungen konnten schon vor Jahren nachweisen, daß eine systemische prophylaktische Antibiotikagabe das Risiko der entzündlichen Heilungsstörung nicht oder nur unwesentlich beeinflußt (OSBORN und Mitarb. 1979, PATERSON und Mitarb. 1970, STRASSBURG und Mitarb. 1970). Das trifft auch zu, wenn gezielt Mittel gegen Anaerobier eingesetzt werden (HAPPONEN und Mitarb. 1990). Andere Autoren konnten gewisse positive Wirkungen der prophylaktischen Antibiotikagabe aufzeigen (BYSTEDT und Mitarb. 1980, KREKMANOV und NORDENRAM 1986, MACGREGOR and ADDY 1980). Auch der Wert einer lokalen Antibiotika-Anwendung ist umstritten. Die einfache Beschickung der Alveole mit einem lokal wirksamen Antibiotikum ist problematisch, wenn auch über Erfolge mit der örtlichen Tetracyclinanwendung nach Weisheitszahnentfernung berichtet wird (SORENSEN und Mitarb. 1987, SWANSON 1989). Dagegen ist die Versorgung größerer Knochendefekte mit einem stabilisierten Koagulum nach SCHULTE bei gleichzeitiger allgemeiner Antibiotika-Gabe recht effektiv (HANDTMANN und SCHULTE 1976), auch wenn der seinerzeit empfohlene Gelatineschwamm heute besser durch Kollagenvlies ersetzt wird (s. Kap. 8.2).
  Wir dürfen also davon ausgehen, daß eine generelle *antibiotische Prophylaxe* in Hinblick auf die Vermeidung einer Alveolitis *nicht genügend begründet* ist. Nach unserem heutigen Wissensstand müssen wir sie ablehnen. Dagegen kann eine ausreichend hoch dosierte Behandlung mit einem geeigneten Antibiotikum bei besonders hohem Infektionsrisiko angezeigt sein (erheblich verminderte lokale oder allgemeine Abwehr, besonders starke Traumatisierung des Gewebes).
- *Prophylaktische lokale Anwendung anderer Substanzen.* Jedes *Einbringen von Fremdstoffen stört* die Heilungsvorgänge. So ist auch die prophylaktische Anwendung von Gelatineschwämmen oder Acetylsalicylsäure abzulehnen (ANDRÄ und Mitarb. 1983, FRÖHLICH 1979, SZIEGOLEIT und Mitarb. 1982). Auch Kollagenvlies, das sich in geschlossenen Wunden durchaus bewährt, ist zur prophylaktischen Anwendung in offenen Knochenhöhlen nicht geeignet (DEHEN und Mitarb. 1989).

10.1.1.5 Behandlung

Nicht jede Alveolitis erfordert eine gezielte Behandlung; im Laufe der Zeit heilt die Wunde. Wenn jedoch starke Schmerzen und Entzündungszeichen den Patienten nochmals in die Sprechstunde führen, muß eine Therapie eingeleitet werden.

Die Behandlung einer manifesten Alveolitis ist noch immer ein ungelöstes Problem. Die Vielzahl der vorgeschlagenen Verfahren beweist, daß keines zuverlässig und rasch hilft. So kann auch von uns keine Methode empfohlen werden, die allen anderen überlegen wäre.

Jede Alveolitisbehandlung muß zunächst die *Schmerzen beseitigen.* Eine Ausbreitung der Infektion sollte verhindert und eine rasche Heilung begünstigt werden. Schließlich verheilt jede Alveolitis auch von selbst, jedoch erst nach quälenden Tagen und Wochen. Behindert werden die Heilungsvorgänge von der Nekrosezone an Knochen und Weichgewebe, durch die Retention von Zell- und Gewebsresten in der Alveole und durch mechanische Belastungen. Eine wirksame Behandlung wird versuchen, die erwähnten Störfaktoren auszuschalten. Therapeutisch kommen demnach in Frage:

- Spülungen und Säuberungen der Alveole;
- Abdeckungen der Wunde durch prothetische Hilfsmittel oder Kleber;
- operative Beseitigung der Nekrosen;
- lokale und allgemeine Anwendung von Analgetika;
- bei bedrohlicher Ausbreitung der Infektion Antibiotika.

Es gilt als Grundregel, *nicht durch mechanische oder chemische Einwirkungen die Heilungsvorgänge zusätzlich zu stören!*

Jeder Fremdkörper und jede konzentrierte chemische Substanz in der Alveole behindert die natürliche Heilung.

Die noch mancherorts übliche Drainage der Alveole mit einem Chlorphenol-Kampfer-Menthol-Streifen ist biologisch nicht vertretbar. Sie ist auch hinsichtlich der analgetischen Wirkung anderen Verfahren unterlegen (SCHROEDER und FISCHER 1990, SCHUBERT und Mitarb. 1974, SZIEGOLEIT und Mitarb. 1982, WOLFF und SCHNEIDER 1984). Der Drain wirkt als Fremdkörper. Chlorphenol übt eine antiseptische Wirkung aus, die in Hinblick auf den ständigen Speichelkontakt unerheblich ist. Dagegen wird die Bildung von Granulationsgewebe – Voraussetzung einer Heilung – unterdrückt. Die unbestrittene kurzzeitige analgetische Wirkung des Chlorphenol-Kampfer-Menthols wird also mit einer weiteren Störung der Heilungsvorgänge erkauft.

Zur Behandlung der Alveolitis (außer nach operativer Weisheitszahnentfernung) empfehlen wir folgendes Stufenprogramm:

Stufe I: Frische Alveolitis. In der Alveole sind Reste des Koagulums oder Detritus, Schmerzen sind mäßig oder fehlen ganz, die Umgebung zeigt nur geringe Entzündungszeichen.

Spülung der Alveole mit verdünnter Wasserstoffperoxidlösung oder 0,9% Kochsalzlösung. Keine Medikamente in die Alveole einbringen. Analgetika (Acetylsalicylsäure, Paracetamol, Ibuprofen oder Mischpräparate) bei Bedarf. Der Patient wird für den nächsten Tag zur Kontrolle bestellt. Entweder er ist dann zufrieden oder wir finden bereits

Stufe II: Länger bestehende Alveolitis (3 bis 5 Tage). Die Alveole ist meist leer, die Schmerzen sind stärker und ausstrahlend, die Umgebung der Wunde ist stärker entzündet, regionäre Lymphknoten sind schmerzhaft.

Spülung der Alveole, Einbringen eines lokal wirksamen Analgetikums. Bewährt hat sich Acetylsalicylsäure (Apernyl®). ASS wirkt zwar lokal schmerzlindernd, hemmt aber leider die Heilungsvorgänge. Seine Anwendung bewirkt eine Schmerzfreiheit für 12–24 Stunden. Danach ist eine erneute Applikation möglich. Gute Erfahrungen werden auch mit der Zinkoxid-Eugenol-Tamponade der Alveole berichtet (WOLFF und SCHNEIDER 1984) oder mit Solcoseryl® (PORTEDER und Mitarb. 1988). Gut ist hier, was hilft.

Bei sehr quälenden Schmerzen (Neuritis) kann zusätzlich eine temporäre Blockade der Schmerzleitung helfen: Leitungsanästhesie des N. alveolaris inferior bzw. terminale Anästhesie mit einem Lokal-

anästhetikum. Milde Wärme (Infrarot-Strahler) für 15–20 Minuten wird meist, aber nicht immer als angenehm empfunden.
Analgetika werden rezeptiert und nach »Fahrplan« verordnet (s. Abschnitt 8.3).

Stufe III: Mehr als eine Woche bestehende Alveolitis. Trockene Alveole, quälender Dauerschmerz. Hier empfiehlt sich eine operative Revision zur Beseitigung der Nekrosen und Schaffung frischer Wundflächen (Klammt und Mitarb. 1982). Wir gehen folgendermaßen vor: Lokalanästhesie, Bildung eines trapezförmigen vestibulären Mukoperiostlappens, Abtragen aller knöchernen Wände der Alveole und des interradikulären Septums bis auf gesunden Knochen mit dem Fräser, Spülung, Nahtverschluß. Nach der Beseitigung der Nekrosen tritt meistens fast schlagartig Schmerzfreiheit ein. Das stärkere postoperative Ödem behindert den Patienten nur gering. Das Vorgehen hat sich bewährt (Freitag und Krüger 1983, Krajnik und Mitarb. 1981).

Behandlung der Alveolitis nach operativer Weisheitszahnentfernung. Hier empfehlen wir nur die tägliche Spülung der Alveole; keine Einlage von Medikamenten, keine Drainage bei bereits bestehender Alveolitis. Bei Ausbreitungstendenz der Infektion sind Breitband-Antibiotika angezeigt. Analgetika sind kaum entbehrlich und sollten nach »Fahrplan« gezielt verordnet werden.

10.1.2 Postoperative Knochen- und Weichteilinfektion

10.1.2.1 Osteomyelitis

Eine akute Osteomyelitis tritt nicht selten in Zusammenhang mit einer Zahnextraktion auf. Es ist dabei oft nicht sicher zu klären, ob die Extraktion wegen der ersten Zeichen der Osteomyelitis erfolgt ist oder ob sich diese erst im Anschluß an die Zahnentfernung entwickelt hat. Befallen ist vorwiegend der Unterkiefer. Bekanntlich handelt es sich um eine akute Entzündung in den Markräumen des Kieferknochens. Die klassischen klinischen Zeichen der akuten Phase sind neben Fieber und Krankheitsgefühl

- ödematöse, diffuse Weichteilschwellung;
- Lockerung mehrerer Zähne (Vergleich mit Gegenseite);
- gelegentlich Parästhesien oder Ausfall im Gebiet des N. mentalis. Dieses Symptom ist nur zu erwarten, wenn die Osteomyelitis im unteren Seitenzahngebiet abläuft und durch ein Ödem im Mandibularkanal den N. alveolaris inferior irritiert. Die Osteomyelitis im Frontzahngebiet verursacht keine Nervenausfälle!

Die akute Osteomyelitis macht keine typischen Veränderungen im Röntgenbild. Gelegentlich sind einige Desmodontalspalte infolge des Ödems verbreitert. Bei diesem uncharakteristischen Erscheinungsbild gilt es, die Osteomyelitis wenigstens in die Differentialdiagnose einzubeziehen.

Bei unklaren Entzündungszuständen an die Osteomyelitis denken.

Die frühzeitige gezielte Behandlung in der Fachklinik kann den Übergang in das langwierige chronische Stadium verhindern. Bei Alkoholikern ist die Gefahr einer Osteomyelitis nach Zahnextraktion besonders hoch, da die Abwehrkräfte häufig darniederliegen (Davies und Carr 1990).

10.1.2.2 Zahnentfernung aus strahlengeschädigtem Knochen

Durch Strahlenbehandlung mit Tumordosen werden besonders im Knochen Veränderungen ausgelöst, die unabhängig vom Zeitpunkt der Bestrahlung bestehen bleiben. Im Strahlenfeld geht ein großer Teil der Osteozyten zugrunde, die Durchblutung verschlechtert sich infolge Verschwielung der Gefäßwände (GRIMM 1971). Der Knochen lebt gerade eben noch, einer Infektion hat er nichts entgegenzusetzen. Wenn die Wunde nach Zahnextraktion das Eindringen von Erregern in beträchtlicher Menge ermöglicht, kommt es zum Zusammenbruch der vitalen Funktionen des Knochens und zu dessen Nekrose. Im Grenzbereich zum weniger strahlenbelasteten Knochen entwickelt sich als Zeichen der Abwehr eine Osteomyelitis. Die klinischen und röntgenologischen Zeichen der Nekrose und der Osteomyelitis überlappen sich, der Zustand ist meist sehr schmerzhaft. Die Gefahr der *Osteoradionekrose* (Radio-Osteomyelitis) ist im Unterkiefer wesentlich größer; sie verläuft hier auch dramatischer als im Oberkiefer. Eine Selbstheilung ist unmöglich, nur radikale chirurgische Maßnahmen können helfen. Eine Erregerinvasion in den geschädigten Knochen muß also unbedingt verhindert werden.

Schon vor der Strahlenbehandlung im Mund »aufräumen«.

Die Entfernung aller Zähne im Strahlenfeld oder im ganzen Mund ist nicht begründet, jedoch sollten alle jene Zähne extrahiert werden, die stärker geschädigt sind und deren Erhaltung auf längere Sicht fraglich ist. Pulpentote, im Kronenbereich stärker zerstörte, erheblich parodontal geschädigte sowie antagonistenlose Seitenzähne müssen also vor Beginn oder am Anfang der Strahlentherapie extrahiert werden. Auch sollte die Mundhygiene eingeschätzt werden, die sich erfahrungsgemäß unter der radiologischen Therapie noch verschlechtert (HERZOG und Mitarb. 1986). Eine Abstimmung der Termine mit dem Strahlentherapeuten ist erforderlich. Leider entwickelt sich manchmal die Osteoradionekrose auch, wenn unmittelbar vor Bestrahlungsbeginn extrahiert wurde (WIDMARK und Mitarb. 1989). Bei verlagerten Zähnen muß entschieden werden, wie hoch das Risiko einer Belassung ist. Die Tumorbehandlung steht immer unter Zeitdruck, deshalb sind manchmal Kompromisse unumgänglich. Eine Belassung völlig retinierter und von

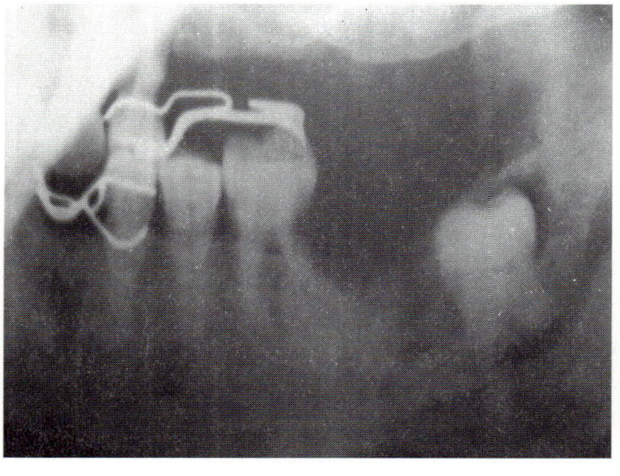

a

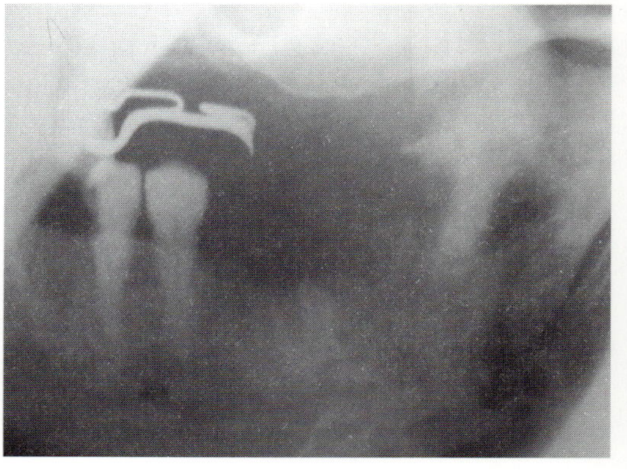

b

Abb. 10.15 *a* Im bestrahlten Gebiet wurde ein verlagerter Weisheitszahn belassen. Es entwickelte sich eine akute eitrige Infektion. *b* Die schonende Entfernung des verlagerten Zahnes unter antibiotischem Schutz konnte die Entwicklung einer Osteoradionekrose und pathologischen Fraktur nicht verhindern.

Schleimhaut bedeckter Zähne ist vertretbar (MAKKONEN und Mitarb. 1987). Saubere und klare Verhältnisse sind hier, wie auch sonst im Leben, jedoch besser (Abb. 10.15).

Nach Strahlenbehandlung Extraktionen nur unter besonderen Vorsichtsmaßnahmen und möglichst in der Klinik durchführen.

Wir fordern heute nach Zahnextraktion im Strahlenfeld einen dichten Wundverschluß und den Schutz durch ein knochengängiges Antibiotikum. Nach äußerst schonender Extraktion werden wir also scharfe Knochenkanten abtragen und die Wunde mit einem Mukoperiostlappen sicher abdecken, sofern ein einfacher Nahtverschluß nicht ausreicht. Die zusätzliche Anwendung eines Gewebeklebers ist nützlich. WAGNER und Mitarb. (1986) empfehlen den Wundverschluß nach Bildung eines Mukosaläppchens, also unter Erhalt des Periosts. Nach diesen Vorsichtsmaßnahmen kommt es meist zur störungsfreien Heilung auch nach Strahlenschädigung der Gewebe.
Mit der zunehmenden Anwendung der modernen ultraharten Strahlen scheint die Osteoradionekrose nicht mehr so häufig zu sein (MAKKONEN 1987). Nach Megavolt-Therapie beobachtete MORTON (1986) die Osteoradionekrose bei 19,2% aller bestrahlten Patienten. Die Komplikation ist also insgesamt nicht zu selten. Es empfiehlt sich, Patienten mit Strahlenbelastung im Kieferbereich zu allen chirurgischen Maßnahmen der Klinik zu überweisen.

10.1.2.3 Weichteilinfektionen

Nicht selten kommt es nach einer Zahnextraktion zur Weichteilinfektion. Sie wurde in unserem Untersuchungsgut nach 0,8% aller Extraktionen registriert. Unter 11839 an der Universitätsklinik in Rostock versorgen Weichteilinfektionen fand ANDRÄ (1989) immerhin 14,8% in Verbindung mit einer Extraktionswunde. Damit war die vorausgegangene Zahnextraktion die zweithäufigste Ursache für Abszesse überhaupt. Allerdings kann aus dem zeitlichen nicht unbedingt auf einen ursächlichen Zusammenhang geschlossen werden. So ist oftmals nachträglich nicht zu klären, ob die Infektion schon vorher bestanden hat und erst Anlaß zur Extraktion gab, ob sie Folge einer Erregerinvasion über die Extraktionswunde oder gar Ergebnis einer Spritzeninfektion ist.
Nach operativer Zahnentfernung kommt es fast unvermeidlich zu einer mehr oder weniger ausgeprägten Infektion, deren Zeichen sich mit dem operationsbedingten posttraumatischen Ödem überlappen. Sie wird glücklicherweise vom Organismus meist beherrscht, wenn auch mitunter um den Preis erheblicher Beschwerden.
Die Weichteilinfektionen nach Zahnentfernung laufen unter dem gewohnten Bild des akuten entzündlichen Infiltrats, des Abszesses oder der Phlegmone ab. Die reine Phlegmone ist sehr selten und wurde von ANDRÄ (1989) nur in 0,2% aller odontogenen Infektionen diagnostiziert.

10.2 Blutungen

Als *Nachblutung* bezeichnen wir Blutungen aus Wunden nach Zahnentfernung, die nach einem unterschiedlich langen freien Intervall wieder auftreten. Dabei ist eine klare Abgrenzung gegen die fortbestehenden Extraktions- bzw. Operationsblutungen nicht möglich. Meist steht die Blutung kurz nach der Zahnentfernung, oder es besteht eine geringfügige Schmierblutung weiter. Nach einigen Stunden wird die Blutung heftiger und veranlaßt den Patienten zum erneuten Arztbesuch. Grundsätzlich ist zwischen frischen (einige

Stunden nach dem Eingriff auftretenden) und späten Nachblutungen zu unterscheiden. Frische Nachblutungen sind häufiger und nach etwa 2% aller Zahnentfernungen zu erwarten. Ein großer Teil davon steht nach einigen Stunden spontan. Nur nach jeder 200. Zahnextraktion ist statistisch gesehen mit einer Blutung zu rechnen, die der ärztlichen Versorgung bedarf (s. Tab. 10.1).
Jede Nachblutung muß ernst genommen werden. Es ist überraschend, wie hoch der Blutverlust nach mehrere Stunden bestehender geringfügiger Blutung sein kann. Es gilt hier wie in der Gynäkologie:

Man kann auch teelöffelweise verbluten.

Deshalb sind sicherheitshalber oft eine stationäre Kontrolle und Behandlung angebracht.
Eine Alters- oder Geschlechtsdisposition für Nachblutungen besteht nach unseren Untersuchungen nicht. Auch eine Häufung in bestimmten Zyklusphasen ist nicht nachweisbar (s. Abb. 10.4). Die früher immer wieder behauptete erhöhte Blutungsneigung während der Menstruation läßt sich also nicht bestätigen. Auch die Einnahme von Ovulationshemmern scheint die Häufigkeit von Nachblutungen nicht zu beeinflussen. Dagegen sind gewisse Wettereinflüsse deutlich (Abschnitt 10.1.1.3; s. auch Abb. 10.5): Bei übernormaler Strahlungsdauer sind Nachblutungen häufiger. Ebenso zeigt sich, daß in jenen Fällen vermehrt Nachblutungen auftreten, wo schon unmittelbar unter der Zahnentfernung eine starke Blutung auffiel.

Wenn es unter der Extraktion auffallend stark blutet, ist auch eine Nachblutung wahrscheinlicher.

Die frische Nachblutung wird ebenso wie jene unmittelbar nach Zahnextraktion behandelt (Abschnitt 9.1.6). Da die Blutung fast immer aus dem Gingivalsaum stammt, ist die Naht der Wundränder meist ausreichend. Nur bei hämorrhagischer Diathese oder bei spritzender Blutung aus einem Knochengefäß sind zusätzliche Maßnahmen erforderlich.

Bei Nachblutung muß eine hämorrhagische Diathese durch die Anamnese und evtl. durch Gerinnungsprüfung ausgeschlossen werden.

Durch sorgfältige Befragung werden Gerinnungsstörungen mindestens ebenso erfaßt, wie mit globalen Gerinnungstests (Redding und Olive 1985), wodurch der Wert der sorgfältig erhobenen Anamnese unterstrichen wird. Insbesondere muß nach der Einnahme von Antikoagulantien gefragt werden (was eigentlich vor der Zahnentfernung geklärt sein sollte).
Ist der Verdacht einer Gerinnungsstörung gegeben, muß die Wunde gezielt versorgt werden (s. Abschnitt 12.2). Bei normalem Gerinnungsverhalten stehen die meisten Extraktionsblutungen durch Tupferauflage nach etwa 5 Minuten. Aus Sicherheitsgründen wird man besser doch eine Naht legen. Die dazu notwendige Lokalanästhesie läßt die meisten Blutungen weiter zur Ruhe kommen. Bei heftiger Blutung aus der Tiefe der Alveole muß diese zunächst tamponiert werden. Der dichte Nahtverschluß evtl. über Kollagenvlies wird auch derartige Blutungen meist beherrschen. Nur, wenn dieser Nahtverschluß nicht möglich ist, sollte die Tamponade für 1 – 2 Tage belassen werden, oder es wird resorbierbares Tamponadematerial verwendet. Wenn eine Wunde wegen Nachblutung versorgt werden mußte, ist eine entzündliche Heilungsstörung oft die Folge.

Blutungen mehrere Tage nach Zahnextraktion (Spätblutungen) kommen meist aus minderwertigem Granulationsgewebe einer heilungsgestörten Alveole. Das Granulationsgewebe wird unter Anästhesie sauber entfernt, wonach die Blutung in der Regel steht. Die Abdeckung der Wunde durch eine tiefgezogene, am Restgebiß abgestützte Schutzplatte oder durch die erweiterte Prothese ist immer günstig. Die Platte schützt vor mechanischer Belastung und hält die Zunge fern. Außerdem können unter der Platte gegebenenfalls hämostyptische Mittel appliziert werden.

Schlußsätze

- Heilungsstörungen sind nicht grundsätzlich vermeidbar.
- Heilungsstörungen werden durch einen Komplex aus endogenen und exogenen Ursachen ausgelöst.
- Die Alveolitis ist die häufigste Form der Heilungsstörung nach Zahnentfernung. Sie ist durch den Verlust des Koagulums und eine breite Nekrosezone des Alveolenknochens gekennzeichnet.
- Die Alveolitis tritt nicht immer unter dem Bild des »Dolor post extractionem« auf.
- Endogene Faktoren, die sich im Speichel und in der Reaktionslage der Gewebe äußern, bestimmen weitgehend den Ablauf der Wundheilung nach Zahnextraktion.
- Das Auftreten einer Alveolitis wird begünstigt durch
  – ein hohes Ausmaß der Gewebsschädigung bei der Zahnentfernung;
  – eine ausgedehnte Wundfläche;
  – die Lokalisation der Wunde im posterioren Unterkiefer;
  – die Einnahme von Ovulationshemmern;
  – Zigarettenrauchen.
- Durch keimvermindernde Maßnahmen vor der Operation kann das Alveolitisrisiko gesenkt werden.
- Eine allgemeine Antibiotikagabe ist zur Prophylaxe der Alveolitis nicht geeignet.
- Die Behandlung der Alveolitis muß vor allem die Schmerzen beseitigen. Die derzeit üblichen Behandlungsverfahren sind unbefriedigend.
- Die operative Behandlung der Alveolitis ist in hartnäckigen Fällen zu empfehlen.
- Bei unklaren Entzündungsprozessen im Anschluß an eine Zahnentfernung ist auch an die Osteomyelitis zu denken.
- Wegen der Gefahr einer Osteoradionekrose dürfen Zahnentfernungen nach Strahlentherapie nur unter besonderen Vorsichtsmaßnahmen vorgenommen werden.
- Nachblutungen nach Zahnentfernung drohen besonders, wenn es unter der Operation bereits auffallend stark geblutet hat.
- Nachblutungen nach Zahnentfernung können erstes Zeichen einer hämorrhagischen Diathese sein.

Literatur

Andrä, A.: Zur Epidemiologie odontogener pyogener Weichteilinfektionen. Stomatol. DDR 39 (1989) 608–611

Andrä, A., Ahrens, H. G., Schwerdtfeger, K.: Ökonomische Aspekte der Alveolitis. Stomatol. DDR 40 (1990) 308–309

Andrä, A., Gutknecht, Chr., Bienengräber, V.: Über die Wirkung von Grisaldon und Gelaspon auf die Heilungsvorgänge in der Extraktionswunde – eine tierexperimentelle Studie. Zahn-Mund-Kieferheilk. 71 (1983) 275–279

Berwick, M. J. E., Lessin, C. M. E.: Effects of a chlorhexidine gluconate oral rinse on the incidence of alveolar osteitis in mandibular third molar surgery. J. Oral Maxillofac. Surg. 48 (1990) 444–448

Böhringer, C., Poethe, I.: Postextraktionssyndrom und Oralhygiene. Stomatol. DDR 36 (1986) 705–707

Brookmann, M.: Die lokale Anwendung von EAC (Epsilon-Aminokapronsäure) zur Prophylaxe von Wundheilungsstörungen nach Zahnextraktionen. Med. Dissertation, Akad. f. Ärzt. Fortbild. Berlin 1989

Bystedt, H., Nord, C. E., Nordenram, A.: Effect of azidocillin, erythromycin, clindamycin and doxycyclin on postoperative complications after surgical removal of impacted mandibular third molars. Int. J. Oral Surg. 9 (1980) 157–165

DAVIES, H. T., CARR, R. T.: Osteomyelitis of the mandible: a complication of routine dental extractions in alcoholics. Br. J. Oral Maxillofac. Surg. 28 (1990) 185–188

DEHEN, M., NIEDERDELLMANN, H., LACHNER, J.: Zur Einlagerung von Kollagenvlies in offene Knochendefekte. Dtsch. zahnärztl. Z. 44 (1989) 240–243

DOKU, H. CH., SHKLAR, G., BUGBEE, B.: The effect of epsilon aminocapronic acid on the healing of extraction wounds in hamsters. Oral Surg. Oral Med. Oral Pathol. 22 (1966) 569–577

FASSAUER, H., BETHMANN, W., SCHELENZ, J., FRIEDRICH, K.: Komplikationen nach ambulant kieferchirurgischen Eingriffen – ihre Häufigkeit und Bedeutung. Stomatol. DDR 27 (1977) 161–167

FIELD, A. E., SPEECHLEY, K. A., ROTTER, E., SCOTT, I.: Dry socket incidence compared after a 12 year interval. Br. J. Oral Maxillofac. Surg. 23 (1985) 419–427

FIELD, E. A., NIND, D., VARGA, E., MARTIN, M. V.: The effect of chlorhexidine irrigation on the incidence of dry socket: A pilot study. Br. J. Oral Maxillofac. Surg. 26 (1988) 395–401

FREITAG, V.: Komplikationshäufigkeit nach Weisheitszahnentfernung. Dtsch. zahnärztl. Z. 22 (1967) 1030–1035

FREITAG, V., KRÜGER, R.: Zur Therapie der Alveolitis sicca dolorosa. Dtsch. Z. Mund-Kiefer-GesichtsChir. 7 (1983) 368–373

FRENZEL, B., TIEDE, D.: Klinische Untersuchungen über Qualität und Quantität des Schmerzes nach der Zahnextraktion. Stomatol. DDR 37 (1987) 602–607

FRÖHLICH, M.: Neue Aspekte zur Therapie der Alveolitis mit Grisaldon®. Stomatol. DDR 29 (1979) 45–48

GÄNSICKE, A., GÄNSICKE, W., KLAMMT, J.: Der Einfluß weiblicher Sexualhormone auf die Häufigkeit gestörter Wundheilungen nach Zahnextraktion. Zahn-Mund-Kieferheilk. 74 (1986) 131–137

GOETZKE, H. G., KLAMMT, J.: Die Größe der Wundfläche und die Häufigkeit der Alveolitis nach Zahnextraktion. Dtsch. Z. Mund-Kiefer-GesichtsChir. 15 (1991) 306–310

GRIMM, G.: Klinische und experimentelle Untersuchungen über die radiogene Knochenschädigung am Kieferapparat. Nova Acta Leopoldina, Neue Folge Band 36, Barth Leipzig 1971

HANDTMANN, S., SCHULTE, W.: Die primäre Heilung intraoraler Knochendefekte unter dem Einfluß lokaler und allgemeiner antibakterieller Prophylaxe. Dtsch. zahnärztl. Z. 31 (1976) 566–570

HAPPONEN, R. P., BÄCKSTRÖM, A. C., YLIPAAVALNIEMI, P.: Prophylactic use of phenoxymethylpenicillin and tinidazole in mandibular third molar surgery, a comparative placebo controlled clinical trial. Br. J. Oral Maxillofac. Surg. 28 (1990) 12–15

HERZOG, M., SAMEK, M., SIRANLI, F.: Zur Indikation der zahnärztlich-chirurgischen Sanierung bei Strahlentherapie. Dtsch. zahnärztl. Z. 41 (1986) 449–451

KLAMMT, J., GÄNSICKE, A., GÄNSICKE, W., KUNKEL, J., MÜLLER, U., PINGEL, G., SCHEIBNER, B., SCHEIBNER, F., SCHUBERT, F.: Das Risiko der Alveolitis nach Zahnextraktion. Stomatol. DDR 35 (1985) 586–593

KLAMMT, J., SCHUBERT, F.: Untersuchungen zum Zusammenhang von Alveolitis nach Zahnextraktion und Extraktionstrauma. Dtsch. Z. Mund-Kiefer-GesichtsChir. 10 (1986) 135–137

KLAMMT, J., SCHUBERT, F.: Zum Einfluß der Wundversorgung auf Heilungsstörungen nach Zahnextraktion. Zahn-Mund-Kieferheilk. 74 (1986) 30–36

KLAMMT, J., THOMA, C., WALDMANN, W.: Zur operativen Behandlung des Dolor post extractionem. Stomatol. DDR 32 (1982) 352–354

KLINKER, L., SIEGEL, U.: Meteorologische Einflüsse auf die Häufigkeit des Postextraktionssyndroms. Z. ges. Hyg. 32 (1986) 529–533

KLINKER, L., SCHLÖTCKE, S.: Beitrag zur Meteorotropie von akuten entzündlichen Erkrankungen im Zahn-, Mund- und Kieferbereich. Z. Meteorol. 33 (1983) 267–272

KLOCKMANN, W.: Untersuchungen zum Einfluß von Wetterfaktoren auf Komplikationen nach Zahnextraktion. Med. Dissertation, Akad. f. Ärztl. Fortbild. Berlin 1988

KRAJNIK, J., GRYGOROWICZ, K., RYFA, J., SOKALSKI, J.: Chirurgische Behandlung umschriebener nekrotischer Knochenentzündungen im Bereiche der Alveolarfortsätze nach Zahnextraktion. Stomatol. DDR 31 (1981) 309–312

KREKMANOV, L., HALLANDER, H. O.: Relationship between bacterial contamination and alveolitis after third molar surgery. Int. J. Oral Surg. 9 (1980) 274–280

KREKMANOV, L., NORDENRAM, A.: Postoperative complications after surgical removal of mandibular third molars. Int. J. Oral Maxillofac. Surg. 15 (1986) 25–29

KUNKEL, J.: Zum Einfluß von inneren Erkrankungen, Medikamenteneinnahme, Nikotin und Koffein auf die Wundheilung nach Zahnextraktion. Med. Dissertation, Akad. f. Ärztl. Fortb. Berlin 1984

MACGREGOR, A. J., ADDY, A.: Value of penicillin in the prevention of pain, swelling and trismus following the removal of ectopic mandibular third molars. Int. J. Oral Surg. 9 (1980) 166–172

MAKKONEN, T. A., KIMINKI, A., MAKKONEN, T. K., NORDMANN, E.: Dental extractions in relation to radiation therapy of 224 patients. Int. J. Oral Maxillofac. Surg. 16 (1987) 56–64

MAKKONEN, T.: Study on oral complications of head and neck cancer radiotherapy. Med. Dissertation Turku 1988

MASUCK, R., KLAMMT, J.: Zur Rolle der Fibrinolyse bei der Pathogenese der Alveolitis. Dtsch. Stomatol. 41 (1991) 295–296

MEECHAN, J. G., MACGREGOR, D. M., ROGERS, S. N., HOBSON, R. S., BATE, J. P. C., DENNISON, M.: The effect of smoking on immediate postextraction socket filling with blood and on the incidence of painful socket. Br. J. Oral Maxillofac. Surg. 26 (1988) 402–409

MEECHAN, J. G., VENCHARD, G. R., ROGERS, S. N., HOBSON, R. S., PRIOR, I., TAVARES, C., MELNICENKO, S.: Local anaesthesia and dry socket. Int. J. Oral Maxillofac. Surg. 16 (1987) 279–284

MEYER, R. A.: Effect of anesthesia on the incidence of alveolar osteitis. J. Oral Surg. 29 (1971) 724–726

MORTON, M. E.: Osteoradionecrosis: A study of the incidence in the Northwest of England. Br. J. Oral Maxillofac. Surg. 24 (1986) 323–331

MOSELY, L. H., FINSETH, F., GOODY, M.: Nicotine and its effect on wound healing. Plast. reconstr. Surg. 61 (1978) 570–575

NORDENRAM, A., GRAVE, ST.: Alveolitis sicca dolorosa after removal of impacted third molars. Int. J. Oral Surg. 12 (1983) 226–231

NOWAK, R., SCHÖNBERGER, A.: Untersuchungen über den Einfluß der Alveolenkürettage auf die Heilung der Extraktionswunde. Wiss. Z. E.-M.-Arndt-Univ. Greifswald, Math.-naturw. Reihe 15 (1966) 285–290

OSBORN, J. F., JAQUES, W. A., THALMANN, R., SPIESSL, B.: Die Wirksamkeit systematischer Antibiotikaprophylaxe bei der operativen Entfernung unterer Weisheitszähne. Schweiz. Monatsschr. Zahnheilk. 89 (1979) 458–466

PATERSON, J. A., CARDO, V. A., STRATIGOS, G. T.: An examination of antibiotic prophylaxis in oral and maxillofacial surgery. J. Oral Surg. 28 (1970) 753

POETHE, I.: Zur Ätiopathogenese des Postextraktionssyndroms. Med. Dissertation B., Univ. Greifswald 1984

POETHE, I., MEYER, P., LORENZ, U.: Die Bedeutung der sekretorischen Abwehr der Mundhöhle für die Ätiopathogenese der Alveolitis. Zahn-Mund-Kieferheilk. 75 (1987) 795–798

PORTEDER, H., RAUSCH, E., VINZENZ, K., KIENMAYER, T., JASKULKA, U.: Zur Behandlung von Mundschleimhautläsionen mit Solcoseryl®. Quintessenz 39 (1988) 635–640

REDDING, S. W., OLIVE, J. A.: Relative value of screening tests of hemostasis prior to dental treatment. Oral Surg. Oral Med. Oral Pathol. 59 (1985) 34–36

RITZAU, M., THERKILDSEN, P.: Antifibrinolytic prevention of alveolitis sicca dolorosa. Int. J. Oral Surg. 7 (1978) 534–540

SCHEIBNER, B., SCHEIBNER, F.: Untersuchungen über den Einfluß der Mundhygiene auf entzündliche Heilungsstörungen nach der Zahnextraktion. Med. Dissertation, Akad. f. Ärztl. Fortbild. Berlin 1984

SCHILLI, W., SCHARF, F., LANGE, CH.: Die trokkene Alveole – ein Problem der zahnärztlichen Sterilisation. Dtsch. zahnärztl. Z. 22 (1967) 1026–1029

SCHRÖDER, H.: Divascan und Pamba zur Prophylaxe der Alveolitis nach Zahnextraktion. Zahn-Mund-Kieferheilk. 74 (1986) 259–264

SCHRÖDER, H.: Speichel und Wundheilung nach Zahnextraktion. Z. ärztl. Fortbild. 79 (1985) 189–193

SCHROEDER, H., FISCHER, R.: Zur Ätiologie der Alveolitis und ihrer Therapie mit Indometazin. Stomatol. DDR 40 (1990) 17–21

SCHUBERT, J., BÖTTCHER, V., WALDMANN, W.: Grisaldon – ein neues azetylsalizylsäurehaltiges Präparat zur lokalen Behandlung entzündlicher Wundheilungsstörungen nach Zahnextraktionen. medicamentum 15 (1974) 23–27

Schulte, W.: Über den primären Nahtverschluß nach intraoralen Eingriffen am Kieferknochen und die Defektversorgung mit Gelatineschwamm, Penicillin und Thrombin. Dtsch. zahnärztl. Z. 14 (1959) 456–471

Schulte, W., Wörner, H.: Speicheleinflüsse auf die Blutgerinnung bei hämorrhagischen Diathesen – thrombelastographische Untersuchungen. Dtsch. zahnärztl. Z. 23 (1968) 835–843

Skusa, R.: Die Desinfektion der Mundhöhlenschleimhaut vor operativen Eingriffen. Med. Dissertation, Univ. Rostock 1986

Sorensen, D. C., Preisch, J. W.: The effect of tetracycline on the incidence of postextraction alveolar osteitis. J. Oral Maxillofac. Surg. 45 (1987) 1029–1033

Stiebe, R., Poethe, I., Bernhardt, H.: Die Bakteriologie der normalen Wundheilung nach Zahnextraktion unter besonderer Berücksichtigung der Anaerobierdiagnostik. Zahn-Mund-Kieferheilk. 78 (1990) 247–251

Strassburg, M., Menzel, H. J., Knolle, G.: Ist die Anwendung von Antibiotika zur Vermeidung von Wundheilungsstörungen sinnvoll? Dtsch. Zahn-Mund-Kieferheilk. 55 (1970) 99–105

Swanson, A. E.: A double-blind study on the effectiveness of tetracycline in reducing the incidence of fibrinolytic alveolitis. J. Oral Maxillofac. Surg. 47 (1989) 165–167

Sweet, J. B., Macynski, A. A.: Effect of antimicrobial mouth rinse on the incidence of localized alveolitis and infection following mandibular third molar surgery. Oral Surg. Oral Med. Oral Pathol. 59 (1985) 24–26

Syrjänen, St. M., Syrjänen, K. J.: The effects on extraction wound healing of a newer drug combination introduced for use in the prevention of postextraction complications. Br. J. Oral Surg. 19 (1981) 57–66

Sziegoleit, W., Mansfeld, J., Uhlig, R., Förster, W.: Untersuchungen zur Schmerzprophylaxe nach Zahnextraktionen durch lokal applizierte Azetylsalizylsäure (Grisaldon®). Stomatol. DDR 32 (1982) 111–115

Tjernberg, A.: Influence of oral hygiene measures on the development of alveolitis sicca dolorosa after surgical removal of mandibular third molars. Int. J. Oral Surg. 8 (1979) 430–434

Wagner, W., Kuffner, H. D., Hartmann, U.: Der bestrahlte Patient als Risikopatient bei zahnärztlich-chirurgischen Eingriffen. Dtsch. zahnärztl. Z. 41 (1986) 440–443

Widmark, G., Sagne, S., Heikel, P.: Osteoradionecrosis of the jaws. Int. J. Oral Maxillofac. Surg. 18 (1989) 302–306

Wolff, W., Schneider, G.: Untersuchung von Behandlungsvarianten des Dolor post extractionem. Stomatol. DDR 34 (1984) 737 bis 742

Replantation und Transplantation entfernter Zähne

11

11.1 Definition

Als *Replantation* (Rückpflanzung) bezeichnen wir das Wiedereinsetzen eines entfernten Zahnes an seinen alten Platz. Von *Transplantation* (Verpflanzung) sprechen wir, wenn ein Zahn an anderer Stelle im Kiefer eingepflanzt wird. Während früher auch allogene Transplantationen (Zähne von einem anderen Individuum) vorgenommen wurden, befassen wir uns heute nur noch mit Zahnverpflanzungen im Kiefer des gleichen Patienten (autologe Transplantation). Einpflanzungen von Fremdmaterial bzeichnen wir als Implantation.

Daß Zähne nach deren Enfernung wieder in den Kiefer eingesetzt einheilen können, war seit alters her bekannt. Es gibt Hinweise darauf, daß bereits im klassischen Altertum Zähne von Sklaven deren Besitzern eingepflanzt wurden (PAPE und HEISS 1976). Auch FAUCHARD schildert in seinem »Frantzösischen Zahn = Artzt« (1733) in einem eigenen Kapitel «Fünff Observationen, von Zähnen, die in ihre eigene Kinnladen wieder eingesetzt, oder in einen fremden Mund versetzet worden«, offensichtlich mit vollem Erfolg. Philipp PFAFF (1756) berichtet ausführlich über eigene Erfahrungen mit Replantionen und erwähnt sogar eine retrograde Wurzelkanalfüllung (»Das Loch an der Wurzel wird mit Wachs oder Bley ausgestopfet«). Eingehend beschreibt auch BÜCKING (1782) Replantationen. Erstaunlicherweise berichtet er über Erfolge, »wenn man, statt eines weggenommenen schadhaften Zahnes, einen gesunden Zahn, der zu eben der Zeit einer anderen Person ausgezogen worden, einsetzt auch wol den Zahn aus einem Todtenkopfe dazu nimmt, und auch aus eben dem Grunde einen ausgezogenen hohlen Zahn mit Golde oder Bley ausfüllet und hernach wieder einsetzt; alsdann aber öfters auf einen Kork beißen läßt, den man auf denselben gelegt hat, um ihn in seiner Lücke festzudrücken. Innerhalb acht Tagen soll er schon wieder befestigt seyn.« BÜCKING nennt auch Voraussetzungen einer erfolgreichen allogenen Zahntransplantation: »So müssen beyde Personen noch im mäßigem Alter und beyde gesund, und das Zahnfleisch derjenigen, die sich ihn einsetzen lässet, ohne Tadel seyn. Diese kann gegen vierzig, und die die ihn dazu hergiebt, muß unter vier und zwanzig seyn.« Es steht zu vermuten, daß die spektakulären Erfolge derartiger Verpflanzungen doch nicht reproduzierbar waren, denn die Verfahren der autogenen und allogenen Zahntransplantation gerieten fast in Vergessenheit. Bei geeigneter Indikationsstellung und Technik sind sowohl die autologe Transplantation von Zahnkeimen und fertig ausgebildeten Zähnen als auch die Replantation von Zähnen nach extraoraler Wurzelkanalfüllung heute praxisreife Verfahren, die viel häufiger Anwendung finden sollten.

11.2 Voraussetzungen einer erfolgreichen Re- oder Transplantation

Es ist also wohl nicht das Problem, einen Zahn wieder zur Einheilung zu bringen. Seit den klassischen Untersuchungen von AXHAUSEN (1937) und HAMMER (1937) wissen wir aber, daß der Langzeiterfolg einer Re- oder Transplantation wesentlich davon abhängt, inwieweit die Wurzelhaut erhalten geblieben ist. Wo diese verloren gegangen ist, kommt es trotz anfänglicher reaktionsloser Einheilung zur fortschreitenden Resorption von Zement und Dentin, so daß die Reste des rückgepflanzten Zahnes nach einigen Jahren abgestoßen werden. Wann diese Abstoßung erfolgen wird, kann nie genau vorhergesagt werden. Es wird über Funktionsperioden replantierter Zähne von mehr als 20 Jahren trotz nachweisbarer Wurzelresorption berichtet (GÖTSCH 1978). Die *Fläche des erhalten gebliebenen Desmodonts ist direkt proportional zur Erhaltunsdauer des replantierten Zahnes* (LAUER und GROSS 1990). Nach experimentellen Untersuchungen von NEUKAM und Mitarb. (1987) gehen bei der Entfernung eines Weisheitszahnkeimes zwischen 75 und 199 mm^2 Wurzelhaut vorwiegend im apikalen und koronalen Wurzelbereich verloren, wohl infolge der Luxationsbewegungen. Die Wurzelhaut kann also unter der Extraktion an der Wurzeloberfläche abreißen, außerhalb des Mundes mechanisch beschädigt werden oder durch Austrocknung bzw. mangelnde Ernährung Schaden nehmen. Es müssen daher alle Anstrengungen unternommen werden, um möglichst große Anteile der Wurzelhaut zu erhalten.

Die Prognose eines re- oder transplantierten Zahnes hängt wesentlich davon ab, wieviel Fläche des Desmodonts bei dem Eingriff verloren gegangen ist.

Es gilt grundsätzlich zwischen Re- und Transplantationen von Zähnen *mit und ohne Erhaltung der Vitalität der Pulpa* zu unterscheiden. Die Vitalerhaltung ist vor allem bei der *Zahnkeimtranplantation* zu erwarten. Am besten geeignet sind hierfür Zähne, bei denen etwa die Hälfte oder Dreiviertel der Wurzel ausgebildet sind (HENRICHVARK und NEUKAM 1987, SCHEIBE und DÜKER 1980). Soll die vitale Transplantation angestrebt werden, darf die Blutzufuhr nur kurze Zeit unterbrochen sein. Die Ernährung der Pulpa erfolgt nach der Transplantation zunächst durch Diffusion, bis neue Gefäße in den Pulpenraum eingesproßt sind oder bis bei weit offenem Foramen apicis dentis Gefäße der Pulpa Anschluß an jene des Transplantatlagers finden (Abb. 11.1). Auch das Einsprossen von Nerven in autotransplantierte Zähne wurde im Experiment nachgewiesen (SCHENDEL und Mitarb. 1990). Bei Weisheitszähnen und oberen Eckzähnen wurde jeoch auch über erfolgreiche Vitaltransplantationen von Zähnen mit abgeschlossenem Wurzelwachstum berichtet (KHOURY 1985, ÖZME und Mitarb. 1977, SCHMIDT-FLATH 1974). Wenn sich nach Keimtransplantation röntgenologisch ein weiteres *Wurzelwachstum* zeigt, ist das der beste *Beweis für die Vitalerhaltung der Pulpa*. Das Wurzelwachstum erreicht allerdings kaum das Ausmaß eines ortsständigen Zahnes. Die üblichen Sensibilitätstests, fälschlich auch als Vitalitätsproben bezeichnet, können trügen. In der ersten Phase nach der Überpflanzung sind sie sicher negativ. Sie können dann positiv und mit zunehmender Kanalobliteration wieder negativ werden (KRENKEL und Mitarb. 1989). Diese Obliteration tritt auch bei anfänglich vitaler Pulpa nicht selten ein (Abb. 11.2). Sie kann ebenso Folge des Einwachsens von Granulationsgewebe über das Foramen apicis dentis sein, welches das mehr oder weniger vitale Pulpengewebe ersetzt. Selbst dann ist ein biologisch befriedigender Zustand erreicht.

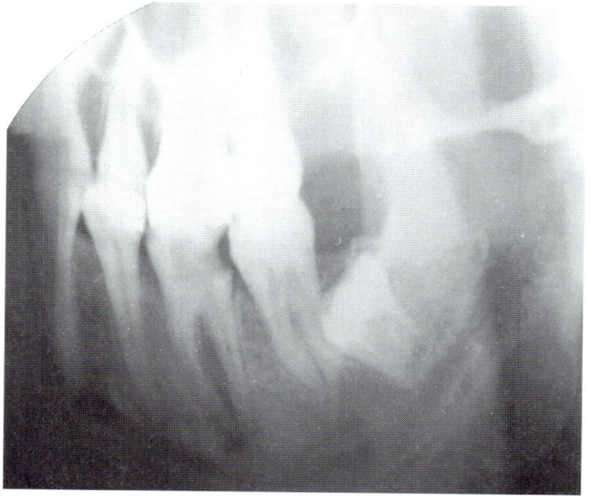

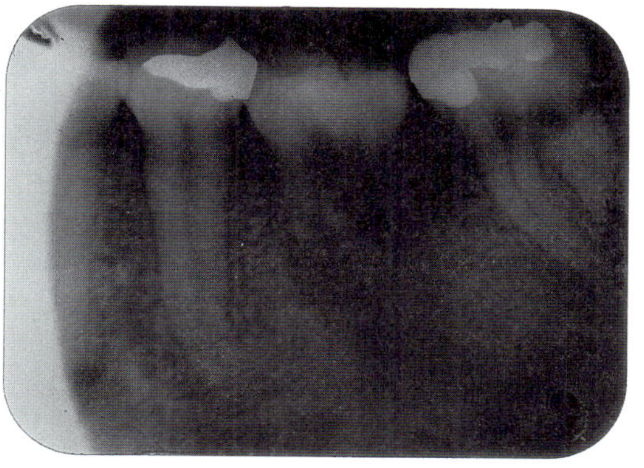

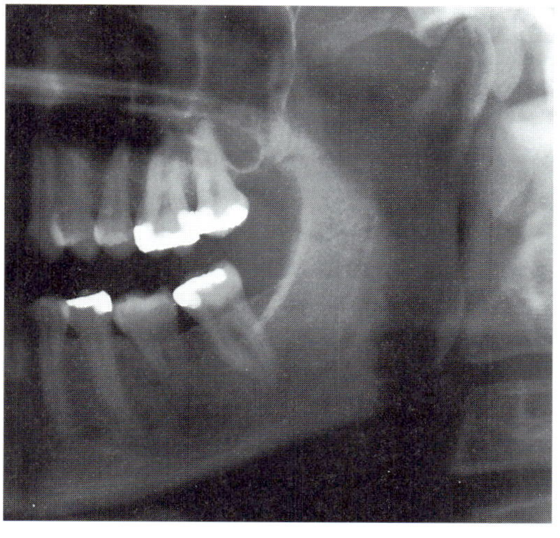

a — b
c

Abb. 11.1 *a* Chronische apikale Parodontitis an 46; die Wurzeln des 48 sind etwa zur Hälfte ausgebildet; *b* Kurze Zeit nach Transposition des 48 in die Alveole von 46; *c* 2 Jahre nach der Verpflanzung ist der 48 in der Alveole 46 voll funktionstüchtig; keine Entzündungszeichen. Die Wurzelkanäle sind obliteriert.

Vorraussetzungen für eine erfolgreiche Transplantation mit vitaler Pulpa sind
- relativ weit offenes Foramen apicis dentis und jugendliches Alter,
- kurze Zeit außerhalb der Alveole,
- ein geeignetes Transplantatlager,
- Vermeidung okklusaler Belastung.

Wenn die Vitalerhaltung der Pulpa sehr unwahrscheinlich ist oder bereits eine Nekrose vorliegt, nehmen wir *vor der Verpflanzung die Wurzelkanalfüllung* vor. Da sie außerhalb des Mundes erfolgt, gelingt ein guter apikaler Abschluß besser als bei jedem anderen endodontischen Verfahren. Er kann retrograd mit geeigneten Stiften vorgenommen werden (Kirschner und Mitarb. 1978, Loeck und Mitarb. 1987, Sommermeier 1989). Die Schwierigkeit liegt nur darin, daß das Desmodont auch während der endodontischen Behandlung geschont und vor mechanischer Schädigung und Austrocknung geschützt werden muß.

Die Zahntransplantation kann nur Erfolg haben, wenn das Transplantatlager geeignet ist. Es muß eine sofortige Ernährung der vital überpflanzten Anteile der Wurzelhaut gewährleisten, also gut durchblutet sein. Deshalb wurde für die Transposition

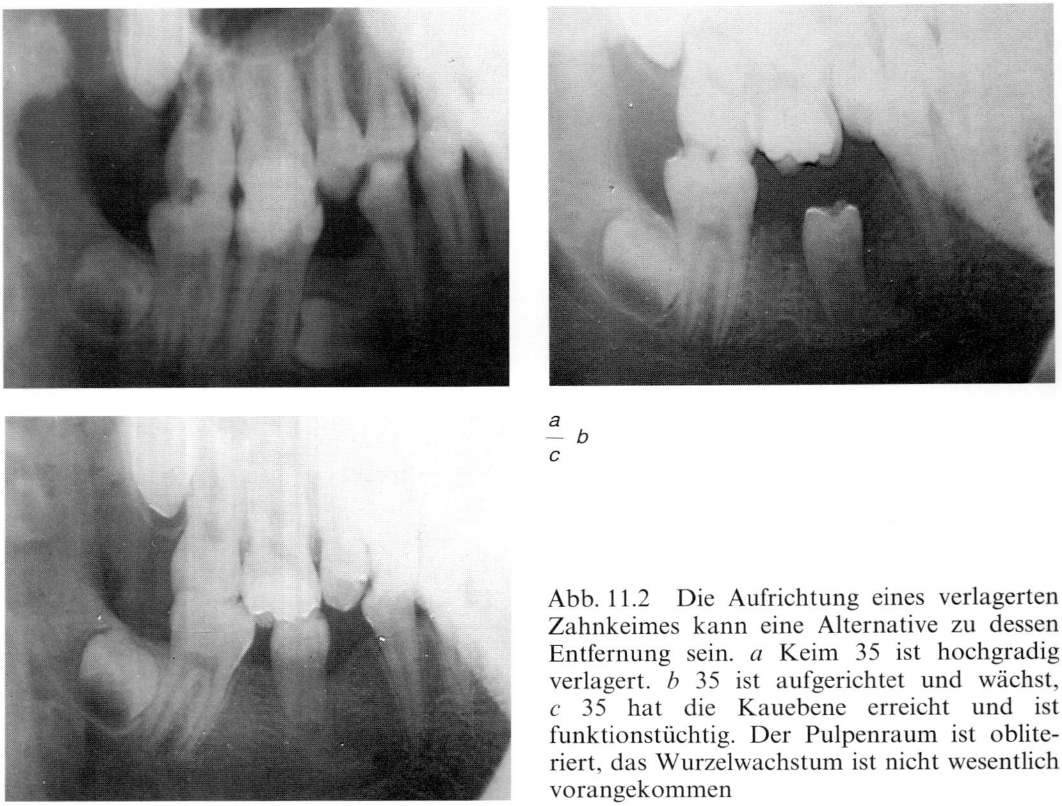

a b
c

Abb. 11.2 Die Aufrichtung eines verlagerten Zahnkeimes kann eine Alternative zu dessen Entfernung sein. *a* Keim 35 ist hochgradig verlagert. *b* 35 ist aufgerichtet und wächst, *c* 35 hat die Kauebene erreicht und ist funktionstüchtig. Der Pulpenraum ist obliteriert, das Wurzelwachstum ist nicht wesentlich vorangekommen

von Weisheitszähnen ein zweizeitiges Vorgehen vorgeschlagen: Zunächst wird der zu ersetzende Molar entfernt und für 8–10 Tage die Bildung von Granulationsgewebe in der Alveole abgewartet. Erst dann erfolgt die Einpflanzung des Weisheitszahnes in dieses Granulationsgewebe (Müller und Zinner 1981). Das zweizeitige Vorgehen wird besonders empfohlen, wenn am extrahierten Zahn erhebliche Entzündungsprozesse abgelaufen sind (Esckici 1991). Es ist allerdings noch nicht geklärt, ob dieses Verfahren echte Vorteile bietet (Jacobs und Rost-Dickmann 1988). Eine Überpflanzung von Weisheitszähnen in völlig verknöcherte Kieferbereiche und sogar in transplantierten Beckenkamm ist möglich, wenn hier eine entsprechende neue Alveole gefräst wird (Khoury 1986).

Von besonderer Bedeutung sind die ausreichende Immobilisierung des re- oder transplantierten Zahnes und sein Schutz vor mechanischer Belastung während der Einheilungsphase. Molaren rasten mitunter wie ein Druckknopf in die Alveole ein und bedürfen dann keiner speziellen Fixierung. In allen anderen Fällen ist eine exakte Ruhigstellung erforderlich. Bewährt haben sich hierfür die Klebeschienen, während Miniplastschienen nicht ausreichend stabilisieren (Hagen und Fritzemeier 1987). Auch die Schienung mit halbrundem Profildraht und einfachen Drahtligaturen ist hilfreich (Rahn 1987). Es ist wichtig, daß die re- oder transplantierten Zähne zunächst nicht durch Okklusion und Artikulation belastet werden. Sie müssen also gegebenfalls eingeschliffen werden.

11.3 Replantation von Molaren nach extraoraler Wurzelkanalfüllung (therapeutischer Replantation)

Wenn eine orthograde Kanalaufbereitung und Wurzelfüllung bei Molaren nicht möglich erscheint und eine Wurzelspitzenresektion das Problem nicht lösen kann, sollte an eine Replantation nach Extraktion und extraoraler Kanalaufbereitung und Füllung gedacht werden. Sie kommt besonders in Frage, wenn es sich um einen Zahn

- mit weitgehend erhaltener Krone,
- innerhalb der geschlossenen Zahnreihe,
- bei guten parodontalen Verhältnissen handelt.

Vorraussetzung ist natürlich, daß der Zahn unter der Extraktion nicht zerbricht. Die Replantation belastet den Patienten kaum mehr als die einfache Zahnentfernung. Sie ist grundsätzlich in jeder gut geführten zahnärztlichen Praxis durchführbar. Es gibt Kollegen, die über viele Hunderte von erfolgreichen Replantation berichten (WILL 1983, ESCKICI 1989).
Nach der betont schonenden Extraktion darf die Wurzeloberfläche wegen des Schutzes der Wurzelhaut möglichst nicht berührt werden. Der Zahn kann dazu in eine geeignete Halterung eingespannt werden, welche die Kanalaufbereitung und das ständige Feuchthalten der Wurzeloberfläche mit steriler isotonischer Lösung gestattet (LAUER und GROSS 1990, SOMMERMEIER 1989). Das Fassen mit der Extraktionszange ist auch möglich. Die Kanalaufbereitung und -füllung kann sowohl (besser) orthograd als auch retrograd erfolgen. Auf jeden Fall werden die Wurzelspitzen gekürzt. Der Kanal wird von apikal mit genormten Instrumenten erweitert, so daß zum sicheren Abschluß Stifte aus Aluminiumoxid-Keramik, Hydroxylapatit oder Titan von retrograd eingebracht werden können (KIRSCHNER und Mitarb. 1978, LOECK und Mitarb. 1987, SOMMERMEIER 1989). Wenn diese Instrumente und Materialien nicht zur Verfügung stehen, kann der apikale Abschluß mit den üblichen Wurzelfüllmaterialen vorgenommen werden. Der so vorbereitete Zahn wird nun sogleich wieder in seine Alveole zurückgesetzt. Hierzu ist manchmal ein gewisser Druck notwendig, da die unter der Extraktion (von Zähnen mit stärker gespreizten Wurzeln) aufgedehnten Alveolenwände zurückgefedert sind. Mitunter muß das interradikuläre Septum gekürzt werden. Der Zahn rastet dann häufig ein und bedarf keiner weiteren Fixierung. Wenn er nicht fest sitzt, wird er mit einer Drahtbogen-Kunststoff-Schiene oder einem anderen Schienungsverfahren für 6 Wochen stabilisiert. Ein okklusales Trauma muß in der Einheilungsphase vermieden werden. Ob grundsätzlich ein Antibiotikum verabreicht werden sollte, wird unterschiedlich diskutiert. Wir sind damit recht zurückhaltend.

11.4 Autologe Transplantation (Transposition) von Weisheitszähnen und Zahnkeimen

Wenn ein 1. Molar nicht erhaltungswürdig ist, ein Weisheitszahn aber auch kaum die Chance einer regelrechten Einordnung hat, sollte dessen Transposition in die Alveole des 1. Molaren erwogen werden (s. Abb. 11.1). Die günstigsten Voraussetzungen einer erfolgreichen Transplantation sind gegeben, wenn die Foramina apicis dentis noch weit offen, also die Wurzeln nur zur Hälfte oder zu zwei Dritteln entwickelt sind. Die Wurzeln sollten jedoch im Röntgenbild mindestens etwa 6 mm lang sein. Auch eine Überpflanzung von voll ausgebildeten Zähnen ist möglich (KHOURY 1985). Eine Transplantation von einer Kieferseite auf die andere oder eines oberen Weisheitszahnes in den Unterkiefer hat ebenfalls Erfolg (ESKICI 1991).

Bei einzeitigem Vorgehen werden der 1. Molar und das interradikuläre Septum entfernt, danach der Weisheitszahnkeim vorsichtig entnommen. Eine Schädigung der Zahnpapille ist unbedingt zu vermeiden. Die Alveole muß manchmal noch etwas ausgefräst werden. Dabei darf der Zahnkeim wegen der Gefahr für die Wurzelhaut nur ganz vorsichtig in sein neues Bett geschoben werden; kein mehrfaches Einprobieren! Ob der Weisheitszahnkeim tief in die Alveole des 1. Molaren versenkt und nur mit einigen Nähten fixiert wird oder ob er fast die Kauebene erreicht, hängt von dessen Entwicklungszustand ab. Im letzteren Falle ist eine Schienung unerläßlich. Bei zweizeitigem Vorgehen liegt zwischen Extraktion des schadhaften Zahnes und der Überpflanzung ein Zeitraum von 8–14 Tagen.

In ähnlicher Weise ist die Überpflanzung von verlagerten Prämolaren möglich (KRISTERSON 1985). Mitunter genügt auch schon die operative Aufrichtung eines horizontal gelegenen Prämolaren in regelrechte Durchbruchsrichtung (Abb. 11.2).

11.5 Autologene Transplantation oberer Eckzähne

Es ist um jeden retinierten und verlagerten oberen Eckzahn schade, der entfernt und verworfen wird. In sehr vielen Fällen gelingt die kieferorthopädische Einordnung in den Zahnbogen nach operativer Freilegung. Nur, wo diese nicht sinnvoll oder durchführbar ist, sollte an eine operative Entfernung gedacht werden. Hierbei erwägen wir als Alternative immer die Möglichkeit einer Einpflanzung des verlagerten Zahnes an der richtigen Stelle im Alveolarfortsatzes. Hierfür gelten als Voraussetzung:

- jugendliches Alter und guter Zustand des übrigen Gebisses,
- ausreichende Breite der Zahnlücke,
- ausreichende Knochenmasse als Transplantatlager.

Zur Beurteilung des Platzbedarfs messen wir die Breite des (durchgebrochenen) Eckzahns der Gegenseite und vergleichen sie mit der Lücke. Der einzupflanzende Eckzahn kann bis zu etwa 2 mm in seiner Breite beschliffen werden, um ihn in eine Lücke einzupassen. Wichtig ist auch, daß die neue Alveole für das Transplantat nach vestibulär und palatinal genügend Knochen aufweist; der Alveolarfortatz muß also ausreichend dick sein, und der Entnahmedefekt sollte möglichst wenig Kontakt mit der neugeschaffenen Alveole haben.

Der verlagerte Eckzahn wird vorsichtig freigelegt, von palatinal entfernt und in isotonischer Kochsalzlösung gelagert. Nun wird die neue Alveole nach vestibulärer Aufklappung mit der Fräse geformt. Um durch mehrfaches Einpassen des Transplantats nicht das Desmondont zu schädigen, kann nach dem Vorschlag von W. MÜLLER sehr vorteilhaft ein Kunststoffmodell benutzt werden. Soll der Eckzahn mit vitaler Pulpa transplantiert werden, wird die Wurzelspitze abgetragen und der Zahn in die neue Alveole eingesetzt (DIECKMANN und ÖZME 1981, ÖZME und Mitarb. 1977, SCHMIDT-FLATH 1974). Sicherer scheint uns die Entfernung der Pulpa und die ordnungsgemäße Wurzelkanalfüllung, die nach Abtragung der Wurzelspitze gut von retrograd vorgenommen werden kann. Auch hier ist auf peinlichste Schonung der Wurzelhaut vor mechanischer Schädigung und Austrocknung zu achten. Der Zahn wird in die neu geschaffene Alveole eingepflanzt, wobei kleinere Knochendefekte u. U. mit Hydroxylapatit aufgefüllt werden können (Foitzik und Haessler 1988). Die Weichteile werden durch Naht geschlossen, eine Schienung ist immer erforderlich. Es ist darauf zu achten, daß der Eckzahn außer Okklusion geschliffen wird. Die Schiene wird nach frühestens 6 Wochen entfernt. Es muß immer mit einer Wurzelresorption gerechnet werden, die aber unterschiedlich rasch verläuft. Ein Verbleiben des Zahnes von etwa 6 Jahren im Kiefer ist als Erfolg zu werten, längere Liegezeiten sind nicht selten.

Schlußsätze

- Das Wiedereinsetzen entfernter Zähne ist eine interessante Alternative zu prothetischen Lösungen.
- Die Einheilung gelingt meist ohne größere Probleme.
- Nach Re- oder Transplantation von Zähnen droht immer eine Resorption der Wurzeln.
- Die Wurzelresorption ist um so stärker, je mehr Desmodont während oder nach der Zahnentfernung verloren gegangen ist.
- Eine Überpflanzung mit vital erhaltener Pulpa ist möglich. Sie gelingt am besten bei der Transplantation von Zahnkeimen mit weit offenen Foramen apicis dentis.
- Der günstigste Zeitpunkt für eine Verpflanzung von Zahnkeimen ist gegeben, wenn etwa die Hälfte bis Dreiviertel der Wurzel ausgebildet ist.
- Die Überpflanzung von Weisheitszahnkeimen in die Alveole eines nicht erhaltungswürdigen Sechsjahrmolaren gelingt mit hoher Erfolgsquote.
- Nach der Transplantation mit vital erhaltener Pulpa kommt es oft zur Obliteration des Pulpenraumes. Diese ist nicht von Nachteil.
- Molaren, bei denen eine herkömmliche Wurzelkanalbehandlung nicht gelingt, können nach Extraktion außerhalb des Mundes aufbereitet und wurzelgefüllt werden. Nach Rückpflanzung sind sie dann oft viele Jahre funktionstüchtig.
- Die Einpflanzung von retinierten und verlagerten oberen Eckzähnen in den Zahnbogen kann mit und ohne Wurzelkanalfüllung erfolgen.
- Nach jeder Re- oder Transplantation von Zähnen ist eine systematische klinische und röntgenologische Kontrolle über Jahre erforderlich.

Literatur

Axhausen, G.: Die histologischen Gesetze der Wiedereinheilung replantierter Zähne. Dtsch. Zahn-Mund-Kieferheilk. 4 (1937) 169–178

Bücking, I. I. H.: Vollständige Anweisung zum Zahnausziehen für angehende Wundärzte. D. Christ, Franzen und Grosse, Stendal 1782

Dieckmann, J., Özme, E.: Ektopische Zähne – sinnvolle Eingliederung in Zahnlücken durch Replantation. Zahnärztl. Welt/Rdsch. 90 (1981) 46–48

Eskici, A.: Reimplantation und Transplantation von Zähnen. In: »Zahnärztliche Chirurgie«, herausgeg. v. H. H. Horch, Praxis der Zahnheilkunde Bd. 9, Urban und Schwarzenberg München – Wien – Baltimore 1989

Eskici, A.: Autotransplantation von Zähnen. In: Dtsch. Zahnärztekalender 1991, 11–24, Hanser München 1991

Fauchard P.: Frantzösischer Zahn = Artzt, Oder Tractat Von den Zähnen. J. A. Rüdiger Berlin 1733

Foitzik, Ch., Haessler, D.: Knochenersatzmaterialien bei Zahntransplantation. Dtsch. zahnärztl. Z. 43 (1988) 57–60

Götsch, F.: Der interessante Fall – Ergebnis einer Replantation. Stomatol. DDR 28 (1978) 678–679

Hagen, M., Fritzemeier, C. U.: Unterschiedliche Schienungstechniken und deren Indikation zur chirurgischen Zahnerhaltung. Dtsch. zahnärztl. Z. 42 (1987) 194–197

HAMMER, H.: Der histologische Vorgang bei der Zahnreplantation nach Vernichtung der Wurzelhaut. Dtsch. Zahn-Mund-Kieferheilk. 4 (1937) 179–187

HENRICHVARK, C., NEUKAM, F. W.: Indikation und Ergebnisse der autogenen Zahntransplantation. Dtsch. zahnärztl. Z. 42 (1987) 194–197

JACOBS, H. G., ROST-DICKMANN, J.: Die autologe Zahntransplantation – Prinzipien und Nachuntersuchungsergebnisse. Quintessenz 39 (1988) 817–826

JEWAN, J., PENNIG, J.: Autotransplantation von Zähnen zum Ersatz von Sechsjahrmolaren. Zahnärztl. Praxis 36 (1985) 338–342

KHOURY, F.: Erfahrung mit einer modifizierten Methode zur Weisheitszahntransposition (autologe Weisheitszahntransplantation). Dtsch. Z. Mund-Kiefer-GesuchtsChir. 9 (1985) 265–268

KHOURY, F.: Die Spättransposition von Weisheitszähnen. Dtsch. zahnärztl. Z. 41 (1986) 1061–1064

KIRSCHNER, H., BOLZ, U., ENOMOTO, S., HÜTTEMANN, R. W., MEINEL, W., STURM, J.: Eine neue Methode kombinierter auto-alloplastischer Zahnreplantation mit partieller Al_2O_3-Keramikwurzel. Dtsch. zahnärztl. Z. 33 (1978) 594–598

KRENKEL, CH., GRUNERT, J., PFALLER, K.: Problematik des Sensibilitätstests bei autologer Weisheitszahntransplantation. Quintessenz 40 (1989) 215–222

KRISTENSON, L.: Autotransplantation of human premolars. Int. J. Oral Surg. 14 (1985) 200–213

MÜLLER, W., ZINNER, R.: Zahnkeimtransplantation in ein vorbereitetes Gewebelager. Stomatol. DDR 31 (1981) 305–309

LAUER, CHR., GROSS, J.: Die therapeutische Replantation von Zähnen – Zellbiologische Grundlagen und ihre klinische Relevanz. Phillip Journal 7 (1990) 75–82

LOECK, M., BECKER, J., REICHART, P.: Zur Problematik des apikalen Verschlusses bei therapeutischen Replantationen. Dtsch. zahnärztl. Z. 42 (1987) 208–210

NEUKAM, F. M.; REUMANN, K., SCHLIEPHAKE, H.: Experimentelle Untersuchung zur Bestimmung der Wurzelhautschädigung von Zahntransplantationen. Dtsch. zahnärztl. Z. 42 (1987) 186–189

ÖZME, E., BÜNING, K., KÄMPFER-SUDHUES, W., MACHTENS, E.: Die Reimplantation verlagerter Eckzähne im Oberkiefer. Verfahren und Ergebnisse. Dtsch. Z. Mund-Kiefer-GesichtsChir. 1 (1977) 163–167

PAPE, H. D., HEISS, R.: Zur Geschichte der Zahntransplantation. In: Fortschritte der Kiefer- u. Gesichtschirurgie, herausgeg. v. K. SCHUCHARDT, Bd. 20, S. 121–125, Thieme Stuttgart 1976

PFAFF, PH.: Abhandlung von den Zähnen des menschlichen Körpers und von deren Krankheiten. Berlin 1756. Reprint Hüthig Verlag Heidelberg 1982

RAHN, R.: Transplantation impaktierter Weisheitszähne. Quintesssenz 38 (1987) 7–19

SCHEIBE, B., DÜKER, J.: Umbauvorgänge nach Re- und Transplantationen von Zähnen im Tierversuch. Dtsch. zahnärztl. Z. 35 (1980) 784–788

SCHENDEL, K. U., SCHWARTZ, O., ANDREASEN, J. O., HOFFMEISTER, B.: Reinnervation of autotransplanted teeth. Int. J. Maxillofac. Surg. 19 (1990) 247–249

SCHMIDT-FLATH, I.: Nachuntersuchungen transplantierter Zähne. Stomatol. DDR 24 (1974) 596–601

SOMMERMEIER, A.: Praxiserfahrungen mit der therapeutischen Replantation. Quintessenz 40 (1989) 227–236

SOMMERMEIER, A.: Möglichkeiten der extraoralen Fixierung des Replantates. Quintessenz 40 (1989) 1785–1793

SZABÓ, E.: Über die Transplantation der Weisheitszahnkeime in die leergewordene Alveole eines extrahierten Sechsjahrmolaren. Dtsch. zahnärztl. Z. 17 (1962) 1150 bis 1157

WILL, R.: Replantation. Das Wiedereinsetzen von Zähnen. Verlag »Die Quintessenz« Berlin – Chicago – London – Rio de Janeiro – Tokio 1983

Zahnentfernung bei Störungen der Blutgerinnung

12

12.1 Ungestörte und gestörte Blutgerinnung

Die komplizierten Vorgänge bei der Blutgerinnung sollte man immer wieder einmal in den Lehrbüchern der Physiologie nachlesen. Sie beruhen grundsätzlich auf der Umwandlung des im Blut vorhandenen Fibrinogens zu Fibrin unter der Einwirkung von Thrombin, welches aus der inaktiven Vorstufe Prothrombin freigesetzt wird. Kompliziert ist dabei nicht nur die Vielzahl der Einflußfaktoren und notwendigen Substanzen, sondern vor allem das biologische *Gleichgewicht von Hemmung und Förderung* der Gerinnselbildung bzw. Gerinnselerhaltung, das den jeweiligen Notwendigkeiten angepaßt sein soll. So kann eine vermehrte Gerinnungsneigung zur intravasalen Gerinnselbildung (Thrombose) beitragen und das Leben des Patienten bedrohen, während der gleiche Vorgang der Gerinnung an einer Wundoberfläche vielleicht sein Leben erhält. Ähnlich wirkt sich eine vermehrte Fibrinolyse negativ auf die Wundheilung aus (s. Abschnitt 2.2), während die gesteuerte fibrinolytische Aktivität im strömenden Blut kleinere Thromben beseitigen hilft. Dieses *wunderbare biologische Gleichgewicht* wird leicht durch Krankheiten oder durch therapeutische Maßnahmen gestört. Den Zustand vermehrter Blutungsbereitschaft bezeichnen wir als *hämorrhagische Diathese.*

Gerinnsel bei hämorrhagischer Diathese sind *mechanisch minderwertig* und haften schlechter an den Wundrändern. So werden sie sich bei geringfügiger Belastung ablösen und Nachblutungen veranlassen. Gerade in der Mundhöhle wirken sich Gerinnungsstörungen frühzeitig und nachhaltig aus, da hier gegenüber der äußeren Haut besondere Bedingungen vorliegen:

- Eine Schorfbildung ist im feuchten Milieu der Mundhöhle nicht möglich.
- Der Speichel entfaltet eine Spülwirkung und verdünnt möglicherweise bestimmte Gerinnungsstoffe.
- Substanzen im Speichel beeinflussen unmittelbar die Gerinnung. Es gibt fördernde und hemmende Einflüsse des Speichels auf die Gerinnung.
- Die Wunde in der Mundhöhle ist besonderen Beanspruchungen ausgesetzt. Neben mechanischen Belastungen spielen die immer vorhandenen Auswirkungen der mikrobiellen Besiedlung eine wesentliche Rolle (s. Abschnitt 2.2).

Nicht selten werden daher leichte Gerinnungsstörungen erst anläßlich einer Zahnentfernung entdeckt, nachdem kleinere Eingriffe an der äußeren Haut beim gleichen Patienten unauffällig verlaufen sind. Nach Zahnentfernung bei schwerer hämorrhagischer Diathese kann der Patient verbluten. Auf jeden Fall entsteht eine erhebliche physische und psychische Belastung, die vermieden werden muß. Schwere und hereditäre Gerinnungsstörungen äußern sich bereits im Säuglings- oder Kleinkindalter. Die Patienten kommen dann bereits mit exakter Diagnose zum Zahnarzt und stehen in gezielter pädiatrischer oder internistischer Betreuung. Schwieriger ist die Erkennung von erworbenen Blutungsübeln, die sich etwa in Zusammenhang mit einer Leukämie oder einer anderen Störung des hämatopoetischen Systems im Laufe des Lebens entwickeln können. Die meisten Gerinnungsstörungen sind aber durch eine *gute Anamnese* zu ermitteln, die eine größere Aussagekraft hat als die üblichen globalen Gerinnungstests (REDDING und OLIVE 1985). Die folgenden Fragen sollten bei Verdacht einer hämorrhagischen Diathese immer gestellt werden:

- Bluten Ihre Wunden immer auffallend lange oder stark?
- Bei Frauen: Ist Ihre Regelblutung auffällig stark?
- Bekommen Sie leicht blaue Flecke?
- Stehen Sie in ärztlicher Behandlung oder Kontrolle und nehmen Sie Medikamente ein?

Wenn eine Gerinnungsstörung vorliegt, kann auch die *klinische Untersuchung* der Mundhöhle trotz leerer Anamnese wichtige Hinweise bieten. Charakteristisch ist eine kontinuierliche Schmier- oder Sikkerblutung aus der Wunde. Oftmals bildet sich über der Wunde eine »Blase« aus dunklem Blut, das an der Oberfläche geronnen, im Zentrum aber noch flüssig und hell ist. Unter dieser »Blase« sickert dann weiteres Blut hervor. Bei einer Blutung mit normalem Gerinnungsverhalten bildet sich eher ein festes Koagulum auf der Wunde (»Blutklumpen«). Wenn die Wundsetzung schon etwas zurückliegt, werden bei hämorrhagischer Diathese oft auch charakteristische flächenhafte Hämatome sichtbar, deren Ausmaß in keinem Verhältnis zur Größe der Wunde steht. Es ist von größter Bedeutung, die *Blutungsgefährdung schon vor der Wundsetzung zu erkennen* und entsprechende Maßnahmen einzuleiten. Hier hilft uns vor allem die Befragung des Patienten (oder seines Arztes).

Von klinischer Bedeutung sind die folgenden Gruppen von Gerinnungsstörungen:

Koagulopathien. Es fehlen Gerinnungsstoffe im Plasma. Hierzu gehören die *angeborenen Formen* des Faktor-VIII- und Faktor-IX-Mangels (Hämophilie A und B). Sehr selten fehlen auch andere Gerinnungsfaktoren (II, V, VII, X). Es ist wichtig zu wissen, daß gerade bei der Hämophilie leichtere Formen vorkommen bei leerer Familienanamnese, die zu erheblichen Blutungen nach Zahnentfernung führen können. Sie sind nur durch exakte Gerinnungsdiagnostik (Faktorenanalyse) zu diagnostizieren.
Die *erworbenen Koagulopathien* sind meist Folge anderer Organerkrankungen, insbesondere von Leberleiden. Bei schwerer Leberschädigung ist immer an eine vermehrte Blutungsneigung zu denken! Diese tritt auch auf, wenn z. B. die Resorption von Vitamin K aus dem Darm durch Pankreasinsuffizienz oder eine andere Verdauungsstörung blockiert ist. Über eine kompetitive Hemmung des Vitamin K_1 in der Leberzelle wirken auch die meisten therapeutisch verwendeten *Antikoagulantien* aus der Indandion- oder Cumarinreihe. Unter Marcumar® oder Falithrom® wird daher der Prothrombinspiegel im Blut vermindert, was die Gerinnungsstörung wesentlich verursacht. Gemessen wird die Gerinnungshemmung durch die Bestimmung der Thromboplastin-(Prothrombin-) Zeit nach QUICK, wobei auf Werte zwischen 15 und 25% eingestellt wird. Diese sollen eine intravasale Gerinnung und somit Infarkte und Thrombosen verhindern, gleichzeitig aber nicht zu Spontanblutungen führen. *Bei Werten über 30% Quick ist dieser Schutz vor pathologischen Gerinnungsvorgängen nicht mehr gegeben, unter 15% drohen Blutungen* aus dem Urogenitaltrakt, der Gingiva usw. Die meisten Analgetika, aber auch viele Antibiotika bewirken eine weitere Senkung des Quick-Wertes.

Wenn Antikoagulantien-Patienten vor oder nach einem Eingriff zusätzlich Analgetika nehmen, besteht erhöhte Blutungsgefahr.

An anderer Stelle greift Heparin hemmend in den Gerinnungsvorgang ein. Es wird vor allem bei stationären Patienten und während der Dialyse eingesetzt. Die Heparinwirkung ist nach einigen Stunden abgeklungen. Nach der Dialyse erhalten die Patienten auch ein Antidot (Protamin), welches die Heparinwirkung begrenzt. Die zahnärztlich-chirurgische Behandlung kann daher am Tage nach der Heparingabe meist ohne wesentliche Blutungsgefahr vorgenommen werden.

Thrombopathien sind Störungen der Blutplättchenfunktion, die als *Thrombozytopenien* (verringerte Thrombozytenzahl) und *Thromozytopathien* (gestörte Plättchenfunktion) in Erscheinung treten. Zur orientierenden Gerinnungsdiagnostik gehört daher auch die Bestimmung der Thrombozytenzahl, die aber keineswegs allein über das Vorliegen einer hämorrhagischen Diathese Aufschluß geben kann. So kann selbst bei regelrechten Thrombozytenzahlen infolge Fehlfunktion eine Thrombopathie vorliegen. Nur in Verbindung mit anderen Suchtests (Blutungszeit, Quick-Test, partielle Thromboplastin-Zeit PTT) ist eine gewisse Aussage möglich. Neben der vermehrten Blutungsneigung können *petechiale Haut- und Schleimhautblutungen* auf die Thrombopathie hinweisen. Beim VON-WILLEBRAND-JÜRGENS-Syndrom liegt neben einer Störung der Plättchenfunktion auch eine Verminderung der biologischen Aktivität des Faktors VIII vor.
Die angeborenen Thrombopathien sind dem Patienten meist bekannt, wenn er den Zahnarzt aufsucht. Erworbene Formen dagegen könnten in der Mundhöhle die ersten Krankheitszeichen aufweisen. Hier ist besonders an medikamentös ausgelöste Störungen zu denken. Thrombozytopenien können u. a. verursacht werden durch Acetylsalizylsäure, Pyrazolonderivate, Phenacetin, Codein, Phenylbutazon, also häufig in Analgetika verwendete Substanzen (LÖGGERING 1986).
Um eine pathologische intravasale Gerinnung (Herzinfarkt, Thrombose) zu verhindern, werden u. a. Substanzen auf der Basis von Acetylsalicylsäure angewandt, welche eine *Hemmung der Thrombozytenaggregation* bewirken (z. B. Colfarit®, Asasantin®, Monobeltin®). Die dadurch erzeugte Gerinnungshemmung hat glücklicherweise nur geringen Einfluß auf die Blutungsneigung in der Mundhöhle. Zahnextraktionen können unter den üblichen Bedingungen vorgenommen werden.

Vasopathien sind Störungen der Gefäßwandfunktion. Sie haben im Zusammenhang mit der Zahnentfernung kaum klinische Bedeutung.

12.2 Wundversorgung bei hämorrhagischer Diathese

Bei fast allen Störungen der Blutgerinnung können wir durch geeignete Wundversorgung Nachblutungen verhindern. In seltenen Fällen ist die zusätzliche allgemeine Gabe von gerinnungsfördernden Substanzen bzw. die Substitution der fehlenden Plasma-Eiweiße erforderlich. Die Gefahr einer Blutung aber besteht immer bei hämorrhagischer Diathese. Es ist daher zu fordern, daß alle notwendigen vorbeugenden Maßnahmen konsequent getroffen werden, auch wenn nur ein geringer Verdacht einer erhöhten Blutungsneigung besteht. Dieser ergibt sich aus Anamnese und klinischem Befund (s. o.). Es wäre unverantwortlich, diesbezügliche Hinweise nicht zu beachten.

Ergibt sich aus der Anamnese der Verdacht auf eine Gerinnungsstörung, muß dem gezielt nachgegangen werden. Bestätigt sich der Verdacht, ist meist eine Überweisung zum Facharzt unvermeidlich.

Trotz aller Fortschritte in der Hämostaseologie werden wir uns bemühen, jeweils nur kleine Wunden zu setzen. So empfiehlt es sich, nur einen Zahn je Sitzung und unter größtmöglicher Schonung der Gewebe zu entfernen. Nur wenn eigens zur Zahnentfernung Gerinnungsfaktoren substituiert wurden, wäre die vollständige chirurgische Sanierung in einer Sitzung anzuraten. Die Lokalanästhesie kann in der üblichen Weise durchgeführt werden. Früher wurde empfohlen, auf den vasokonstringierenden Zusatz zu verzichten, was nicht begründet ist (Mohr und Mitarb. 1986). Die intraligamentäre Anästhesie ist hinsichtlich einer Hämatombildung besonders gefahrlos und zu empfehlen (Stoll und Krekeler 1986).

Die Wundversorgung bei hämorrhagischer Diathese setzt Erfahrungen voraus. Auch erfordert sie den Einsatz besonderer Medikamente und Hilfsmittel, die den Rahmen einer zahnärztlichen Praxis übersteigen. Zudem muß im Falle einer Blutung qualifizierte ärztliche Hilfe jederzeit verfügbar sein.

Gerinnungsstörungen beruhen fast immer darauf, daß die Freisetzung von Thrombin auf irgendeine Weise gestört ist. Wenn man also der Wunde *Thrombin* zuführt, müßte sich dort die Gerinnung normalisieren lassen. Das trifft auch für viele Wunden zu. Allerdings reicht diese künstliche Zufuhr von Thrombin nicht immer aus. Oft wird es durch weitere Blutung weggespült und damit an der Blutungsstelle unwirksam. Daneben gibt es eine große Zahl lokal gerinnungsfördernder Stoffe, die sich mehr oder weniger eingeführt haben. Besonders bewährt hat sich *Kollagenvlies* als Hämostyptikum (Fuchsjäger 1984, Merten und Mitarb. 1989), sofern es in geschlossenen Wunden verwendet wird. Erfahrungen aus unserer Klinik bestätigen das eindrucksvoll (Thoma 1990). In Verbindung mit Fibrinkleber ist es besondes effektiv. *Fibrinkleber* (Tissucol®, Beriplast®) besteht aus humanem Fibrinogen, dem u. a. Thrombin, der fibrinstabilisierende Faktor XIII und ein Antifibrinolytikum zugesetzt werden. Es entsteht somit ein stabiles künstliches Fibringerinnsel, das Extraktionswunden zuverlässig verschließt (Geiger und Peuten 1986, Gerlach und Mitarb. 1986, Kuhn und Mitarb. 1986, Leuthold und Bormann 1989, Neckel und Mühling 1982, Wefers und Mitarb. 1981, Wepner 1984).

Von einigen Autoren wird besonderer Wert auf eine *Abdeckung blutungsgefährdeter Wunden* zum Schutz vor mechanischer Belastung und vor Speichelzutritt gelegt. Hierzu werden sog. *Bluterplatten* im Labor angefertigt, die möglichst im Sinne einer Kappenschiene parodontal am Restgebiß abgestützt sein sollten. Rein *schleimhautgetragene Platten* würden eine unerwünschte *Pump- und Quetschwirkung* entfalten. Man legt diese Platten über der Wunde hohl, damit lokale hämostyptische Stoffe gegebenfalls hier appliziert werden können. Wichtig ist, daß die Platten die Zunge von der Wunde fernhalten. Natürlich schützt eine derartige Bluterplatte auch vor Belastungen beim Kauen und hält den Speichel fern. Eine gewisse Abdeckung der Wunden ist auch durch Gewebekleber auf der Basis von Zyanoakrylat (Histoacryl®) relativ einfach zu erreichen. Leider stört die dünne, sich bildende Kunststoffschicht nach wenigen Tagen erheblich und belastet die Fäden.

Bei Blutungsübeln ist das Koagulum in besonderem Maße der Fibrinolyse ausgesetzt. Manche Autoren empfehlen deshalb grundsätzlich die zusätzliche allgemeine Gabe von *Antifibrinolytika* (Gerlach und Mitarb. 1986, Schmelzle 1986).

Je nach Art und Schwere der Gerinnungsstörung setzen wir die Behandlungsmittel nach einem Stufenplan ein:

Stufe I: Leichte Gerinnungsstörung. Die Patienten berichten, daß ihre Wunden (vor allem nach Zahnextraktion) stärker bluten, die Gerinnungstests sind aber weitgehend regelrecht. Die Wunden werden durch möglichst *dichte Naht* geschlossen. Gute postoperative Beobachtung und Kontrolle sind selbstverständlich.

Stufe II: Mittelschwere Gerinnungsstörung. Die Patienten wissen um ihre Gerinnungsstörung und sind meist internistisch durchuntersucht. Die Gerinnungstests zeigen leichte Abweichungen von der Norm. Hierher gehören auch die meisten Patienten mit oraler Antikoagulation (s. u.).
Die Wunden werden mit *Kollagenvlies* beschickt, dem eventuell Thrombin-Pulver zugefügt ist. Auch hier ist die möglichst *dichte Naht* der Wundränder erforderlich. Zusätzlich kann eine Abdeckung der Wunde durch Akrylatkleber (Histoacryl®) oder Schutzplatten erfolgen.

Stufe III: Ernsthafte Gerinnungsstörung. Die Patienten stehen meist in ständiger internistischer oder pädiatrischer Behandlung, die Gerinnungstests sind hochgradig pathologisch. Hierzu zählen Hämophilie A und B sowie das VON-WILLEBRAND-JÜRGENS-Syndrom.
Die Wunde wird mit *Kollagenvlies* und *Fibrinkleber* versorgt, zusätzlich durch *Adaptationsnähte* verkleinert. Eine *Substitutionstherapie* ist oft zusätzlich erforderlich, die *Verbandplatte* nützlich. Sie wird deshalb immer vorbereitet. Eventuell werden zusätzlich *Antifibrinolytika*, von einigen Autoren auch routinemäßig Antibiotika verordnet. Die stationäre Behandlung ist unumgänglich.

Von besonderer praktischer Bedeutung ist die Wundversorgung bei Patienten, die nach Herzinfarkt, Thrombose und Embolie oder Herzklappen- oder Gefäßersatz unter *oraler Antikoagulantienbehandlung* stehen (s. o.). Wie gehen davon aus, daß der therapeutische Bereich (15–25% Quick) nicht verlassen werden darf. Gerade in einer Phase vermehrter physischer und psychischer Belastung wie bei der Zahnentfernung bedarf der Patient des Schutzes durch die Antikoagulantien. Ein Absetzen der Behandlung kommt also nicht in Frage, da bei Quick-Werten über 30% ein ausreichender Schutz vor intravasaler Gerinnung nicht mehr gegeben ist. Auch steigt nach Absetzen der Therapie der Prothrombinspiegel im Blut erst nach Tagen an. Ebenso kommt die früher empfohlene Gabe von Vitamin K_1 nicht in Betracht. Auch hier steigt der Quick-Wert erst nach Stunden und kann zu einer überschießenden Gerinnungsneigung führen (Rebound-effect), die gefährlich werden kann. Wir werden also bemüht sein, eine möglichst kleine Wunde zu schaffen und diese, eventuell über Kollagenvlies und Fibrinkleber, dicht zu vernähen. Der Quick-Wert sollte dabei an der oberen Grenze des therapeutischen Bereichs liegen. Für vergleichsweise große Eingriffe (Entfernung verlagerter Zähne) kommt die Anwendung von Fibrinkleber und eventuell eine Substitution mit PPSB (Beriplex®) in Frage, das die fehlenden Plasmafaktoren enthält. Hier ist immer die Abstimmung mit dem Internisten erforderlich, der auch eine kurzzeitige Umsetzung auf Heparin erwägen wird. Die Gerinnungshemmung durch Heparin stört den operativen Eingriff weniger.
Da bei *Antikoagulantien-Patienten* immer mehrere Risikofaktoren zusammen kommen, empfiehlt sich die *Zahnentfernung nicht in der zahnärztlichen Allgemeinpraxis*. Der Erfahrene kann kleinere Eingriffe ambulant verantworten. Je nach Schwere der Störung und dem Umfang des vorgesehenen Eingriffs wird jedoch die stationäre Behandlung zu erwägen sein. Bei Beachtung der angeführten Grund-

sätze läßt sich die Blutung meist vermeiden. Vor Überraschungen ist man jedoch nie sicher.

Schlußsätze

- In fast allen Fällen ist durch geeignete Wundversorgung eine Blutung nach Zahnentfernung auch bei hämorrhagischer Diathese vermeidbar.
- Die Anamnese gibt die wichtigsten Hinweise auf ein Blutungsübel.
- Wenn nach der Anamnese eine Gerinnungsstörung zu vermuten ist, müssen gezielte Information beim behandelnden Arzt eingeholt oder orientierende Gerinnungstests veranlaßt werden.
- Bevor ein Eingriff bei Gerinnungsstörung vorgenommen wird, muß klar sein
  - wie das Ausmaß der Störung ist;
  - ob der Eingriff eine erhebliche Wunde hinterläßt;
  - ob und welche Mittel zur Blutstillung eingesetzt werden sollen und ob diese verfügbar sind;
  - ob die kontinuierliche Nachbehandlung gewährleistet ist;
  - ob der Behandler über ausreichende Erfahrungen in der Behandlung von Patienten mit hämorrhagischer Diathese verfügt;
  - ob also eine ambulante oder stationäre Behandlung angezeigt ist.
- Die Wundversorgung erfolgt je nach Schwere der Störung in 3 Stufen:
  - einfacher dichter Wundverschluß;
  - Wundverschluß über Kollagenvlies, gegebenfalls unter Zusatz von Thrombin;
  - Einsatz von Fibrinkleber in Verbindung mit Kollagenvlies und Naht.
- Über eine Substitution von fehlenden Gerinnungsfaktoren ist zusammen mit dem Internisten oder Pädiater zu entscheiden. Sie kommt im allgemeinen nur bei stationären Patienten in Betracht.
- Eine Antikoagulantienbehandlung wird zur Zahnentfernung in der Regel nicht unterbrochen, sondern wir extrahieren bei Werten im therapeutischen Bereich und versorgen die Wunde gezielt.
- Zahnentfernungen bei gestörter Blutgerinnung dürfen nur von darin Erfahrenen vorgenommen werden und wenn alle Mittel zur Beherrschung von Blutungskomplikationen verfügbar sind.

Literatur

FUCHSJÄGER, E.: Konzept zur Versorgung nachblutungsgefährdeter Patienten nach Zahnextraktionen. Z. Stomatol. 81 (1984) 179–184

GEIGER, S. A., PEUTEN, M.: Kieferchirurgische Eingriffe bei antikoagulierten Problempatienten. Dtsch. zahnärztl. Z. 41 (1986) 394 bis 397

GERLACH, K. L., PAPE, H. D., JANSSEN-STORM, J.: Zum Wandel der perioperativen Therapie zahnärztlich-chirurgischer Eingriffe bei Patienten mit Hämophilie und v.-WILLEBRAND-JÜRGENS-Syndrom. Dtsch. zahnärztl. Z. 41 (1986) 361–364

KUHN, P., LANGEN, M., SCHETTLER, D.: Die kieferchirurgische Versorgung von Patienten mit Störungen der Hämostase. Dtsch. zahnärztl. Z. 41 (1986) 384–387

LEUTHOLD, B., BORMANN, R.: Autologer Fibrinkleber – lokales Hämostyptikum nach stomatologischen Eingriffen bei Patienten die unter Antikoagulantientherapie stehen. Zahn-Mund-Kieferheilk. 77 (1989) 268 bis 272

LÖGGERING, H. J.: Medikamentös bedingte Störungen der Hämostase. Dtsch. zahnärztl. Z. 41 (1986) 381–383

MERTEN, H. A., SPRINGORUM, H., WIEDING, J. U., GIESEN, K., KÖSTERING, H.: Homologe Kollagenvlies-Implantation in der zahnärztlichen Chirurgie bei blutungsgefährdeten Patienten. Dtsch. Z. Mund-Kiefer-Gesichts-Chir. 13 (1989) 301–304

MOHR, P., TETSCH, P., PFANNENSTIEL, M.: Die Problematik von zahnärztlich-chirurgischen Eingriffen unter Antikoagulantientherapie. Dtsch. zahnärztl. Z. 41 (1986) 423–425

Neckel, C., Mühling, J.: Kieferchirurgische Eingriffe an Patienten mit hämorrhagischen Diathesen unter Zuhilfenahme von Fibrinkleber. Dtsch. Z. Mund-Kiefer-GesichtsChir. 6 (1982) 302–306

Redding, S. W., Olive, J. A.: Relative value of screening tests of hemostasis prior to dental treatment. Oral Surg., Oral Med., Oral Pathol. 59 (1985) 34–36

Schmelzle, R.: Zahnärztlich-chirurgische Eingriffe bei thrombozytopenischen Risikopatienten. Dtsch. zahnärztl. Z. 41 (1986) 400–402

Stoll, P., Krekeler, G.: Lokale Schmerzausschaltung bei hämorrhagischer Diathese. Dtsch. zahnärztl. Z. 41 (1986) 405–407

Thoma, C.: Anwendung von »Kollagen-Hämostyptikum-Vlies« zur Wundversorgung nach Zahnextraktion bei Gerinnungsstörungen. medicamentum 1990 Nr. 90, 6–8

Wefers, H., Körbner, I., Arends, P., Sutor, A. H.: Zahnärztlich-chirurgische Eingriffe bei Hämophilie, v. Willebrand-Jürgens-Syndrom und Thrombozytenfunktionsstörungen unter Verwendung von Fibrinkleber und DDAVP. Dtsch. Z. Mund-Kiefer-GesichtsChir. 5 (1981) 311–317

Wepner, F.: Die Wundversiegelung mit dem Fibrinklebesystem Tissucol® bei Patienten mit hämorrhagischen Diathesen. Stomatol. DDR 34 (1984) 390–395.

Rechtliche Fragen in Zusammenhang mit der Zahnentfernung 13

13.1 Die rechtliche Stellung des Zahnarztes

Die komplizierten juristischen Zusammenhänge zwischen *Anspruch und Erwartung des Patienten* und der *Leistung des Arztes oder Zahnarztes* sind Gegenstand spezieller und ausführlicher Dartstellungen, z. B. von GÜNTHER (1982) oder TIEMANN (1982). In den folgenden Ausführungen sei nur auf einige besonders wichtige Punkte hingewiesen, wodurch sich das Studium der Originalliteratur oder die Beratung durch einen Fachmann keineswegs erübrigen.

Grundsätzlich kann ein tatsächliches oder vermutetes Fehlverhalten des Artzes/Zahnarztes *strafrechtliche* und *zivilrechtliche* Folgen haben. Letztere münden in *Schadenersatz bzw. Haftpflichtansprüche* gegenüber dem Behandler bzw. gegenüber dem Haftpflichtigen ein.

Der *Kassenpatient* tritt als Mitglied einer Krankenkasse in Leistungsbeziehungen zum Arzt/Zahnarzt; er steht in einem sozialversicherungsrechtlichen Rechtsverhältnis zu seiner Krankenkasse und nicht zum Behandler. Der niedergelassene Arzt oder Zahnarzt dagegen steht in einem sozialversicherungsrechtlichen Rechtsverhältnis zur Kassenärztlichen bzw. Kassenzahnärztlichen Vereinigung (RATAJCZAK 1989). Ungeachtet dieses komplizierten, mit einem Viereck vergleichbaren Verhältnisse (Zahnarzt – Patient – Kassenzahnärztliche Vereinigung – Krankenversicherung) ist der Arzt/Zahnarzt zur Beachtung der Sorgfalt nach den Vorschriften des bürgerlichen Vertragsrechts verpflichtet. Der *Privatpatient* schließt mit dem Arzt/Zahnarzt unmittelbar den Behandlungsvertrag ab, der Behandler ist im Sinne einer »deliktischen Haftung« verantwortlich (RATAJCZAK 1989).

Für den angestellten Arzt/Zahnarzt haftet sein Arbeitgeber; der Patient schließt den »Behandlungsvertrag« mit der Einrichtung, nicht mit dem behandelnden Arzt. Dennoch kann der angestellte Arzt oder Zahnarzt belangt werden, wenn ein Schaden aus »unerlaubter Handlung« entsteht.

Die Haftung erstreckt sich auf Fehler in der Behandlung und Fehler in der Aufklärung. Erstere können als Diagnosefehler, als fehlerhafte Indikation und Durchführung der Behandlung sowie Fehler im Anschluß an die eigentliche Behandlung vorgeworfen werden. Dabei steht die Frage nach der *Verletzung der Sorgfaltspflicht* im Mittelpunkt. Diese Sorgfaltspflicht bedeutet die Verpflichtung zur Vermeidung der Fahrlässigkeit mit dem Ziel der Schadensabwendung vom Patienten. »Ist die angewandte Sorgfalt in allen Punkten von der Gewissenhaftigkeit des Zahnarztes bestimmt, so wird sie sich immer mit der strafrechtlich und zivilrechtlich geforderten Sorgfalt decken« (GÜNTHER 1982). Diese Sorgfalt muß in jeder Hinsicht nachweisbar sein. Bereits hier wird deutlich, welche große Bedeutung der exakten Dokumentation in den Krankenunterlagen bei allen Rechtsstreitigkeiten zukommt.

Sollte ein Schaden eingetreten sein, müßte der Patient einen behaupteten Fehler und das Verschulden des Arztes beweisen. Das dürfte nur selten gelingen. Deshalb gründen sich die Vorwürfe meist darauf, daß eine *ausreichende Aufklärung* über mögliche Risiken und Gefahren nicht erfolgt sei (Vogel und Hupe 1983). Auch dieser Vorwurf kann nur entkräftet werden, wenn hierzu entsprechende Unterlagen beigebracht werden können. Das aber ist dem Zahnarzt bei der mangelhaften Qualität der üblichen Behandlungsdokumentation oft nicht möglich. Die wichtigsten Punkte zur Abweisung von zivilrechtlichen Anschuldigungen sind also die ohnehin selbstverständlichen Forderungen nach

- sorgfältigster beruflicher Arbeit und
- exakter Dokumentation.

Während also im allgemeinen der Kläger (Patient) einen behaupteten Fehler und das Verschulden des Arztes zu beweisen hat (Ausnahme: Zahnarzt muß ausreichende Aufklärung nachweisen können), kann unter bestimmten Umständen eine Umkehr der Beweislast zugunsten des Patienten eintreten. Wenn der Patient dem Arzt/Zahnarzt bewußt leichtfertiges Handeln oder einen groben Verstoß gegen die Regeln der ärztlichen Kunst mit entsprechenden Folgen anlastet, muß sich der Beklagte von diesem Vorwurf entlasten. Auch das ist nur mittels vollständiger und exakt geführter Patientenunterlagen möglich.

Auch bei ernsteren Komplikationen besteht *keine eigentliche Meldepflicht*, jedoch wird vom Juristen empfohlen (Ulsenheimer 1990):

- Mitteilung des Schadensfalles an die Haftpflichtversicherung, gegebenenfalls Information des Vorgesetzten und der Rechtsschutzversicherung;
- Einschaltung des Rechtsanwalts;
- bei tödlichen Ausgang sollte nie der verursachende Arzt den Totenschein ausstellen, nie unter dem Eindruck des Ereignisses und nie ohne Zeugen mit Angehörigen sprechen;
- nie ein Schuldeingeständnis unterschreiben;
- immer ein Gedächtnisprotokoll über alle Details des Zwischenfalls anfertigen und Zeugen notieren;
- Fotokopien aller diesbezüglichen Dokumente anfertigen;
- Aussagen jeder Art nur schriftlich und nach eingehender Prüfung treffen.

13.2 Die rechtliche Stellung der Zahnentfernung und die Voraussetzungen ihrer rechtmäßigen Durchführung

Jede Zahnentfernung ist ein ärztlicher bzw. zahnärztlicher *Eingriff im Sinne der Heilbehandlung*. Ein operativer Eingriff ist – unabhängig vom Erfolg oder von eingetretenen Komplikationen – immer ein *Eingriff in das Grundrecht des Patienten auf körperliche Unversehrheit* und damit eine Interessenverletzung, die zivilrechtlich bei Verschulden zu Schadenersatz verpflichtet und strafrechtlich als Tatbestand der Körperverletzung zu ahnden sein kann. Entschädigungs- und straffrei bleibt der Eingriff nur, wenn *Rechtfertigungsgründe*, vor allem die rechtswirksam erklärte Einwilligung vorliegen und der Eingriff nicht gegen die »guten Sitten« verstößt (Günther 1982). Als Voraussetzungen einer rechtsmäßigen Behandlung gelten:

Der Eingriff muß medizinisch indiziert sein.

Die Rechtsprechung erkennt *nur medizinische Gründe* für einen Eingriff an; die Zahnentfernung aufgrund unsinniger Selbstdiagnose des Patienten oder aüf dessen unbegründeten Wunsch hin ist eine

Körperverletzung. Die Extraktion von Zähnen *ohne medizinische Indikation* ist demnach *unzulässig* und stellt einen Behandlungsfehler dar. Sie darf nur vorgenommen werden, wenn konservative Maßnahmen erfolglos waren oder eine Zahnerhaltung bereits zu Behandlungsbeginn sinnlos erschien (PATAJCZAK 1989).

Die Einwilligung des Patienten muß vorliegen.

Eine Zahnentfernung ist nur gerechtfertigt (und somit straffrei), wenn die »erklärte Einwilligung« des Patienten bzw. seines Sorgeberechtigten oder Rechtsvertreters vorliegt (GÜNTHER 1982). Nur in Sonderfällen darf von einer »mutmaßlichen Einwilligung« einer einwilligungsunfähigen Person ausgegangen werden.
Die rechtswirksame Einwilligung in einen operativen Eingriff setzt die *Aufklärung* des Patienten über Art und Durchführung, Risiken und alternative Behandlungsverfahren voraus. Der Arzt/Zahnarzt hat also dem Patienten gegenüber eine klare *Aufklärungspflicht*. Diese betrifft Aufklärung über Befund und Diagnose sowie Art, Zweck, Chancen und Folgen der Behandlung sowie die Folgen der Unterlassung der vorgeschlagenen Behandlung und über alternative Behandlungsvorschläge.
Das konkrete Behandlungsrisiko muß also dem Patienten verdeutlicht werden. Der Umfang dieser Aufklärung ist problematisch, weil eine Schilderung jedes nur möglichen Behandlungsschadens den Patienten hochgradig verunsichern und ängstigen kann, eine mangelhafte Aufklärung aber juristisch anfechtbar ist. Die Komplikationsdichte bietet keinen ausreichenden Rahmen für den geforderten Umfang der Aufklärung, da auch über seltene Schäden (mit weniger als 1% Erwartungshäufigkeit) aufgeklärt werden muß. So ist stest auf eventuelle *lebensbedrohliche Komplikationen* und mögliche *schwerwiegende Dauerfolgen aufmerksam zu machen*, aber auch auf vorübergehende wesentliche Störungen. Entsprechend wird vor der operativen Entfernung unterer Weisheitszähne der Hinweis auf mögliche länger anhaltende Sensibilitätsstörungen gefordet (GÜNTHER 1982).

Die Aufklärung muß um so eingehender sein, je wenige dringlich und geboten der Eingriff erscheint (TIEMANN 1990).

Die Aufklärung soll dem Patienten angepaßt erfolgen und seine psychische Situation, seine medizinische Kenntnisse sowie seine Intelligenz berücksichtigen. Dabei ist auch stets individuell zu entscheiden, ob eine detaillierte Aufklärung angebracht ist oder eine »Basisaufklärung« ausreicht. Man braucht sie dem Patienten nicht aufzudrängen; er kann ausdrücklich darauf verzichten.
Interessanterweise fanden KEMPFLE und BABIN (1989) keine wesentliche Änderung in der Operationsbereitschaft ihrer Patienten in Abhängigkeit davon, ob eine extensive oder nur knappe Aufkärung über mögliche Folgen und Komplikationen erfolgte. Wir dürfen also annehmen, daß die ausführliche, dem Patienten angepaßte und gut dokumentierte Aufklärung immer richtig ist und das Vertrauensverhältnis zum Zahnarzt eher fördert als untergräbt.
Aufklärung und Einwilligung des Patienten *können, müssen aber nicht schriftlich* erfolgen. Auf jeden Fall muß der Arzt/Zahnarzt nachweisen können, daß eine Aufklärung im geforderten Umfang vorgenommen und die Einwilligung gegeben wurde. Hierfür kann eine knappe Notiz in den Behandlungsunterlagen ausreichend sein. Die schriftliche Form der Einwilligung (Revers) wird wenigstens für größere und nicht zwingend indizierte Eingriffe allgemein empfohlen. Ein *Aufklärungsblatt* kann nützlich sein, *ersetzt*

aber *nie das aufklärende Gespräch*. Auch die Unterschrift des Patienten unter ein derartiges Aufklärungsblatt schützt nicht vor dem Vorwurf mangelnder Aufklärung, wenn das ärztliche Gespräch fehlt. »Es gibt keinen Revers, der, vom Patienten unterschrieben, auf Grund seiner Formulierung den Erfolg eines Aufklärungspflichtverletzungsvorwurfs verhindern kann ... Die konkretisierende mündliche Aufklärung ist durch kein anderes Verfahren zu ersetzen. Sie muß beweisbar sein« (GÜNTHER 1982).

In Zusammenhang mit der Aufklärung über mögliche Komplikationen sollte der Patient darauf aufmerksam gemacht werden, daß der Arzt/Zahnarzt nur für die *sachgemäße, am Stand der Wissenschaft und Technik ausgerichtete Durchführung* der Behandlung haften kann, *nicht jedoch für deren Erfolg*. Der Patient gibt also im allgemeinen seine Einwilligung nur zur korrekten Durchführung »lege artis«, auf die er Anspruch hat.

Rechtswirksam ist die Einwilligung nur, wenn auch die *»Einwilligungsfähigkeit«* des Patienten gegeben ist, d. h. wenn nach Lebensalter, Intellekt und Willensfähigkeit keine Einschränkung vorliegt. – Schließlich gilt es zu beachten, daß der Patient nach der ordnungsgemäßen Aufklärung genügend Zeit zum Überlegen und für das Einholen eventueller zusätzlicher Informationen haben muß. Hierfür werden wenigstens 24 Stunden veranschlagt. Das trifft natürlich nur für aufschiebbare Eingriffe zu.

Zusammenfassend muß also die sachgerechte Aufklärung folgende 6 Stufen beeinhalten.

1. Befundaufklärung,
2. Therapieaufklärung mit begründetem Vorschlag des Arztes,
3. Aufklärung über alternative Therapiemöglichkeiten,
4. Aufklärung über typische Risiken der vorgeschlagenen Therapie,
5. Aufklärung über mögliche Folgen einer Unterlassung der vorgeschlagenen Therapie,
6. Gebührenaufklärung bei Privatpatienten.

Der Eingriff muß kunstgerecht durchgeführt werden.

Alle personellen und technischen Voraussetzungen müssen gegeben sein, um einen Eingriff kunstgerecht durchführen zu können (Erfahrung und Können des Operateurs, Assistenz, technische Ausrüstung, hygienische Bedingungen usw., s. Abschnitt 4.1). Als Kriterien gelten dabei »die (allgemein) anerkannten Regeln der (zahn-)ärztlichen Kunst« (GÜNTHER 1982), ein zweifellos dehnbarer Begriff. Jedenfalls wird sich der Zahnarzt immer wieder kritisch prüfen, ob ein Eingriff unter den gegebenen Umständen berechtigt ist, oder ob der Patient besser überwiesen würde. Insofern besteht unter bestimmten Bedingungen eine *Überweisungspflicht*.

13.3 Die forensische Bedeutung von Komplikationen der Lokalanästhesie und Zahnentfernung

13.3.1 Risiken der Lokalanästhesie

Die Anwendung jeder Methode der gezielten *Schmerzausschaltung ist ein Eingriff* im Rechtssinn und einer Operation gleichzusetzen (GÜNTHER 1982). Insofern sind auch für die Lokalanästhesie grundsätzlich die oben dargestellten Vorbedingungen zu erfüllen (Indikation, Aufklärung, Einwilligung, Durchführung »lege artis«). Es wird aber auch die Ansicht vertreten, daß die mit einer Lokalanästhesie verbundenen

Risiken »selbstverständliche Gefahren« seien, auf welche der Zahnarzt nicht ausdrücklich hinweisen müsse (TIEMANN 1990). Unbestritten ist die Notwendigkeit der Aufklärung, wenn besondere Gefährdungen vorliegen, etwa schwerwiegende innere Erkrankungen. Auch muß über alle nur möglichen Gefahren aufgeklärt werden, wenn der Patient dies ausdrücklich wünscht oder wenn die eventuellen Schäden die Berufsausübung beeinträchtigen können (GERLACH und Mitarb. 1990). In welchem Umfang Komplikationen bei der Lokalanästhesie zur Zahnentfernung drohen, ist in Abschnitt 4.4.1.2 dargelegt.

Es wäre aus medizinischen und forensischen Gründen wünschenswert, daß bei jeder Lokalanästhesie in den Krankenunterlagen vermerkt würde,

- daß eine Anamnese erhoben wurde und keine Kontraindikationen vorliegen,
- daß der Patient über die Art der Anästhesie aufgeklärt wurde und sich damit einverstanden erklärt hat,
- wieviel von welchem Lokalanästhestikum wo verabreicht wurde,
- ob unter der Anästhesie Auffälligkeiten bemerkt wurden.

Diese ausführliche Dokumentation ist nicht üblich und wäre sehr zeitraubend. Wenigstens sollten aber immer *Art und Menge des injizierten Anästhetikums* und die Form der Anästhesie notiert werden. Es würde dann vorausgesetzt, daß Besonderheiten irgendwelcher Art vermerkt worden wären.

Bei der Durchführung der Lokalanästhesie zur Zahnentfernung ist auf folgende Punkte besonders zu achten, bei deren Mißachtung Komplikationen drohen:

- zweckmäßige Auswahl der Patienten zur Lokalanästhesie,
- richtige Indikationsstellung des Anästhesieverfahrens, so daß mit vollständiger Schmerzausschaltung gerechnet werden kann,
- Verwendung geeigneter Anästhetika, (angemessene Vasokonstriktorenzusätze, Beachtung der Gesamtmenge einschließlich Oberflächenanästhesie, sichere Vermeidung von Verwechslungen),
- einwandfreies Instrumentarium (lückenlose Asepsis, scharfe Kanülen),
- Aspirationsprobe und langsame Injektion,
- gute psychische Führung des Patienten,
- geeignete Lagerung,
- lückenlose, dem Einzelfall angepaßte Überwachung.

13.3.2 Risiken und Fehler bei der Zahnentfernung

Etwa die Hälfte aller Haftpflichtansprüche gegen Zahnärzte betrifft die zahnärztliche Chirurgie einschließlich der Lokalanästhesie (GÜNTHER 1982). Dabei stehen die Zahnentfernung und deren Folgen im Vordergrund. Von forensischer Bedeutung sind folgende Vorkommnisse:

Das **Zurücklassen von Wurzelresten** gilt als Kunstfehler. Wenn aus bestimmten Gründen und ausnahmsweise eine Wurzelspitze für längere oder kürzere Zeit belassen wird, sind die Gründe hierfür in den Unterlagen zu notieren, und der Patient muß entsprechend aufgeklärt werden. In einem derartigen Fall ist immer eine Röntgenaufnahme zur Dokumentation zu fordern.

Die **Zahnentfernung infolge Irrtums, fehlerhafter Diagnose** oder bei **fehlender Indikation** ist ein Haftungsgrund, denn »der nicht indizierte Eingriff ist eine widerrechtliche Körperverletzung« (GÜNTHER 1982). Das betriff auch die Entfernung erhaltungswürdiger Zähne auf den dringenden Wunsch des Patienten (VOGEL 1982). In einem solchen Fall muß also der Zahnarzt die Extraktion ablehnen. Wenn dem Zahnarzt ein diagnostischer Irrtum vorgeworfen wird, müßte gerichtlich geklärt werden, wie dieser Irrtum zustande kam und inwieweit ein schuldhaftes Verhalten vorliegt. Es ist dabei möglich, daß ähnliche Tatbestände von verschiedenen Gerichten sehr unterschiedlich beurteilt werden (VOGEL 1982).

Nervschäden nach Zahnentfernung sind glücklicherweise meist vorübergehend (FRENKEL 1980, HOFFMEISTER 1989, MASON 1988, PFEIFFER, u. LENTRODT 1980, SCHROLL 1988, s. Kap. 9.1.1.7.3). Bleibende Funktionsausfälle des N. alveolaris inferior und N. lingualis können zu Haftpflichtprozessen führen. Dabei gilt nicht grundsätzlich der Zahnarzt als schuldig. Vielmehr müssen Gutachter und Gericht die Umstände prüfen, unter denen der Schaden eingetreten ist. Auch wird die Aufklärung des Patienten über mögliche Nervschäden nicht generell vor jeder Weisheitszahnentfernung gefordert (GERLACH und Mitarb. 1990, GÜNTHER 1982). Sie wird aber immer dann verlangt, wenn durch die Lage des Zahnes am Mandibularkanal eine Schädigung in erhöhtem Maße droht (Zusammenstellung einschlägiger Urteile bei RATAJCZAK 1990). Da andererseits Nervschäden als für eine operative Weisheitszahnentfernung als »typisch« anzusehen sind, ist eine sachgemäße Aufklärung des Patienten und die Notiz darüber in den Unterlagen nie falsch. (Diesbezügliche Urteile sind veröffentlicht in Zahnärztl. Welt 99 [1990] S. 391). Vor der operativen Entfernung unterer Prämolaren und Molaren ist auch immer der mögliche Ausfall des N. mentalis zu erörtern, der bei bestimmten Berufen (Blasmusiker, Glasbläser) erhebliche Folgen haben kann.

Weichteilverletzungen bei der einfachen oder komplizierten Zahnextraktion (s. Abschnitt 9.1.7) können ein gerichtliches Nachspiel haben. Der Zahnarzt wird dann nachweisen müssen, daß er alle geforderten Maßnahmen zur Vermeidung und Schadensabwendung getroffen hat. Besonders zu beachten sind hierbei Schäden durch ein heißgelaufenes Handstück oder infolge von Abwehrbewegungen des Patienten.

Die **Kieferhöhleneröffnung** bei der Zahnextraktion (s. Abschn. 9.1.2) ist nicht ohne weiteres als Fehler zu werten (GÜNTHER 1982). Das Übersehen einer Mund-Antrum-Verbindung oder deren falsche Behandlung könnten aber zivilrechtliche Folgen haben.

Eine **Unterkieferfraktur** durch Zahnentfernung ist nicht zu selten (s. Abschnitt 9.1.1.5). Hier ist von Bedeutung, ob das *Frakturrisiko* vor der Operation *erkannt*, mit dem Patienten *besprochen* und durch Vorsichtsmaßnahmen *gemindert* wurde. Zur Einschätzung dieses Risikos spielt die ordnungsgemäße präoperative Röntgendiagnostik eine große Rolle (EINRAUCH und Mitarb. 1980). Jedenfalls gilt die *Fraktur nicht grundsätzlich als Folge eines schuldhaften Verhaltens des Zahnarztes.* Dieses müßte gerichtlich im Einzelfall bewiesen werden. Ähnlich wäre die *Tuberfraktur* unter der Extraktion oberer letzter Molaren einzuschätzen (s. Abschnitt 9.1.4).

13.4 Gutachterliche Bewertung von Zahnverlust

Alle Zahnärzte wissen, daß ein Zahnverlust für den Betroffenen ganz unterschiedliche Folgen haben kann und daß selbst der beste Ersatz einem funktionstüchtigen natürlichen Zahn nicht gleichzusetzen ist. Dennoch geht das Versicherungsrecht davon aus, daß im allgemeinen ein Schaden im Sinne einer Minderung der Erwerbstätigkeit (MdE) durch Zahnverlust nur bis zum prothetischen Ersatz gegeben ist. So wird der Verlust mehrerer Zähne mit gestörter Kaufunktion bis zur Eingliede-

rung eines funktionstüchtigen Ersatzes mit etwa 20%, der Verlust eines einzelnen Frontzahnes bis zur Eingliederung des Zahnersatzes mit 0–10% bewertet. Der Verlust auch von 2 Zähnen löst nicht automatisch eine MdE aus, es sei denn, es handelt sich beispielsweise um den Verlust der beiden einzigen Pfeilerzähne für die Fixierung eines Unterkiefer-Zahnersatzes bei einem Versicherten mit vorbestehendem Kieferteildefekt, der die Eingliederung unmöglich macht (GÜNTHER 1982). Jedoch betont auch GÜNTHER, daß die *Auswirkung der Schädigungsfolgen* immer *aus der konkreten individuellen Situation des Geschädigten beurteilt werden muß*, wobei die tabellarischen Werte nur Anhaltspunkte bieten.
Welche Auswirkungen der Zahnverlust in ästhetischer und funktioneller Hinsicht hat, läßt sich schwer objektivieren und noch weniger verallgemeinern. Sicher ist, daß der Verlust von mittleren oberen Schneidezähnen bei jungen Menschen unabhängig von der sozialen Stellung als schwere Störung des Aussehens eingestuft wird, während der Verlust eines Molaren nahezu ohne Auswirkungen bleibt (SCHYMOCHA 1983). Der zahnärztliche Gutachter muß bei seiner Einschätzung vom »Umfang der verbleibenden Einsatzfähigkeit auf dem allgemeinen Arbeitsmarkt« ausgehen (GÜNTHER 1982) und hat dabei nicht viel Spielraum. Es wäre sinnvoll, wenn bei der Bewertung eines Zahnverlustes berücksichtigt würden:

- das Ausmaß der funktionellen Schädigung,
- die ästhetische Beeinträchtigung,
- der Ausgangsbefund vor der Schädigung,
- der Zustand des Restgebisses und
- bei Kindern der zu erwartende Schaden hinsichtlich der Gebißentwicklung (HÄRTEL u. AMBERG 1988, TISCHENDORF 1986).

Schlußsätze

- Zur Abwehr ungerechtfertigter Haftpflichtansprüche sind unerläßlich:
  - sorgfältigste ärztliche bzw. zahnärztliche Arbeit,
  - exakte Dokumentation jedes Behandlungsschritts einschließlich der Anamnese und der Hinweise auf postoperatives Verhalten.
- Jede Zahnentfernung ist ein operativer Eingriff, der nur unter bestimmten Voraussetzungen erlaubt ist. Diese Voraussetzungen sind:
  - Die Zahnentfernung muß medizinisch indiziert sein,
  - Die Einwilligung des Patienten muß vorliegen,
  - Der Eingriff muß kunstgerecht durchgeführt werden.
- Die Einwilligung des Patienten in einen Eingriff setzt voraus, daß dieser in angemessener Weise aufgeklärt wurde.
- Die Aufklärung muß im Gespräch durch den Arzt bzw. Zahnarzt erfolgen. Die zusätzliche Verwendung von Aufklärungsschriften ist möglich. Die Einwilligung kann der Patient mündlich oder schriftlich geben. Für nicht zwingend indizierte Eingriffe sollte immer eine schriftliche Einwilligung eingeholt werden.
- Für die Lokalanästhesie zur Zahnentfernung gelten gleiche Voraussetzungen wie für den Eingriff selbst.
- Über eingetretene Komplikationen wird der Patient umfassend und aktenkundig informiert.
- Bei Zwischenfällen und Komplikationen immer genaues Protokoll anlegen und Zeugen notieren; nie unbedacht Schuld eingestehen.

Literatur

EINRAUCH, H. D., OTTE, H., SELLE, G.: Zur Problematik der iatrogenen Unterkieferfraktur. Dtsch. zahnärztl. Z. 35 (1980) 209–213

FRENKEL, G.: Das Gutachten bei Verletzung des Nervus lingualis. Dtsch. zahnärztl. Z. 35 (1980) 199–201

GERLACH, K. H., HOFFMEISTER, B., WALZ, CHR.: Dysästhesien und Anästhesien des N. mandibularis nach zahnärztlicher Behandlung. Dtsch. zahnärztl. Z. 44 (1990) 970–972

GÜMPEL, G.: Analyse von 100 zahnärztlichen Gerichtsgutachten. Dtsch. zahnärztl. Z. 40 (1985) 993–995

GÜNTHER, H.: Zahnarzt Recht und Risiko. Hanser München Wien 1982

HÄRTEL, J., AMBERG, D.: Analyse und Bewertung kieferchirurgischer Gutachten. Stomatol. DDR 38 (1988) 241–247

HOFFMEISTER, B.: Verletzung des Nervus lingualis – eine klinische und tierexperimentelle Studie. Verlag »Die Quintessenz« Berlin 1989

KEMPFLE, B., BABIN, W.: Beeinflussung der Operationsbereitschaft durch extensive Aufklärung. Dtsch. Z. Mund-Kiefer-Gesichts-Chir. 13 (1989) 129–133

MASON, D. A.: Lingual nerve damage following lower third molar surgery. Int. J. Oral Surg. 17 (1988) 290–294

PFEIFER, G., LENTRODT, J.: Die forensische Bedeutung von chirurgischen Läsionen sensibler Nerven im Mund-Kiefer-Gesichts-Bereich. Dtsch. zahnärztl. Z. 35 (1980) 202–205

RATAJCZAK, TH.: Die zivilrechtliche Haftung des niedergelassenen Zahnarztes. Zahnarzt-Magazin 1989 H. 3 S. 45–57, H. 4 S. 36–42, 1990 H. 1 S. 41–48, H. 2 S. 34–42

SCHROLL, K.: Die Schonung des Nervus lingualis bei Eingriffen im Molarenbereich. Z. Stomatol. 85 (1988) 4–57

SCHYMOCHA, K. B.: Traumatischer Zahnverlust. Stomatol. DDR 33 (1983) 713–720

TIEMANN, S.: Das Recht in der Zahnarztpraxis Quintessenz Verlag Berlin 1982

TIEMANN, S.: Aufklärung bei Anästhesien. Quintessenz 41 (1990) 2027–2029

TISCHENDORF, L.: Analyse stomatologischer Begutachtungen aus einem Zeitraum von 4 Jahren. Stomatol. DDR 36 (1986) 453 bis 457

ULSENHEIMER, K.: Wenn geschädigte Patienten fordern. Virchow-Bund 1 (1990) 317f.

VOGEL, CHR.: Prozesse gegen Zahnärzte. Zahnärztl. Welt 91 (1982) 20–25

VOGEL, CHR., HUPE, A.: Aufklärung und Aufklärbarkeit in der zahnärztlichen und Kieferchirurgie. Dtsch. Z. Mund-Kiefer-Gesichts-Chir. 7 (1983) 339–345

Sachwörter